◆本书受宁波大学科研启动基金（421910982）资助

李 萍 著

Research on

Research on Sports Injury
Prevention Training

运动损伤
预防训练研究

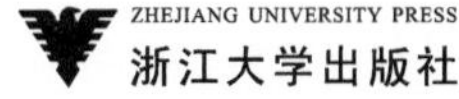

图书在版编目(CIP)数据

运动损伤预防训练研究 / 李萍著. —杭州 ：浙江大学出版社，2021.9

ISBN 978-7-308-21705-7

Ⅰ.①运… Ⅱ.①李… Ⅲ.①运动性疾病—损伤—预防(卫生) Ⅳ.①R873

中国版本图书馆 CIP 数据核字(2021)第 174889 号

运动损伤预防训练研究

李　萍　著

策划编辑　吴伟伟
责任编辑　丁沛岚
责任校对　陈　翩
封面设计　周　灵
出版发行　浙江大学出版社
　　　　　(杭州市天目山路 148 号　邮政编码 310007)
　　　　　(网址：http://www.zjupress.com)
排　　版　杭州星云光电图文制作有限公司
印　　刷　广东虎彩云印刷有限公司绍兴分公司
开　　本　710mm×1000mm　1/16
印　　张　13
字　　数　260 千
版 印 次　2021 年 9 月第 1 版　2021 年 9 月第 1 次印刷
书　　号　ISBN 978-7-308-21705-7
定　　价　58.00 元

目　录

1 引 言

1.1 问题的提出

1.1.1 研究背景

短跑是探索人类自身奔跑速度极限的项目，"世界飞人"的竞争历来是人们关注的焦点。人类在挑战速度极限的过程中使世界短跑水平不断向前发展，并涌现出了一批批优秀的世界名将。近些年来，中国面孔频频出现在短跑世界大赛中，并取得优异的运动成绩，使我国短跑事业获得了突破性的进展，其中不乏张培萌、胡凯、许周政等优秀的大学生运动员。大学生运动员在当前"体教结合"培养模式下逐渐成为我国竞技体育的生力军，其培养和发展质量是实现我国竞技体育可持续发展的动力源泉和基本保障之一。与专业运动员不同，大学生运动员要兼顾训练和学业的任务，因此怎样在相对有限的时间内提高竞技水平是高校教练员亟待解决的难题。在追求竞技水平提高的同时，运动损伤的出现也是困扰教练员和运动员的一大现实问题，致使教练员和运动员"谈伤色变"。短跑是在高速度和高强度下完成的，下肢承受的力学负荷较大，以跑速为270m/min计算的话，足底所承受的力学负荷大概是自身体重的2.7～2.8倍(田佳，2008)。研究表明，力学负荷在一定的范围内不仅不会造成运动损伤，而且还是机体维持正常活动所必需的刺激(郝卫亚，2017)；但是当人体骨骼、关节或软组织等所承受的力学负荷超出正常范围时就会引起运动损伤(Whiting，Zernicke，2008)。

曲绵域和于长隆(2003)曾报道，田径运动员的损伤发病率高达45%～82%，且近些年随着竞技水平的不断提高，田径运动员的损伤发病率呈现逐渐增高的趋势。姚磊(2007)通过调查发现,踝关节扭伤、股后肌群拉伤、膝关节损伤和腰背肌损伤是田径运动员最常见的损伤类型。田径运动损伤的发生率具有明显的项目差异,短跨类运动损伤的发生率最高(41.98%),多发部位为踝关节和膝关节。不仅如此,运动损伤的高发率也带来了较高的复发率。例如,Wood 等(2004)研究发现,运动员股后肌群损伤的复发率高达 12%~16%,是其他损伤的 2 倍多。运动损伤容易成为运动员长期或者终身参与身体活动的障碍,严重妨碍了运动成绩的保持和提高,甚至导致运动员过早地结束运动生涯,并且给社会和家庭带来巨大的经济负担(Tveit, Rosengren, Nilsson, et al.,2012;Collard, Verhagen,Mechelen, et al.,2011)。伦斯特伦(2006)在评价 10 项流行病学研究中跑步损伤的严重后果时发现,30%~90%的损伤可导致训练减少或者停训;20%~70%的损伤需要寻求医疗咨询或治疗。Egger (1990)曾报道全球每年用于运动损伤的治疗费用已远超 10 亿美元。除此之外,运动损伤对运动员心理上的创伤也是不可估量的,且损伤后的康复之路漫长,很难保证能恢复到原来的运动水平。因此,提高运动损伤预防的科学性和有效性以促进运动员的可持续性发展是非常重要的。

1.1.2 研究依据

1.1.2.1 大学生运动员对竞技体育后备人才培养的重要性

现代竞技体育的竞争,归根结底是各个国家竞技体育后备人才的竞争。体育后备人才的培养被很多体育强国视为发展竞技体育、保持和巩固体育强国地位的重要战略。2000 年,我国公布了《2001—2010 年体育改革与发展纲要》,提到要“改善业余训练条件,坚持走体教结合的道路,继续发展各地体育运动学校在培养高水平后备人才方面的作用,积极推动其与各地高等院校的结合,提高办学效益”。在“以人为本”和“人的全面发展”科学发展观的指导下,我国运动员的培养模式正在悄然发生变化,学生运动员应运而生且在竞技场上初露锋芒,逐渐成为我国竞技体育界的一支生力军,这在一定程度上反映了我国竞技体育在人才训练模式和培养机制方面的变化(杨桦,2006)。众所周知,美国竞技赛场上的辉煌大部分是由学生运动员创造的,学校是竞技体育发展的中心和支柱,美国体育代表团中 80%以上的运动员都是从各个大学中直接选拔出来的。相比之下,我国高校大学生运动员的培养模式和选拔机制还不是很成熟,但不可否认的是,以大学生运动员为主体的竞技体育培养模式代表了中国高水平运动员在选拔和培养方面的发展方向和趋势(吴磊,2008)。例如,"清华模式"对我国高校办高水平运动队进行了卓有成效的建设,并取得了良好的效果,胡凯、张培萌等优秀大学生短跑运动员也成为"体教结合"的成功案例。

在中国当前多元化社会环境下,"业余体校—体育运动学校—专业队—国家队"的一元化培养竞技后备人才的模式已处于瓶颈阶段,在建设体育强国的战略背景下,多元化培养竞技体育后备人才的模式将是必然选择(周冬,刘建国,赵德勋,等,2014)。2005 年,教育部和国家体育总局在联合颁布的《关于进一步加强普通高等学校高水平运动队建设的意见》中明确指出,高校招收和培养高水平运动员的目的在于积极参加世界大学生运动会以及国际、国内重大体育赛事,为国家奥运争光计划和竞技体育的蓬勃发展做出应有的贡献。因此,大学生运动员的培养和发展是实现我国竞技体育可持续发展的动力源泉和基本保障之一。

1.1.2.2 运动损伤预防对促进大学生短跑运动员训练科学化的必要性

如前所述,运动损伤一直是制约训练效果的主要因素之一,不仅影响训练效应的保持,而且还会对运动员造成巨大的生理和心理方面的创伤。大学生运动员要兼顾训练和学业任务,取得成功的难度远远高于专业运动员。因此,怎样在相对有限的时间内和训练条件下提高其训练的科学性和有效性是高校教练员亟待解决的问题。而运动损伤作为成功路上的绊脚石,是大学生运动训练中的一大难关,其预防工作也是教练员和运动员必须面对且予以高度重视的首要任务。因短跑的项目特点,大多数损伤属于非接触性损伤(non-cotact injuries)。如果非接触性损伤的风险因素能被确定,就意味着非接触性损伤是可以得到预防的(Plisky, Rauh, Kaminski, et al.,2006; Knight, Holmes, Chandler, et al.,2016)。短跑项目是在高强度和高速度下完成的,摆动腿主动积极下压以使身体快速水平前移,而产生这样的动作必须充分利用杠杆原理(何建平,2002)。杠杆原理在解剖学中的解释为:人体的肌肉和韧带通常附着在关节附近一个较短的力臂上,地面反作用力(阻力点)与支点的力臂通常远远大于韧带、肌肉(动力点)与支点的力臂,也就是说阻力臂大于动力臂。因此,高速跑中较大的地面反作用力会迫使肌肉收缩产生更大的肌力,而当身体移过支撑点后支撑腿迅速转为强直蹬伸，以获得较大的地面反作用力推动人体前进。此时需要的肌力也就更大，较大肌力的产生容易使关节附近的肌肉和韧带在高强度、高速度的收缩发力中承受超大负荷而发生损伤。从解剖学的角度来说，极大程度地超越关节与肌肉的正常解剖范围容易引起关节和肌肉的损伤，但有利于提高运动员的竞技水平。解决这一矛盾的关键就是增加肌体承受这种不利解剖姿势的能力，尽可能地使专项技术动作的有效性和安全性协调起来，既能形成最有效的发力姿势，又能降低损伤发生的风险。

Gamble(2015)指出运动员所表现出的专项技术动作主要取决于其基础动作能力，为了准确地执行基础动作(如步法、投掷、旋转、平衡等动作)，运动员的神经肌肉需要高度的控制能力。正如一辆汽车，需要好的引擎，也需要好的制动系统。现代运动员的竞技水平越来越高，如果没有相应地提高自身的控制能力，必然会引起运动损伤。通过这种方式，神经肌肉功能及其控制能力的发展水平会成为运动员安全高效地完成专项技术动作的限制性因素，特别是在强调“神经”训练的短跑运动中(如图 1.1 所示)。因此，强调“安全”的动作力学特征和姿势，提高神经肌肉功能及控制能力的训练对提高短跑运动员技术动作的有效性，降低运动损伤的发生风险是很有意义的。目前，提高运动员神经肌肉功能的训练方案已广泛应用于球类运动中非接触性损伤的预防和康复，如前交叉韧带损伤、腘绳肌拉伤等(Fischer, Donald,2006; Croisier, Ganteaume, Binet, et al.,2008)。但关于上述训练方案是否适用于短跑项目中非接触性损伤的预防还缺乏相关的研究。

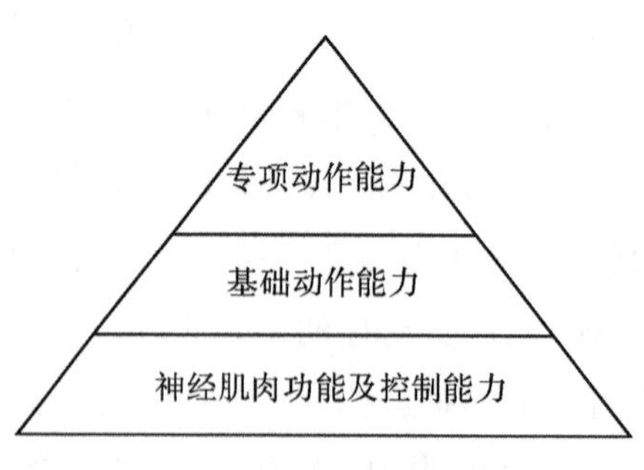

图 1.1 神经肌肉功能角色

1.1.2.3 相关理论体系与实践方法的研究比较匮乏

理论是系统化了的理性认识，来源于实践，并对实践有着重要的指导作用。制定科学的训练方案离不开一定的理论指导，理论的宏观指导和整体调控对训练过程的系统性、有效性和科学性提供了重要的支撑和保障作用。而训练理论和实践方法的科学性和合理性又是提高运动员训练质量、促进运动员乃至运动项目可持续发展的重要前提。通过相关文献资料的查阅和分析可知，针对大学生短跑运动员运动损伤预防训练的理论体系及相应的实践方法研究还比较匮乏。从短跑和大学生运动员的需求角度出发，探讨大学生短跑运动员运动损伤预防训练的构成要素特征和实践方法还需要进行更多的研究。因此，在正确认识短跑竞技需求和大学生运动员自身需求基础上探究大学生短跑运动员运动损伤预防训练的设计思路，总结和提炼大学生短跑运动员运动损伤预防训练方案的构成要素，并提出相应的实践方法，对丰富大学生短跑运动员运动损伤预防训练理论体系有着重要的推动作用，也为其他田径运动项目损伤预防训练的理论和实践研究提供借鉴和参考。

1.2 研究的目的和意义

1.2.1 研究目的

大学生运动员因要兼顾训练与学业任务，使得如何在相对有限的时间内提升训练质量成为教练员亟待解决的难题。运动损伤一直是制约训练效果的重要因素之一，其预防工作是教练员提升训练水平过程中首要解决的问题之一。因此，探究大学生短跑运动员运动损伤预防训练的设计思路，深入分析大学生短跑运动员运动损伤预防训练方案的构成要素，有助于提高我们对短跑运动损伤的理论认识，为制定科学的损伤预防训练方案奠定基础和依据。另外，在相关理论的指导下，从损伤风险因素的可降低性和可改变性角度出发，设计大学生短跑运动员运动损伤预防训练方案，并通过三维动作捕捉、肌电测试等速肌力测试、本体感觉测试、核心稳定性测试和星形偏移平衡测试分析相关风险指标干预前后的变化，以评价其设计理论体系的实践效果，为制定和完善大学生短跑运动员高发损伤的综合预防策略及相应的评价方法提供借鉴和参考。

1.2.2 研究意义

第一,对当前大学生短跑运动员运动损伤预防训练方案设计的理论与实证研究进行梳理,为我国高校大学生短跑运动员的科学化训练提供理论依据与宏观指导。

第二,对大学生短跑运动员运动损伤预防训练方案设计的理论体系及其构成要素特征进行分析,有利于为教练员从竞技需求、训练目标、练习内容、方法、负荷和阶段划分等方面科学地设计和实施运动损伤预防训练方案提供思路。

第三,对大学生短跑运动员运动损伤预防训练方案进行实证研究,通过控制练习内容、方法、手段以及练习负荷,来验证损伤预防训练方案设计理论体系的有效性,为短跑运动员损伤预防策略的科学制定和评估提供借鉴和参考。

2 文献综述

2.1 短跑运动员运动损伤的流行病学研究现状

如前所述，田径运动作为各项运动的基础，其运动损伤并不少见，且近年来田径运动损伤的发生率呈现逐渐升高的趋势（曲绵域，于长隆，2003；郑亮亮，钟亚平，2013）。在大部分研究中，都认为膝关节是最容易出现损伤的部位，约占所有损伤的 25%（伦斯特伦，2006）。一般来说，在所有跑步损伤中，70%～80%的损伤集中在膝关节以下。目前，国内外学者普遍利用横断面研究的方法对田径项目运动损伤的发生率进行相关研究。Benazzo 等（2000）调查发现，田径运动员的膝关节和踝关节是最容易发生急性损伤的部位，其中大腿屈肌损伤高达 60%，跟腱、腰椎是田径运动员最容易发生的疲劳性损伤的部位。类似的结果也在 Ryan 等（2006）的研究中得到体现：膝关节和踝关节是长距离和短距离跑项目中最常见的损伤部位。同年，Pierpoint 等（2006）的一项调查也支持了这一结论，认为短跑和跳跃项目的损伤（下肢损伤）占所有径赛项目损伤的 65%，尤其在接力赛项目中损伤的发生比例更高。Jacobsson 等（2012）对瑞典 279 名优秀田径运动员的运动损伤进行了流行病学调查，结果显示在一年内田径运动员的损伤发生率高达 43%，大多数损伤为非创伤性损伤，与过劳损伤（overuse）有关。损伤易发生的部位集中在膝关节和下肢肌肉（15%），其次是跟腱、踝关节和脚（11.7%）。这一研究结果在另一项有关骨骼肌肉损伤的研究中得到了补充，Opar 等（2014；2015）为了观察田径运动员的损伤发生率以提供有效的预防策略，在 3 年内对参加宾夕法尼亚州接力狂欢节的田径运动员进行了损伤统计。结果显示，田径运动员急性腘绳肌拉伤（HSIS）的发生率为 24.1%，占所有下肢损伤的 75%，且存在较为显著的项目差异：400m 运动员急性腘绳肌拉伤的发生率显著高于 100m 运动员，4×400m 运动员急性腘绳肌拉伤的发生率显著高于 4×100m 运动员和 4×200m 运动员，提示急性腘绳肌拉伤的发生可能与无氧疲劳有关。Rekus 等(2016)对立陶宛 33 名优秀田径运动员(19 名短跑运动员和 14 名投掷运动员)的损伤特点进行了研究调查，报告指出，在 1 年内，33 名优秀田径运动员共发生 57 例急性损伤，短跑运动员占 39 例，显著多于投掷运动员。短跑运动员下肢部位的损伤发生率高达 76%，其中腘绳肌损伤 26%，腹股沟损伤 16%，股四头肌损伤 8%，跟腱、膝、膝后窝和踝部的损伤各占 5%，小腿前后损伤各占 3%；头和躯干部位的损伤占 24%，其中腰椎部位的损伤 18%，下腰背和臀部各占 3%。不仅如此，报告还指出短跑运动员 1 年内损伤的复发率高达 57.9%，尤其是腘绳肌损伤。Pollock 等(2016)对英国 214 名优秀田径运动员 4 年内的趾肌损伤进行了回顾性研究，发现弯道短跑运动员(如 200m、400m，以及 4×400m、4×100m 的第一棒和第三棒等)每年趾肌损伤的发生率为 3.9%～9.3%，尤其是右侧趾肌，损伤发生率更高，且趾肌损伤常伴有跟腱炎，这可能与弯道跑的生物力学特征有关。Malliaropoulos 等(2017)对希腊塞萨洛尼基国家田径中心的 130 名优秀运动员(短跨、投掷和跳跃)进行了为期 20 年(1988—2008 年)的观察并记录下机械性下腰痛的损伤情况，研究发现田径运动员因椎间盘突出和退变造成的机械性下腰痛(MLBP)的发生率最高(46.9%)，其次是肌肉和韧带损伤造成的 MLBP(23.1%)，椎体病理学(如椎骨脱离和脊椎前移)造成的 MLBP 和其他原因造成的 MLBP 的发生率分别为 17.7% 和 12.3%。且 130 名运动员机械性下腰痛的复发率高达 22%，短跑运动员的复发率最高，此项研究认为，虽然机械性下腰痛的发病率和复发率是多方面的，但存在一种可靠的解释，即对躯干突然增加负荷引起神经肌肉控制改变的运动，下腰痛复发的风险较高。

杨新生(2003)对大学生业余田径训练中的运动损伤情况进行了调查分析，结果显示径赛项目的损伤率为 54.89%，短跑项目的损伤率为 40.35%。田径运动员的主要损伤为踝腓侧副韧带损伤、腰背肌肉筋膜炎、髌腱腱围炎、腘绳肌拉伤和趾腱膜损伤，损伤的部位主要集中在踝、腰、大腿、膝和足部。曲绵域和于长隆(2003)普查了中国 21 支田径运动队共 810 名运动员，发现损伤发生率为 61.6%，短跑在所有径赛项目中损伤发生率最高(62.83%)，短跑中常见的损伤为大腿后群肌拉伤、膝关节和踝关节扭伤、足踝腱鞘炎、跟腱纤维撕裂和跟腱腱围炎等。此次普查还发现，损伤的大部分发生在专项训练中，慢性劳损伤占 19.59%，急性损伤占 18.71%，由急性损伤转为慢性损伤的比例为 35.06%。这一研究结果在其他研究中也得到了进一步证实，解勇(2004)对 27 名短距离跑跳田径运动员进行了为期 1 年的伤病监督和诊治，发现在 118 例损伤中，膝、踝部的损伤占 46.61%，90%的损伤为轻度损伤。其中膝部损伤除 1 例急性前交叉韧带撕裂外，其余损伤均为过劳性损伤；踝部发生的损伤多为急性外踝扭伤，占踝部损伤的 48.48%。董玉福等(2006)通过对 115 名参加大学生运动会的学生的损伤调查指出，大学生田径运动员的损伤发生率为 100%，人均 2.48 次。其中短跑运动员的损伤发生率为 9.1%，主要为大腿肌肉拉伸(4.6%)、胫腓骨膜炎(2.5%)、腿部擦伤(1.4%)和踝关节扭伤(0.7%)。姚磊(2007)对 342 名大学生田径运动员进行调查之后发现，田径运动员的主要损伤为踝关节扭伤、股后肌群拉伤、膝关节损伤和腰背肌损伤，短跨类损伤发生率最高(41.98%)，多发部位为踝关节和膝关节。张敏(2013)对 210 名田径运动员的损伤情况进行了调查，发现主要的损伤类型为关节韧带扭伤和肌肉拉伤，其中踝关节扭伤的发生率最高，其次是大腿和小腿肌肉。杨宏兴和高华平(2014)在调查中报告了短跑运动员的发生率(85.18%)和原因，虽未就其主要的损伤性质和损伤部位进行相关报告，但这并不影响其实践参考价值。张梅和何叶(2015)对为备战青运会参与田径运动训练的青少年田径运动员的损伤情况进行了相关研究，结果显示，短跨组的损伤发生率最高(94.7%)，损伤的部位为足、踝和小腿(39.42%)，其次是腰(19.23%)、大腿(17.30%)和膝关节(11.54%)。同时此研究还指出青少年短跑运动员易发生下肢损伤的原因可能与运动员下肢肌肉快速收缩的能力、肌肉的柔韧性和关节灵活性不足有关。

2.2 短跑运动员运动损伤的主要风险因素

石岩和霍炫伊(2017)将“风险”定义为：未来发生不利事件的概率，指向的是未来发生的可能性，其具有随机性、客观性和可测性的特征。Ryan 等(2006)在研究中将运动损伤的风险因素定义为“一个虽不能被证明是致伤病的，但却被认为与损伤发生有关的变量”。鉴于短跑的项目特点，短跑损伤大都为非接触损伤。对非接触性损伤风险因素的分类通常有三种方法。第一种分为内部风险因素(或不可控风险因素)和外部风险因素(或可控风险因素)。第二种分为环境因素、解剖学因素、遗传因素、训练学因素、神经肌肉因素等。例如,Ryan 等(2006)从人体测量学、生物力学、神经肌肉和训练学等方面总结了长距离跑和短距离跑项目中常见运动损伤的风险因素。人体测量学因素主要包括下肢长度不等、骨盆倾斜、较高的 Q 角、股骨前倾等,其中踝关节的灵活性是影响因子较高的风险因素之一;生物力学因素主要包括膝关节内/外翻、后脚外翻、距下关节内旋等;神经肌肉因素主要包括下肢肌肉力量不均衡、肌肉激活顺序异常和肌肉间协调不足;训练学因素主要包括热身不足和训练量过大。第三种分为内部致伤因子、外部致伤因子和刺激因子。内部致伤因子会增加损伤的倾向,与外部因子组合使运动员成为易损伤的人群,具备内因和外因的情况下诱发因子的出现直接导致损伤的发生。内部致伤因子包括年龄、性别、月经周期、运动等级、损伤史、损伤恢复情况、身体形态、关节稳定性、肌肉力量和均衡性、身体平衡能力;外部致伤因子包括技术水平、保护措施、运动鞋、场地因素和天气因素;刺激因子包括技术错误、负荷量、计划安排、心理因素和身体机能状况(郑亮亮,2013)。在另一项研究中(胡卫红,2012),三类致伤因子得到进一步的量化,内部致伤因子所占权重为 53.90%,外部致伤因子和刺激诱发因子所占权重分别为 16.40%和 29.70%。因此,内部致伤风险的回避和降低有利于减少运动员损伤的倾向。

但不管是哪种分类方式,与环境、解剖学、遗传、年龄和性别等相关的因素通常是不可控的风险因素,而与神经肌肉功能、技术水平、训练安排等相关的因素属于可以控制的风险因素,理论上是可以通过一定的干预训练得到改变和降低的(周志鹏,2018)。因此,确定损伤的风险因素并且发展有效的预防策略以及改变能改变的风险因素,预防不能改变的风险因素是本研究过程中始终坚持的原则和方向。

2.2.1 可控风险因素

2.2.1.1 准备活动

热身和伸展对预防肌肉和关节损伤具有关键性的作用,充分的准备活动可以提高肌肉的温度,降低黏滞性,并延长肌肉达到疲劳的时间。Safran 等

(1988)在研究中指出,当热身和伸展共同协作时,肌肉的弹性势能会暂时增加,此时,只有更大的力量和长度才能撕裂肌肉;规律性的伸展活动能加强肌肉和关节的柔韧性,松弛负荷一应力。热身不充分引起大学生业余训练损伤的比例高达 28.45%(杨新生,2003);在其他研究中,准备活动不充分也是较为突出的风险因素之一,损伤发生率高达 19.15%(杨宏兴,高华平,2014)和 27.5%(张敏,2013)。

2.2.1.2 *疲劳*

Forestier 等(2002)在研究中指出肌肉疲劳是导致关节韧带损伤的风险因素。该研究结果也得到了 Verrall 等(2003)的支持,肌肉疲劳不仅是关节韧带扭伤的危险信号,还是肌肉拉伤的重要危险因素。Opar 等(2014;2015)的研究也同样提出了短跑中肌肉无氧疲劳与急性腘绳肌拉伤风险之间的相关性(例如,400m 运动员发生急性腘绳肌拉伤的风险高于 100m 运动员)。研究发现,最大运动至肌肉疲劳后会引起神经肌肉控制策略发生改变,关节的位置觉、肌肉力觉均有所降低,使肢体对动作的精细调节能力下降而发生损伤(张秋霞,张林,王国祥,2011)。与运动过度造成的全身性疲劳不同,肌肉疲劳导致的本体感觉降低是由代谢产物蓄积进而引起机械性本体感受器兴奋度降低造成的(郑荣强,王予彬,2010)。此外,肌肉疲劳引起本体感觉下降的同时也伴随着下肢发力模式的改变(张强,胡婧,伍勰,2014),运动中随疲劳程度的加深,运动员在着地动作策略上明显表现出由"硬着陆"到"软着陆",再回到"硬着陆"的变化趋势,髋、膝和踝关节的屈曲幅度减小,膝关节的动态外翻增加,地面反作用力变大,维持关节稳定性的时间也明显增加。随着关节周围肌群保护能力的下降,更多的外部负荷会直接作用于下肢骨和韧带上,引发运动损伤(如前交叉韧带损伤、踝关节扭伤等)(Forestier, Teasdale, Nougier, 2002; Chappell, Herman, Knight, et al. ,2005;Brazen, Todd, Ambegaonkar, et al. ,2010)。国内学者何建平(2002)认为,肌肉疲劳是引起田径运动员肌组织、肌腱和韧带慢性损伤的主要原因,因下肢足、踝、小腿和膝关节的特殊结构使得运动员在奔跑着地之前有轻度的内翻动作,而肌肉疲劳会影响运动员的神经肌肉控制,导致过度内翻,增加下肢损伤风险。

综上,结合国内外学者的研究成果来看运动员疲劳状态下适当地安排提高神经肌肉控制的训练是很有必要的。

2.2.1.3 肌肉力量

下肢肌肉力量不足或发展不均衡可能是下肢损伤发生的前兆(Caine, Purcell, Maffulli,2014),例如,股后和股前肌群力量的不均衡是膝关节损伤腘绳肌拉伤等重要的风险因素(Croisier, Ganteaume, Binet, et al.,2008;Myer, Ford, Barber-Foss, et al.,2009;Hewett, Myer,2011)。研究证明,短跑运动员膝关节屈、伸肌的力量比值在低于0.6的情况下,造成股后肌群损伤的可能性将增加17倍(Yeung, Suen, Yeung,2009)。腘绳肌运动性拉伤常发生在膝关节伸展的末尾阶段,此时腘绳肌被迫拉长做离心收缩,若腘绳肌力量较弱,抵抗不了股四头肌收缩肌力以及下肢的运动惯性,腘绳肌内部所加载的拉力超过自身的最大拉应力,就会导致腘绳肌运动性拉伤(Reiman, Loudon, Goode, 2013)。此外,膝关节伸展过程中凭借腘绳肌肌力的牵制作用,限制胫骨迁移进而保证膝关节在运动中的稳定性,因此腘绳肌力量不足容易造成膝关节前交叉韧带的损伤(Reiman, Loudon, Goode,2013)。另外,核心区力量不足也被证明与下肢损伤有关(如前交叉韧带损伤和踝关节扭伤、髌股关节疼痛等)(Enoka, 2008;Willson, Kernozek, Arndt, et al.,2011)。国内学者周志鹏和钟亚平(2010)从身体形态与机能因素、身体素质因素、训练组织因素、心理因素、环境因素和运动员自我管理因素6个维度对田径高水平运动员运动损伤的风险因素进行了评估,在身体素质维度中,肌肉力量发展不均衡(中等风险水平)和肌肉间协调能力的下降(低等风险水平)是排在前两位的风险指标。

2.2.1.4 动态姿势控制能力

短跑是在高速下完成技术动作的,身体的晃动和重心的起伏都会对跑速产生不同程度的影响。因此,控制身体姿势稳定的肌群力量和核心区力量也是短跑运动员须具备的重要力量之一。核心肌群力量不足一定程度上会影响运动员的姿势控制能力(Palmieri, Ingersoll, Stone, et al.,2002),而姿势控制能力已被证明与下肢损伤有关(Mcguine, Greene, Best, et al.,2000;Plisky, Rauh, Kaminski, et al.,2006),如运动员动、静态平衡能力得到提高后,踝关节扭伤的风险会有所降低(Chaiwanichsiri, Lorprayoon, Noomanoch, 2005;Rasool, George,2007)。这一结果也得到了另一项研究的支持,Knight等(2016)提出静态平衡能力的缺陷是田径运动员踝关节损伤的重要风险因素。

2.2.1.5 肌肉的激活模式

肌肉间激活顺序和协调性的改变也是不可忽视的风险因素，例如，腓骨长肌和胫骨前肌激活时间的延长是踝关节扭伤、机械性踝关节不稳和功能性踝关节不稳患者区别于健康人群的重要变量之一（Hubbard，Hertel，2006）。神经肌肉功能的缺陷会导致运动员生物力学的异常变化（Vanmeerhaeghe，Rodriguez，2013），例如，腘绳肌和股四头肌肌力的不均衡和共激活作用的减弱容易使运动员落地时出现过多的下肢动态外翻（髋内收和膝外翻等）动作（Hewett，Stroupe，Nance，et al.，1996；Hewett，Lindenfeld，Riccobene，et al.，1999；Hewett，Myer，Ford，2004），从而增大下肢损伤发生的风险，这也是女性下肢损伤发生率高于男性的重要原因之一。不仅如此，神经肌肉功能发展的缺陷还会导致关节位置的改变（Quatmanyates，Quatman，Meszaros，et al.，2012），进而引起本体感觉的异常或消失，且伴随着肢体生物力学的异常变化，运动员会失去对身体空间位置和肌肉用力的正确判断，容易发生运动损伤（Baker，Bennell，Stillman，et al.，2002）或二次损伤（Paterno，Schmitt，Ford，et al.，2010）。

2.2.1.6 下肢刚度

人体下肢无论接触于何种环境或表面，将不断改变适应能力以对外界环境的影响做出及时有效的反应，其主要因素除了关节的支持作用与肌肉工作外，下肢刚度的动态调控更为关键（Günther，Blickhan，2002）。“刚度（stiffness）”一词来源于 Blickhan 提出的弹簧质量模型，该模型将人体的韧带、肌腱、肌肉、软骨与骨骼的相互作用比喻成一种弹簧结构，并辅以虎克定律，建构出简单的线性弹簧特征，弹簧质量模型中的弹性系数即被称为刚度（stiffness），以描述地面反作用力或力矩作用对于抵抗位移改变的能力（Sano，Makimoto，Hashizume，et al.，2017）。在生物力学研究中，与垂直刚度相比，腿部刚度和关节刚度对于提升运动表现以及降低损伤风险更具应用价值（解浩东，罗炯，2018）。短跑运动中，随着跑速的逐渐提升，下肢刚度与膝关节刚度随之增加，适度的下肢刚度有利于运动员更好地利用储存的弹性势能以提升跑速（Clark，2009）。若下肢刚度无法有效地调整运动状态所产生的冲击与影响，势必会影响运动表现甚至引发运动损伤。研究表明，下肢刚度较小可能与软组织损伤有关（Granata，Wilson，Padua，2002），下肢刚度较大则能与高水平的冲击力与载荷率有关，这可能会大大增加骨和关节损伤的风险（Granata，Wilson，Padua，2002）。虽然关于下肢刚度与运动损伤的关系还有待进一步的确定和证实，但“最优”刚度值的存在值得引起关注和重视。

2.2.1.7 关节功能

人体只有在关节具备正常的灵活性和稳定性功能基础上才能做出准确的动作。人体的踝关节以灵活性为主，膝关节以稳定性为主，髋关节以灵活性为主，腰椎部位以稳定性为主，胸椎以灵活性为主，肩关节以灵活性为主。功能动作筛查就是由需要在灵活性和稳定性之间达到平衡的七项基本动作模式组成的损伤风险筛查工具（扆铮，尹军，2013）。关节稳定性是指关节在运动过程中保持在正常解剖位置而不出现相对移动的能力，主要与参与关节运动的肌肉力量有关。因此，相应肌肉力量不足或失衡会直接影响关节的稳定性。而关节的灵活性主要是指关节在运动过程中的运动幅度，关节的灵活性功能主要与参与关节运动周围的肌肉、韧带、筋膜等组织的柔韧性有关。McHugh 等（1999）通过实证研究发现，股后肌群僵硬的受试者做离心收缩训练 1 天后，肌肉力量下降更明显，酸痛感更强且肌酸激酶更活跃，证明肌肉柔韧性可能与股后肌群离心收缩损伤有关。此观点得到了后续学者的证实，Witvrouw 等（2003），Bradley 和 Portas（2007）通过研究发现，股后肌群损伤的运动员受伤前其柔韧性显著低于未受伤的运动员。然而，Orchard 等（1997）的研究结果显示，股后肌群损伤的运动员与未损伤的运动员相比其柔韧性并无显著性差异。另外，Gabbe 等（2010）对 202 名优秀澳大利亚橄榄球运动员的股后肌群损伤情况进行了调查，结果显示损伤复发的运动员的柔韧性好于无复发的运动员，表明过分强调股后肌群的拉伸对于预防股后肌群损伤的意义可能不大，但关于股后肌群的柔韧性与损伤之间的关系还需进一步的分析和探索。

2.2.1.8 前馈控制

有研究者提出前馈控制也是不可忽略的神经肌肉风险因素（Fort-Vanmeerhaeghe，Romero-Rodriguez，2013），前馈控制（feedforward control）属于一种离线控制方式，指在外界环境发生变化或干扰产生之前根据先前经验对变化或干扰进行预调整（李世明，Bhatt，2011），更具有适应性意义。与反馈控制相比，在一些速度较快、预期性较弱的运动中，前馈控制对姿势稳定性和损伤的预防作用更大。Besier 等（2003）研究表明，在运动中，缺乏事先对变化或危险的预计会增加膝关节损伤的风险(如膝关节内外翻力矩增加、动作预备阶段肌肉激活延迟等)。Holmes 和 Delahunt(2009)研究表明,慢性踝关节不稳患者的治疗中,前馈控制训练的干预(如腓骨肌的预先激活)比反馈控制训练更重要,因为无预期任务中肌肉激活的活动能增加 10%~25%(Besier,Sturnieks, Alderson, et al.,2003),有利于环境适应能力的提高和运动损伤的预防。

2.2.1.9 自身技术水平

短跑运动员发生运动损伤的原因是多种多样的,但从根本上说还是技术动作违背了运动解剖学、生理学以及生物力学的科学原理(何建平,2002;郝卫亚,2017)。在不同的研究中,因技术动作不正确引发的下肢损伤发生率高达 26.95%(杨宏兴, 高华平,2014)、34.20%(张敏,2013)。Peterson 等(2000)研究发现技术水平较低的运动员的损伤的发生风险是高水平运动员的 2 倍。如前所述,运动员神经肌肉功能及其控制能力水平是限制其技术动作发展的主要因素,形成合理有效的动作必须具备两个前提条件:第一,人体关节具备正常的灵活性和稳定性功能;第二,肌肉具备神经肌肉控制能力。运动员在不具备上述前提条件下就盲目进行专项训练是非常危险的,就像一部发动机非常好的跑车却没有很好的操控性能一样,这也是缺乏基本运动功能基础的运动员出现急性或慢性损伤的主要原因之一(王雄,沈兆喆,2014)。因此,加强运动员神经肌肉功能的练习对促进技术水平的发展和损伤发生率的降低具有重要作用。

2.2.1.10 训练组织因素

科学地安排和组织训练是实现运动目标最重要和最直接的途径,研究发现,因训练组织不当引起的损伤发生率高达 38.42%(张敏,2013)和 20.57%(杨宏兴, 高华平,2014)训练组织不当主要包括训练时间过长、局部负荷较大、带伤参加训练或比赛等,而这三个主要因素也是训练组织维度中排在前三位的风险指标,均属于中等风险指标(周志鹏,钟亚平,2010)。因此,科学合理地安排运动训练是促进运动员健康发展的重要保障。除此之外,运动员损伤之后的康复措施也是不可忽视的重要环节。Proctor(1980)指出运动员损伤后重返训练或赛场应达到三个重要评价标准:①没有任何疼痛;②肌肉力量水平已经恢复到原来的水平;③关节活动度复原。只有同时达到这三个标准的运动员才算是彻底的康复,才能有效避免因损伤康复不完全或不彻底引起损伤反复发生的恶性循环。

2.2.2 不可控风险因素

2.2.2.1 年龄

目前关于年龄与运动损伤之间的相关性还存在较大的争议，一部分研究者持“年轻运动员比年长运动员损伤更多”的观点，而一部分学者支持“年长运动员比年轻运动员损伤更多”的观点。支持前一观点的学者通过研究发现，运动员随着年龄的增加，运动损伤的发生概率会逐渐降低，这可能是肌肉—骨骼系统长期适应的结果(Eichner，Randy，1990)。支持后一观点的学者认为，年长的运动员骨骼肌肉系统会发生一系列的变化增加运动损伤的发生风险，例如，肌肉组织量会逐渐下降、骨骼肌纤维会逐渐变细、肌纤维数量会逐渐减少以及肌纤维的失神经支配等方面(刘卉，霍科林，于冰，2011；Fort-Vanmeerhaeghe，Romero-Rodriguez，2013)。Verrall 等(2001)在研究中进一步指出，运动员的年龄每增加 1 岁，发生肌肉损伤的概率就会增加 1.3 倍。

2.2.2.2 性别

性别对短跑运动员运动损伤发生率的影响，业界还没有达成共识。Powell 等(1986)认为，性别并不是跑步损伤的重要风险因素之一。而在其他项目(如球类运动)非接触性损伤的研究中，发现女性运动员膝关节和踝关节损伤的发生率显著高于男性运动员。膝关节和踝关节损伤发生率存在明显性别差异的原因可能与男女解剖结构和激素水平等方面的差异有关。

2.2.2.3 解剖结构异常

Powell(1986)等人在研究中提到，“结构异常是跑步损伤的风险因素之一，这一假设是合理的，并且是难以否定的”。各种研究文献中提到的解剖结构排列不足主要包括：肢体长度不齐、高 Q 角、股前倾、膝关节异常(如膝外翻、膝内翻、髌骨过大或过小)以及足部异常(足跟或后足部内翻或外翻、平足或足弓高)等。Lysholm 和 Wiklander(1987)通过回顾性研究发现，40%的解剖结构排列不足是造成跑步损伤的主要原因之一。但 Walter(1989)等人在测量股骨胫前倾、骨盆倾斜、膝和髌骨的排列以及后脚的外翻后，没有发现哪项预测变量与跑步损伤有显著的相关关系。从这些不充分且相互矛盾的结果来看，下肢排列不良对下肢损伤的影响机制仍不是非常清楚。但正如 Powell 等(1986)所说的，“解剖结构特定异常的研究应该是未来研究的首要工作”。

2.2.2.4 快肌纤维的比例

Stauber(1989) 通过研究发现，快肌纤维的肌内膜结构不发达时，更容易发生肌肉和关节的损伤。Woods 等 (2004)研究发现，相比较于腿部的其他肌肉，股后肌群的快肌纤维比例相对较高。股后肌群力量不足或失衡时会刺激股后肌群中的慢肌纤维参与收缩，而在高速跑运动中慢肌纤维参与比例的增高更容易引起肌肉的损伤(Dadebo，White， George，2004)。

2.2.2.5 人体测量学

研究者伦斯特伦(2006)推测，较大或较重的个体可能会有更高的损伤风险，因为较大的地面反作用力会直接作用于骨、关节或结缔组织。Walter 等(1989)在研究中针对年龄做单因素回归分析后发现，身材高大的运动员损伤的发生风险高于身材娇小者；而采用体重来调整身高后，发现身高的作用并不是很明显。Blair 等(1987)研究发现，BMI(身体质量分数)与跑步损伤之间存在显著性较低的相关性。而 Marti(1988)等人在研究中发现，BMI 小于 19.5 或者大于 27 的运动员其损伤发生的风险较高。但伦斯特伦(2006)在研究中发现，BMI 为 26～28 时超重并不是一个危险因素，而且跑步运动员中几乎没有超重的。因此，可以推断，BMI 与跑步损伤之间的相关性不大。

2.2.2.6 损伤史

Proske 等(2010)的研究认为，损伤史是腘绳肌反复拉伤的重要风险因素之一，这一结论在 Croisier(2004)的报告中得到了进一步的补充和证实。Croisier 将腘绳肌损伤复发的风险因素分为内在和外在两个方面，但无论是哪一方面，动作错误和异常是损伤恶性循环的一个重要影响因素，另一个不可忽视的影响因素是初次损伤中肌组织的改变及动作模式和生物力学的变化，再次证实了损伤史的重要影响。同样，刘卉等(2011)在对股后肌群拉伤危险因素总结中也提到损伤史是损伤复发的重要风险因素之一。由此可见，运动损伤预防策略以及损伤后康复策略的科学性和有效性对运动员健康发展具有重要意义。

2.2.2.7 环境因素

学者周志鹏和钟亚平(2010)在研究中提到，环境因素维度中“天气较冷”、“场地湿滑”、“场地不符合标准”均处于中等风险水平。寒冷和潮湿的气候会使运动损伤的发生率显著增加，主要是寒冷会使肌肉的活动能力、弹性和机械耐力下降，关节活动的灵活性和肢体活动的协调性也随之下降，此时技术动作质量不高，极易造成肌肉韧带等软组织的损伤（田佳，2008）。杨新生（2003）在研究中指出，因场地不符合要求引起的大学生训练损伤的发生率高达12.78%。场地湿滑、地面不平整、场地太硬或太软等因素都有可能造成踝、膝关节的急性损伤以及加速运动过程中肌肉的疲劳（Clement，Taunton，Smart，1984）。但有些研究者得出了相反的研究结果，如Marti等（1988），Walter等（1989）研究发现，通常的跑步场地（坚硬、自然或两者兼而有之）与跑步损伤之间并没有显著的相关性。目前，关于环境因素中场地与损伤之间的关系呈现不一致的研究结果。

2.2.2.8 心理因素

目前关于心理因素的研究主要集中在运动员的良性运动意识、运动动机、注意力和情绪等方面。Marti等（1988），Walter等（1989）研究发现损伤的发生率与运动员动机水平显著相关，与低动机水平的运动员相比，高动机水平的运动员容易忽视损伤的最初征象，损伤发生率较高。另外，Ven Mechelen等（1992）经多因素逐步Logistical回归之后发现，对整理活动的重视程度与跑步损伤的发生率显著相关，进一步说明了运动员自身良性运动意识的重要性。学者周志鹏和钟亚平（2010）指出，心理因素维度中注意力不集中、急于求成、情绪过于紧张等均属于中等风险指标。除此之外，运动员自身的防伤意识和防伤措施不强也是较为重要的风险指标。

2.3 短跑运动员运动损伤的主要特征

2.3.1 发生时相

从短跑下肢损伤的发生时相来看，腘绳肌拉伤的时相目前还存在争议。有研究者认为，腘绳肌在高速跑中拉伤最容易发生在着地初期（Mann，Sprague，1980；Mann，1981；刘宇，2008；魏书涛，2011），因为着地初期肌力矩和外力矩较大，股后肌群需要承受较大的负荷，容易发生拉伤。而部分学者认为，腘绳肌在摆动末期的参与也很活跃。Garrett（1999），Wood（1987）即认为腘绳肌损伤主要发生在摆动末期，因为此时腘绳肌做离心收缩，但同时股二头肌长头的长度和肌力峰值均出现在此阶段，且收缩速度出现的时间也在摆动末期，故支持此阶段是腘绳肌拉伤的危险时期(腘绳肌被拉长的情况下做离心收缩)。Yu 等(2008)通过研究认为,腘绳肌在高速跑的着地后期和摆动末期一样(腘绳肌的最大长度在两个时期没有显著性差异),离心收缩导致其发生拉伤,只是支撑后期腘绳肌损伤的风险略小于摆动末期。小腿三头肌拉伤大多数发生在"膝关节伸直再突然后蹬提踵时",跟腱损伤多发生在"加速用力后蹬提踵时",常伴随跖肌损伤的发生。关节损伤常发生在高速赛跑急停时或摆动腿着地时,由于下肢的特殊结构使得脚在奔跑落地之前一定要有轻度的内翻动作,如果下肢负荷过大或肌肉疲劳或跖屈力量与背屈力量不均衡,会出现过度内翻动作导致踝关节外侧韧带损伤。综上,短跑运动员下肢关节和肌肉损伤的高危期主要集中在摆动末期(下压准备着地)、支撑初期(缓冲期)和支撑后期(后蹬期)。

2.3.2 运动学特征

从短跑下肢损伤发生的运动学特征来看,后足运动学指标常被用来进行研究和分析,因为距下关节内翻与跑步损伤有关。而距下关节内翻(即足内翻,常伴有跖屈)是短跑运动中支撑初期的必要动作,用以缓冲支撑反作用力,减少制动力量。此时,如果距下关节外翻角度和速度增大的话,会对下肢结构造成破坏性压力(Novacheck,1998),引起运动损伤(McKean,Manson, Stanish.,2006;Hreljac,2004)。但支撑期初期距下关节内翻往往伴随着胫骨内旋和膝关节屈曲,不管是其中的某个动作还是组合动作,都会对下肢生物力学造成不良的动态影响。何建平(2002)研究发现,脚在落地之前一定要有轻度的内翻动作,但过度内翻会引起下肢关节肌肉和韧带的损伤。这一结论也得到了其他临床研究的证实,Klingman 等(1997),White 和 Yates(2005)认为距下关节的过度内翻与跟腱炎、髌股疼痛综合征、胫骨应力性骨折和足底筋膜炎等损伤有关。Willems 等(2006)对 400 名体育教学专业学生的运动损伤情况做了调查,发现足过度内翻与下肢损伤显著相关。由此可见,距下关节内翻和外翻是短跑运动员下肢损伤的重要特征之一。除此之外,Taunton 等(2002)研究发现在 10 种常见的跑步损伤中(如髌股疼痛综合征、跟腱炎、足底筋膜炎等),膝关节内翻、外翻也是不可忽视的主要特征。另外,此研究中还发现,个体解剖学变量如髌骨倾斜、高 Q 角、下肢长度不齐、扁平足和高弓足等也是与损伤有关的特征,但对此不同学者存在较大的争议,因为 Wen 等(1998;1997)发现下肢解剖结构排列异常似乎并没有引起下肢损伤。因此，目前还没有确凿的证据证实下肢解剖结构排列异常对运动损伤有影响。

2.3.3 动力学特征

从短跑下肢损伤发生的动力学特征来看，主要涉及压力分布、地面反作用力、垂直载荷率、膝关节力和动作幅度等变量。关于地面冲击力、垂直载荷率与跑步有关损伤之间的关系还未清晰，Nigg(1997)研究发现地面冲击力的大小与短期损伤无关，Nigg(2001)在随后的研究中也指出垂直载荷率较大的受试者发生与跑步有关损伤的风险较小。与之相反，Ferber 等(2002)指出，有胫骨应力性骨折史的女受试者与无损伤史的对照组相比表现出较大的垂直地面反作用力峰值、垂直载荷率和胫骨峰值加速度。除此之外，Hreljac 等(2000)研究并发现，无损伤组与损伤组相比表现出较小的垂直地面反作用力峰值和垂直载荷率。Gerlach 等(2005)得出了类似的研究结果，在跑步机上进行力竭运动的女受试者冲击力峰值和垂直载荷率下降了 6%～11%。另外，损伤史与疲劳状态下冲击负荷较少的减小存在相互作用，同时患侧与健侧相比表现出更大的冲击载荷率。这些研究结果提示，短跑运动员在疲劳状态下减少冲击力的适应能力或许有利于过劳性损伤的预防。

近年来，许多研究者发现，通过下落纵跳动作(drop vertical jump，DVJ)的三维生物力学分析能很好地识别受试者下肢损伤的运动学和动力学特征，以评估受试者的损伤风险(Timothy，1995；Pollard，Sigward，Ota，et al.，2006；Myer，Ford，Brent，et al.，2007；Lim，Lee，Kim，et al.，2009；Myer，Ford，Foss，et al.，2010；何鹏飞，董范，姜自立，2017；赵响，詹建国，许滨，2017)，且具有较高的组内和组间信度(Ford，Myer，Hewett，2003)。因为在完成下落纵跳动作过程中下肢肌肉的主要工作目的不是缓冲而是着地之后快速跳起，且跳起的高度越高越好(杜力萍，2008)，对运动员对抗冲击的缓冲能力和快速蹬伸能力提出了更高的要求，这也符合短跑对运动员下肢爆发力和弹跳能力的要求(郑彩壮，2002)。以上研究发现，落地冲击力峰值较大、下肢动态外翻动作明显(髋内旋、膝外翻、膝屈曲不够、后足外翻等)是下肢损伤的主要生物力学特征。鉴于以上研究结果，下落纵跳动作不仅可以作为一种有效的力量手段，也可以作为一种测试工具，用于筛查运动员下肢损伤的发生风险，主要的观察指标包括:第一次着地时刻的地面反作用力峰值、第一次着地时刻髋和膝关节的最大屈曲角度、膝关节和踝关节的内/外翻角度等。

2.3.4 神经肌肉特征

从短跑下肢损伤发生的神经肌肉特征来看,力量不足以及力量不均衡是主要的变量。如前所述,核心力量不足是下肢损伤的危险因素之一,而臀部外展力量是临床上研究下肢损伤特征的热点。短跑中脚跟着地之后为了保持骨盆的水平位置,髋部外展肌群承受较大的离心压力,若髋外展力量不足,触地之后出现较大幅度的髋内收、胫骨和股后内旋、后足外翻动作,呼应了上述短跑运动员下肢损伤的生物力学特征(下肢动态外翻)。Niemuth 等(2005)对 30 名非专业组的运动员进行了等动力量测试,发现损伤组运动员髋外展和屈曲力量显著低于未损伤组,但髋内收力量显著高于未损伤组。因此,主动肌和对抗肌力量的均衡发展也是值得研究和分析的特征。Sugiura 等(2008)等对患有股后肌群拉伤的 30 名优秀日本短跑运动员的肌肉力量表现进行了研究,发现股后肌群在 60°/s 速度下的离心收缩力量不足是较为显著的特征。Croisier 和 Crielaard (2000)对短跑运动员股后肌群损伤前和康复后的力量特征进行了研究,结果显示,患侧股后肌群离心收缩力量比健侧低 20%。而在所有测试速度下,未损伤的运动员股后肌群离心和向心收缩最大力矩均明显高于损伤组。且已有研究证实,腘绳肌与股四头肌的肌力失衡是诱发腘绳肌运动性拉伤以及膝关节损伤的主要因素(Opar,Williams, Timmins, et al.,2015)。另外,下肢力量不足或不均衡也包括了膝关节伸肌和屈肌的力量差异。最早发现膝关节屈伸力量比具有显著运动项目差异的研究要追溯到 20 世纪,Burkett(1970)通过调查发现膝关节屈伸力量比值较低是短跑和足球运动员较为明显的肌力特征。此后,此研究结果也得到了其他研究者(Orchard, Marsden, Lord, et al.,1997;Croisier,2004)的证实。在此基础上,魏书涛(2011)研究认为,使用发力率(rate of force development,RFD)指标对膝关节屈、伸肌力平衡问题进行研究能较好地反映出短跑运动员高速运动中屈、伸肌群爆发力能力的差异性,从而为短跑运动员下肢损伤的预防和康复提供借鉴和思考。

但也有一些研究得出了相反的结论。Bennell 等(1998),Taunton 等(2005)研究发现,患有股后肌群损伤和跟腱损伤的运动员两侧股后肌群的差异、股后/股前肌群的肌力比值以及髋外展/内收力量的比值与未损伤的运动员相比并无显著差异。对此，Taunton 等(2005)，Ryan 等(2006)认为就神经肌肉功能的角度来说，肌肉的激活顺序和肌间的协调性可能比以上比值更能体现发生损伤的运动员的特征，这在其他文献中也有所体现。肌肉的共激活作用与关节的稳定性紧密相关(贾谊，薛瑞婷，魏亮，2017)，因此对损伤预防的重要作用值得深入研究。

上述研究结果的不同，可能归因于测试方法(如速度的设置、姿势的选择)和测试仪器等的不同，尽管如此，前人的研究结果提示腘绳肌离心收缩/股四头肌向心收缩力的比值、膝关节屈伸力量的比值和肌肉间的协同工作情况仍是未来值得深入研究的主要特征之一。

2.4 大学生短跑运动员运动损伤的相关研究

关于大学生短跑运动员运动损伤的研究相对较少，在很多研究中并没有将高水平运动员和大学生运动员区别开来，例如在姚磊(2007)的研究中，调查对象是参加第 7 届全国大学生田径运动会的 342 名运动员，运动损伤的情况只能代表大学生群体，并不能代表优秀运动员群体。杨新生(2003)调查发现，从事短跑训练的大学生损伤发生率高达 40.35%，与姚磊的研究结果(41.98%)相差不大。主要的损伤部位集中在踝、大腿、膝和足部。董玉福等(2006)研究指出，大学生短跑运动员的损伤发生率为 9.1%，主要为大腿肌肉拉伸(4.6%)、胫腓骨膜炎(2.5%)、腿部擦伤(1.4%)和踝关节扭伤(0.7%)。孙政(2009)通过对山东省 6 所高校 215 名大学生田径运动员的调查发现，短跑运动员损伤发生率最高(26.0%)，技术动作不规范、准备活动不充分、运动负荷过大、肌肉疲劳是致伤较高的主要风险因素。杨宝雷等(2012)调查发现，大学生短跑运动员损伤发生率高达 68.31%，损伤部位多集中在踝、股后肌群、膝和小腿，主要风险因素有：运动负荷过大、准备活动不充分、思想麻痹和技术动作不规范等。另外，解勇(2004)，张梅和何叶(2015)研究发现，青少年运动员膝和踝关节损伤的发生率最高，其次是大腿和小腿肌肉。Pierpoint 等(2016)调查发现，美国从事短跑训练的高中生运动员的下肢损伤发生率占所有径赛项目损伤的 65%，尤其在接力赛项目中损伤的发生率更大。国外关于大学生短跑运动员运动损伤的研究往往都包含在优秀运动员中，因此，对短跑运动员运动损伤的研究缺乏区分运动水平的深度研究。从上述几篇关于大学生短跑运动员的损伤情况调查来看，踝关节和膝关节损伤、股后肌群拉伤、腱损伤仍是主要的损伤类型，与前文中高水平运动员的损伤情况没有太大差异，可能与相关研究较少有关。另外，关于大学生短跑运动员运动损伤的研究大部分仅就其损伤的流行病学现状展开，对损伤预防原因及相应策略的介绍也是泛泛而谈，并没有相对系统和全面的损伤预防策略。

2.5 关于损伤预防训练方案的开展现状

2.5.1 对损伤风险的影响

如前所述，在损伤发生的众多风险因素中，其中一些是可以通过训练改变的，例如与下肢生物力学有关的神经肌肉功能方面的风险因素。因此，“改变能改变的风险因素，预防不能改变的风险因素”是损伤预防训练方案构建和实施的出发点和着眼点。而人体作为一个统一的整体，任何动作的完成都需要在多关节、多维度和多轴面上完成，因此强调动力链的整体参与是损伤预防训练的基本理念。

Hewett 等(1996)为改善女性运动员动态动作模式和肌肉失衡问题，将包括以技术动作为导向的快速伸缩复合训练、辅助性的力量训练、拉伸练习的干预计划引入女性运动员的日常训练中，发现与未接受干预的运动员相比，干预组的运动员膝关节内外翻力矩减小，膝关节稳定性有了显著性提高。在此基础上，Hewett 等(1999)进一步证实了以上研究结果：对于膝关节损伤高发的运动项目(如球类)来说，强调动作规范的快速伸缩复合(如脚踝弹跳、深蹲跳、障碍跳等)和下肢力量练习的预防性训练是非常必要的。落地时膝盖不要超过脚尖、落地要软着陆、臀部后坐等动作要求有利于改善运动员下肢的生物力学缺陷，加之必要的力量训练，能提高膝关节落地的稳定性和安全性，降低膝关节损伤的发生风险。而在以上两项研究中，拉伸也是损伤预防训练中必不可少的一部分，因为必要的拉伸更能促进肌肉状态和功能的正常化。

Caraffa 等(1996)通过实践研究发现，平衡板上的不稳定训练可以提高运动员的姿势控制能力，显著降低男性运动员的膝关节非接触性前交叉韧带损伤的概率。此结果在另一项研究中得到证实，Paterno 等(2004)对 41 名健康的女高中生运动员进行了为期 6 周的干预训练，包括在波速球上完成平衡训练和核心力量练习，结果显示这种强调姿势和运动控制的练习有助于提高运动员的下肢稳定能力，且一定的核心力量练习有助于促进"发力源"周围关节和肌肉力量等的适应性提高，从而提高整体动力链的发力效果。结合以上研究成果，Fischer和 Donald(2006)认为女性运动员比男性运动员更易发生膝关节损伤的原因可能是缺乏正确全面的干预训练。因此将拉伸、核心练习、动态姿势练习、灵敏性练习、快速伸缩复合练习和抗阻力量练习整合在一起对女性运动员进行干预，结果显示整合后的干预训练能有效改善女性运动员的下肢生物力学特点，使膝关节发生损伤的风险得到降低。

基于以上研究基础，Hewett 等(2006)对已发表的 6 篇关于女运动员膝关节损伤预防训练计划的文章进行了系统性回顾，通过元分析证实干预训练对前交叉韧带损伤发生率有显著影响。分析训练方案之间的相似和不同之处，可以洞察如何制定更有效的干预措施。研究发现，以技术动作为导向的快速伸缩复合练习、平衡和力量练习是损伤预防训练方案中的重要组成部分；训练频率至少每周 1 次；训练方案的干预时间至少 6 周。此后，关于以上损伤预防训练方案的研究得到后续更多学者的深入探索和分析。

Coughlan 和 Caulfield(2007)对功能性踝关节不稳的实验对象进行了 4 周的训练，发现受试者跑步机上行走和跑步前 100ms、脚跟着地前 100ms 和脚跟着地后 100ms 的踝关节位置和速度有明显的变化，但在步态测试中与健康人并没有显著性差异，尽管如此，这对踝关节不稳患者的康复方案还是提供了新的思路。此研究结果得到了另一项关于踝关节损伤个案报告的支持，O'Driscoll 等(2011)通过 6 周的动态训练干预，发现其能有效改善踝关节不稳运动员的踝关节感觉运动控制参数。Risberg 等(2007)将 74 名接受膝关节前交叉韧带手术的受试者在出院前随机分成 2 组参加 2 个康复训练计划：改善神经肌肉功能的训练方案(NT 组)和传统力量训练方案(ST 组)。6 个月后统一进行测试。结果显示，NT 组在膝关节功能测试的得分显著高于 ST 组，其他测试两组没有显著性差异，研究表明该训练方案应该作为前交叉韧带术后康复训练的一部分。Bennell(2008)将 457 名室内女子曲棍球运动员随机分成损伤预防训练组和对照组进行实验，结果表明，损伤预防训练方案对降低女性运动员急性非接触性腿部伤害的发生率具有重要作用，为临床医生和物理治疗师等提供了有用的信息。Waxman 等(2016)对 16 名女子运动员进行了 6 周的损伤预防训练，结果表明，经过该方案的干预后能增加腘绳肌外侧的激活程度，有效减少胫骨的前移和内旋(相对于股骨)，从而降低前交叉韧带损伤的风险。Meierbachtol 等(2017)对 71 名患有前交叉韧带损伤的受试者进行了 6 周的损伤预防训练干预，通过测试发现患者的单腿跳、三级跳、定时跳测试和肢体协调系数都有不同程度的改善，另一侧腿的测试成绩也有所提高，且 18 周以下的患者比 18 周岁以上的患者有更大程度的改善。Kim 等(2017)对 12 名慢性踝关节不稳的女子曲棍球运动员进行了损伤预防训练干预，另外 9 名健康的运动员作为对照组进行正常的训练。结果显示，6 周之后实验组在脚跟着地、脚中部着地和脚趾着地时踝关节动作与对照组相比表现出较少的外翻动作，且 24 周之后实验组踝关节动作没有发生显著变化，说明以上干预方案能有效持久地提高和改善踝关节的动态稳定性和本体感觉以降低发生运动损伤的风险。

关于上述干预方案的持久性在其他研究中也得到了同样的研究结果。Padua 等(2012)通过研究发现，在包括快速伸缩复合、姿势控制、力量和灵敏在内的训练方案干预后，下肢生物力学和动作模式的改善受干预时间长短的影响，即干预时间越长，并不会影响动作质量改善的幅度，但会使这种改善保持得更长久。Scarneo 等(2016)对 15 名业余女性运动员在水中进行了为期 6 周的损伤预防干预训练，研究结果显示，落地技术得到的改善随着时间的推移不会消退，阐述了以上损伤预防训练方案对改善下肢关节生物力学模式和预防运动损伤的应用前景。

与国外相比，国内关于此方面的研究相对较少。张晓辉等(2014)将广东省重竞技体育训练中心 10 名前交叉韧带重建术后的运动员随机分成 2 组进行对照实验，研究结果表明，前交叉韧带重建术后，特定的损伤预防训练的康复效果优于传统力量训练。张晓辉等(2014)在另一项研究中选取 20 名内侧半月板损伤术后的运动员(左、右膝损伤各 10 名)交叉配对分为两组：干预训练组和力量训练组，训练 8 周后进行相关测试，测试结果说明干预训练方案和力量训练方案均能促进运动员的康复，力量训练有利于提高目标肌群的肌力，而有针对性的干预方案在提高肌力的同时，对运动员的动态平衡、协调能力的改善也有一定的促进作用。徐金成等(2015),贾蒙蒙等(2018)认为"FIFA 11+"综合热身练习能明显改善足球运动员下肢发力的生物力学特征,从而降低与损伤有关的功能缺陷。鲁智勇(2016)对男女橄榄球运动员进行了为期 12 周的包括力量、快速伸缩复合、灵敏速度和平衡练习的训练计划,干预结束后实验组下肢生物力学得到改善,主要体现在着地、峰值时刻髋关节屈曲角度增大、膝关节外翻角度减少、腘绳肌/股四头肌比值增大等变化,有效减少了前交叉韧带的负荷。赵响等(2017)通过对女子网球运动员进行了 8 周的损伤预防干预训练方案(包括下肢力量、核心稳定性、速度灵敏和抗疲劳练习),发现训练方案不仅能提高运动员运动能力,还能有效改善其下肢发力模式,降低损伤风险。何鹏飞等(2017)对 18 名大学女子足球运动员进行了 6 周的损伤预防训练,研究结果表明,膝关节活动度以及膝关节内翻和外翻的力矩均显著高于对照组,说明该训练方案能提高动作生物力学和解剖学的合理性,且能够通过训练的累积效应提高运动员的运动表现,降低发生运动损伤的风险。

2.5.2 对运动能力的影响

研究表明,上述损伤预防训练方案还可以有效改善运动员的力量、爆发力、灵敏性和速度等运动表现(Eils, Schröter, Schröder, et al.,2010;Emery, Roy, Whittaker, et al.,2015),与此同时还可以通过改善人体的肌肉—韧带结构提升身体的协调能力(Kubo,Morimoto, Komuro, et al.,2007)。Bauer 等(1990)认为,将多种训练模块相结合的损伤预防方案,对提高受试者下肢爆发力的效果显著优于单独的训练方案。在其他一些学者的研究中也得到了类似的结果,Adams 等(1992)研究发现,快速伸缩复合练习与深蹲练习相结合的训练与仅施加快速伸缩复合练习或者仅施加深蹲练习相比,对运动员纵跳能力有更显著的提升效果。此结果亦在 Fatouros 等(2000)的研究中得到验证:对 3 组受试者分别进行了为期 12 周的快速伸缩复合训练、抗阻力量训练以及两种训练相结合的干预(每周 3 次),研究发现以上两种练习的组合,对运动员跳跃能力和下肢力量的提高较为显著,再次证明了多种练习相结合的训练效果要显著优于单一练习的效果。Myer 等(2005)也通过实践研究支持了以上研究结果:对 41 名女子篮球、足球和排球运动员进行了 6 周的损伤预防训练方案干预(每周 3 次,每次 90min),6 周之后运动员的力量、速度、核心稳定性和功能性生物力学得到明显的改善，进一步说明了多种练习方法的组合对女性运动员运动能力提高和损伤预防的有效性。

自此，上述研究成果在后续学者的报告中得到了不同程度的体现。McLeod 等(2009)研究发现，损伤预防训练方案对平衡能力和本体感觉能力有不同程度的改善和提高。Filipa 等(2010)将 20 名未受伤的女子足球运动员分成实验组和控制组，实验组进行以下肢力量练习和核心稳定性练习为主的干预，控制组进行正常的训练，干预结束后实验组动态平衡能力得到显著提高。Mendiguchia 等(2016)将 60 名优秀足球运动员随机分成实验组和对照组，实验组在正常训练的基础上进行了 7 周的损伤预防训练干预，结果表明该干预方案能积极促进腘绳肌的力量发展并有效提高和保持在短跑冲刺中的运动表现，这可能极大程度地降低了腘绳肌损伤的风险。Pfile 等(2016)对 11 名女子篮球运动员进行了 6 周的损伤预防训练干预，测试结果证明，干预训练方案能有效且持续地改善运动员的落地力学和动态平衡性。此发现也呼应了 Padua 等(2012)，Scarneo 等(2016)关于损伤预防训练方案应用效果持久性的研究结论。

田石榴(2009)研究发现，8 周的负重练习和快速伸缩复合练习的组合能有效促进机体产生良好的肌肉力量适应和神经适应，使受试者的最大力量和爆发水平得到显著性提高。其他研究也呼应了以上研究结果：袁艳(2013)研究认为，8 周附加振动刺激的负重 30% 1RM① 力量训练能显著提高受试者下肢肌肉激活的程度，改善对抗肌和主动肌的协调性，从而使受试者下肢的快速力量得到有效的发展与提高。李铁军和张林鸿(2005)，马春林(2007)通过实验研究发现，附加振动刺激的力量训练比单一的力量练习对受试者下肢快速力量的提高作用更为明显。何鹏飞等(2017)的研究表明，6 周损伤预防训练方案干预后受试者的纵跳、侧向单脚跳、30m 跑、灵敏测试、1RM 的深蹲和卧推成绩有显著性提高。李萍等(2018)通过实验研究发现，6 周核心稳定性和快速伸缩复合练习组合的损伤预防训练方案干预后，受试者的动态平衡能力得到显著提高，支持了前人的研究结果。徐金成等(2015)，贾蒙蒙等(2018)同样认为“FIFA 11+”综合热身练习能改善和提高运动员的某些身体素质和运动能力。雷正方和张瑛秋(2018)研究发现，包括多种练习组合的训练方案对下肢不对称性有明显

① 1RM 表示一个人一次可以举起的最大重量(repetition maximum)。

的改善作用,并且能促进机体平衡能力的发展和下肢运动表现的提高。

2.6 运动损伤预防训练方案实施效果的影响因素

国内外关于损伤预防训练的方案有很多,研究表明,训练方案包括的练习内容越全面,其干预效果越明显。但是目前还没有充分的证据证明哪一组成部分更为重要或更有必要(Padua,Marshall,2006)。尽管如此,研究表明,一个有效的损伤预防训练方案除了必要的准备活动和放松活动,至少包括以下一个方面:以技术动作为导向的超等长训练、姿势控制能力训练、力量训练、灵敏性训练等等(Padua,Marshall,2006;Bien,2011)。此外,损伤预防训练方案的有效性不仅与训练内容的全面性和多样性有关,参与者的年龄、教练员的认知程度、参与者的完成度、必要的言语指导和反馈、干预时间等也是影响损伤预防训练方案有效性的重要因素(Sugimoto, Myer, Bush, et al. ,2012;Dai, Myer, Foss, et al. ,2016)。研究表明,年龄较小的参与者,其感觉运动系统具有较高的可塑性,将以提高神经肌肉功能和控制能力为目的的训练作为运动损伤预防的第一步将会取得更为明显的效果。另外,教练员对损伤预防训练方案的认知和认可程度也是干预效果是否成功的限制性因素之一(Joy, Taylor, Novak, et al. ,2013),因为教练员的认知和认可程度会直接影响参与者的完成度和完成质量。前期研究表明,损伤预防训练的效果与练习量和持续时间高度相关,存在较为明显的剂量—反应关系和累积效应(Gamble,2015)。有研究者证实,经过 9 个月干预训练的运动员在下肢控制能力和运动能力方面比只经过 3 个月干预训练的运动员表现出更高的水平(Padua, Distefano, Marshall, et al. ,2012)。不仅如此,参与者损伤预防训练课的完成度只有达到 67%,即完成总训练课的 2/3 才有可能减少发生膝关节损伤的风险,完成度较低的运动员发生前交叉韧带损伤的风险要比完成度高的运动员高 4.9 倍(Sugimoto, Myer, Bush, et al. ,2012)。这可能归因于过度学习效应,过度学习可以简单描述为在练习或训练任务达到较高水平之后的反复练习,保持效应就发生在对训练任务重复正确的表现和反应的过程中。因此,时间较长的训练方案可以提供动作模式进一步的正确反馈(Driskell,Willis, Copper,1992),它并不改变或影响动作质量改善的幅度,只是会影响这种改善的持续时间,这或许是损伤预防训练效果与训练量存在剂量—反应关系和累积效应的主要原因。但安排训练量时要以不产生疲劳为黄金原则，因为如前所述肌肉疲劳会造成感知信息输入障碍，进而影响动作反应的准确性。

除此之外，教练员的认知和认可程度也会影响参与者损伤预防训练方案的完成质量。有研究表明，参与者在进行损伤预防训练时与教练员之间的互动和交流是必要的(Myer，Stroube，Dicesare，et al.，2013)。一方面，教练员的指导有助于参与者指向动作练习的关键部分，促进达到动作技能目标或帮助技能熟练的练习者提高动作表现(Magill，2006)；另一方面，教练员及时的反馈信息有助于提高参与者对存在潜在危险的动作或关节位置的风险意识，目的是通过这种信息的传入对神经肌肉系统进行编程实现运动策略的高效性和安全性(Stroube，Myer，Brent，et al.，2013)。研究者认为，教练员的教育和指导是损伤预防训练方案成功的关键组成部分。需要注意的是，教练员在提供反馈信息时更多地采用追加反馈以提供自身感觉系统无法获知的信息，那么追加反馈的内容、时机和频率是需要着重考虑的。①追加反馈的内容。研究发现，学习者在追加反馈的基础上，不断纠正错误的经历对于运动技能的发展和提高是至关重要的(Magill，2006)，且绩效反馈(提供与运动相关的运动特征的信息)更有利于动作的学习和掌握(Kernodle，Carlton，1992)。②追加反馈的时机。关于同步追加反馈和末端追加反馈哪个更能促进动作学习的问题目前还没有明确的答案。教练员需要根据具体情况确定使用哪种反馈形式，末端追加反馈在大多数动作学习中都是有效的，而同步追加反馈只有在任务内在反馈(如视觉、听觉和本体感觉提供的反馈信息)很难用于末端时才最有效(Magill，2006)。③提供追加反馈的频率。Silverman 等(1992)研究表明，提供追加反馈不是越多越好，在分组练习的情况下教练员宜 1min 提供 1～2 次的追加反馈，同一个学生在一次练习课中不宜获得很高频率的追加反馈。综上，研究者认为参与者较小的年龄、足够的训练量(干预时间不少于 20min，频率至少每周 1 次)、练习手段的多样化、教练员的言语反馈等因素能解释损伤预防训练有效性的 73%，而其中任何一个因素达到要求时至少能降低 17.2%的损伤发生率(Dai，Myer，Foss，et al.，2016)。

2.7 文献综述述评

第一，通过文献资料的梳理和分析可知，国内外研究者普遍认为从事短跑运动员（高水平运动员或大学生运动员或青少年运动员）下肢损伤的发生率和复发率较高，多为非接触性损伤。损伤性质多为肌肉拉伤、关节扭伤和腱损伤，肌肉拉伤发生率较高的是腘绳肌拉伤和小腿三头肌拉伤；关节扭伤发生率较高的是踝关节扭伤，其次是膝关节；腱损伤主要是创伤性腱鞘炎，主要有长屈肌腱鞘炎、胫后肌与腓肠长短肌腱鞘炎。其中肌肉拉伤和关节扭伤多为急性损伤，腱损伤多为过劳性损伤。

第二，短跑运动员运动损伤的风险因素主要涉及运动员的人体测量学因素、自身神经肌肉因素（肌肉力量、关节功能、姿势控制能力、核心稳定性等）、训练组织因素、心理学因素和环境因素等。损伤发生的原因是多种多样的，但根本上还是因为训练和技术动作违背了运动解剖学、生理学及生物力学的科学原理。而以上众多因素中，其中一些是可以通过训练改变的，即可控的损伤风险因素。例如，与生物力学有关的神经肌肉方面的风险因素（如肌肉力量、姿势控制能力和本体感觉等）可以通过合理的干预方案得到一定程度的改变，这也是损伤预防训练方案设计和实施的主要依据。确定损伤的风险因素并且发展有效的预防策略以及改变能改变的风险因素，预防不能改变的风险因素是整本研究过程中始终坚持的原则和方向。

第三，从短跑下肢损伤发生的时相、运动学特征、动力学特征以及神经肌肉功能特征来看，常见的损伤风险评价指标主要包括：触地时刻的地面反作用力峰值、触地时刻膝关节的最大屈曲角度、膝和踝关节的内外翻角度、膝关节屈/伸力量比值、肌肉激活顺序等。

第四，以提高神经肌肉功能、改善神经肌肉控制能力为目的的损伤预防训练方案已广泛应用到球类项目中非接触性损伤的预防和康复训练中（如前交叉韧带损伤和功能性踝关节不稳），并在损伤风险的降低和运动能力的提高方面取得良好的应用效果。共同点主要有：①以上损伤预防训练都从动态热身开始，以提高关节周围肌肉的状态和功能。②训练过程中重点强调动作质量以提高运动员的姿势控制能力，因此训练量以运动员不产生疲劳为黄金原，则且提供必要的言语反馈(如膝盖不要超过脚尖、软着陆等)。③损伤预防训练大都安排在运动员进行正式训练之前或作为正式训练的内容进行,持续时间集中在 4～12 周(6 周居多),每周 2～3 次的训练课(非连续),每次训练课的时间宜为 30～120min。④多数损伤预防训练方案注重提高膝关节的功能,膝关节是下肢多块肌肉的起止点,膝关节的功能直接影响髋关节和踝关节的功能,因此膝关节的正常功能促进整体动力链"波浪效应"的正常发挥,有利于力和能量的有效传递。⑤损伤预防训练方案须与专项训练相结合,且遵循人类的动作发展模型,即从基本或简单的动作技能逐渐提高动作难度以做好向专项动作转化的准备。⑥损伤预防训练方案的组成部分越全面越综合,干预效果越明显。⑦损伤预防训练方案干预的时间越长,其应用效果就越持久,存在较为明显的剂量—反应关系和累积效应。

第五,影响损伤预防训练效果的因素主要包括练习内容的全面性和多样性、参与者的年龄、教练员的认知程度、参与者的完成度、必要的言语指导和反馈、干预时间等。需要注意的是,虽然这些影响损伤预防训练效果的因素都有考虑到,但是运动损伤仍有可能发生。原因有二:①如前所述,运动损伤的风险因素被定义为"一个虽不能被证明是致伤病的,但却被认为与损伤发生有关的变量",因此,运动损伤风险的降低不代表实际损伤发生率的降低。②参与者的神经认知因素,诸如注意力、专注度、视觉控制、对复杂环境的适应性等等,这些因素都可能会直接产生运动反馈导致损伤的发生,但目前还无法将上述因素包括在损伤预防训练方案中。即便如此,神经肌肉功能和控制能力的改善和提高对损伤预防仍是非常有效的,在降低神经肌肉风险因素方面具有重要的实践价值。

第六,关于大学生短跑运动员运动损伤的相关研究较少,在有限的文献资料中更多的是对其运动损伤的流行病学研究现状的研究,对其损伤的原因和预防策略的研究不够深入和全面。

综上,国内外的调查研究显示,短跑运动员的损伤发生率呈逐渐升高趋势,而与损伤有关的风险因素中有些是可以通过长期的预防训练得到降低和改变的。在上述研究的基础上,纵观前人的研究成果,笔者有三点认知:①与短跑损伤有关的研究多集中在高水平运动员和青少年运动员群体中,很少涉及大学生运动员群体;②目前短跑运动员运动损伤预防训练设计的理论体系还不够健全;③目前还没有针对大学生短跑运动员的较为全面的损伤预防训练方案,与此同时,损伤预防训练效果的评价指标方面也缺少一定的全面性和针对性。

3　研究设计

3.1　研究对象和测试对象

3.1.1　研究对象

本研究以大学生短跑运动员运动损伤预防训练方案的构成要素特征及实证研究为研究对象。

3.1.2　测试对象

笔者在山东体育学院日照校区进行受试者招募，具体的招募条件详见后文。符合本研究招募条件的受试者共26名，其中男生16名，女生10名。本研究将26名受试者作为测试对象，进行数据指标的采集和后续相关分析，测试对象的基本情况见表3.1，对照组因1名受试者没有参加后测，其数据不符合录入和分析标准，因此，只报告25名受试者的基本情况。

表3.1　受试者基本情况(M±SD)

测试项目	实验组(n=13)	对照组(n=12)	R^2 值
年龄/岁	19.25±0.75	19.50±0.80	0.44
身高/cm	175.17±8.75	176.00±6.21	0.79
体重/kg	66.17±10.51	63.92±7.76	0.56
BMI/(kg·m^{-2})	21.44±1.94	20.59±1.78	0.27
运动年限/年	5.17±1.75	4.67±2.50	0.58
运动等级	二级	二级	

注：$p>0.05$ 表示无显著性差异，$p\leqslant 0.05$ 表示有显著性差异。

3.2 研究方法

3.2.1 文献资料法

根据本书的研究需要，笔者以中文关键词“短跑”“短跑运动员”“大学生短跑运动员”“运动损伤”“运动损伤预防”等在中国知网(CNKI)、万方数据库、Baidu学术搜索引擎、百链云搜索引擎等检索平台进行检索。为了最大限度地获取文献，检索时增加关键词“田径”。文献类型限制为“硕博论文、核心期刊、会议论文、中外专利、科技成果”，发表年限为“2000—2018年”，在此基础上根据研究需要在国家图书馆和北京体育大学图书馆查阅了运动生理学、运动解剖学、运动生物力学、田径训练、损伤预防与康复、功能训练等方面的书籍和材料；同时，以“sprint”“college sprinter”“track and field”、“sport injury”“injury prevention”“functional training”等为关键词在PubMed、EBSCO、PEDro数据库进行检索，检索条件同上。与此同时，为了搜集到更多的文献资料，对中英文相关报告中的参考文献目录进行阅读和手动检索以获取更多的支撑材料。完成文献检索任务后，根据研究内容的需要对相关文献进行适当的筛选并深入阅读、整理和分析，为本研究的撰写提供理论依据。

3.2.2 专家访谈法

在前期文献及相关书籍资料整理的基础上，围绕大学生短跑运动员运动损伤预防训练方案的理论和实践问题，笔者设计了专家访谈提纲(详见附录A)，对短跑教学和训练、损伤预防、康复及功能训练方面的专家进行电话、邮件和面对面的访谈，了解专家对大学生短跑运动员损伤预防训练方案的看法和建议，为损伤预防训练方案的制定提供借鉴和思考，访谈专家的基本情况详见表3.2。

表3.2 访谈专家基本情况($n=18$)

姓名	职称/职务	研究方向	所在单位
G. Gregory Haff	美国体能协会(NSCA)主席	体能训练	澳大利亚埃迪斯科文大学
赖勤	教授	神经肌肉控制与运动康复	美国韦恩州立大学
谢慧松	教授	田径运动理论与实践	北京体育大学

续表

姓名	职称/职务	研究方向	所在单位
李铁录	教授	田径运动理论与实践	北京体育大学
周伟	国家级教练员	短跑运动训练	北京体育大学
冯志华	国家级教练员	短跑运动训练	广西体育运动学校
邱爱华	副教授	田径教学与训练	武汉体育学院
张玲玲	副教授	田径教学与训练	武汉体育学院
曲国洋	副教授	体育教育训练学	山东体育学院
尹军	教授	体能训练与运动负荷控制理论	首都体育学院
潘迎旭	教授	功能训练理论与实践	首都体育学院
李厚林	教授	运动能力诊断与反馈	首都体育学院
史衍	副教授	功能训练理论与实践	首都体育学院
侯世伦	副教授	运动损伤预防与康复	北京体育大学
王会刚	副主任医师	运动损伤预防与康复	山东体育学院
王梅	副教授	运动损伤及体育保健	武汉体育学院
宋祺鹏	副教授	运动损伤预防与康复	山东体育学院
周志鹏	副教授	运动损伤预防与康复	山东体育学院

3.2.3 问卷调查法

3.2.3.1 问卷调查专家的组成

根据德尔菲法的研究要求，通过发放纸质版、电子版问卷的方式对相关专家进行了两轮问卷调查。专家组成主要包括：高校短跑教练员、高校具有高级职称且从事田径教学和训练的教师、体能训练方面的专家、损伤预防与康复方面的专家、国家短跑后备人才基地和业余体校的短跑教练员等。

3.2.3.2 问卷的效度检验

为了确保调查问卷的科学性，笔者邀请10位具有高级职称的专家和教练员对本问卷的内容效度和结构效度进行了检验，参与问卷效度检验的专家见表3.3(前10位)和表3.4。问卷的效度检验是采用专家打分的形式来确认的(非常赞同，5分；比较赞同，4分；基本赞同，3分；不太赞同，2分；不赞同，1分)，10位专家中累计有83.33%的专家对问卷调查表的结构比较赞同(50%)或非常赞同(33.33%)，累计有75%的专家对问卷调查表的内容比较满意(33.33%)或非常满意(41.67%)。效度评价表见附录B。

表 3.3 问卷发放专家基本情况

序号	姓名	职称/职务	研究方向	所在单位
1	谢慧松	教授	田径运动理论与实践	北京体育大学
2	李铁录	教授	田径运动理论与实践	北京体育大学
3	潘迎旭	教授	功能训练理论与实践	首都体育学院
4	尹军	教授	体能训练与运动负荷	首都体育学院
5	史衍	副教授	功能训练理论与实践	首都体育学院
6	王梅	副教授	运动损伤与体育保健	武汉体育学院
7	邱爱华	副教授	田径教学与训练	武汉体育学院
8	张玲玲	副教授	田径教学与训练	武汉体育学院
9	曲国洋	副教授	体育教学训练	山东体育学院
10	周伟	国家级教练员	短跑运动训练	北京体育大学
11	冯志华	国家级教练员	短跑运动训练	广西体育运动学校
12	黄园	高级教练员	短跑运动训练	东莞市体育运动学校
13	洪志海	高级教练员	短跑运动训练	无锡市体育运动学校
14	吴峰	高级教练员	短跑运动训练	成都体院附属竞技体校
15	翁康强	高级教练员	短跑运动训练	厦门市体育运动学校
16	张秉涛	高级教练员	短跑运动训练	洛阳市东升二中
17	方学超	高级教练员	短跑运动训练	成都市体育运动学校
18	方水泉	高级教练员	短跑运动训练	上海市第二体育运动学校
19	胡晓	高级教练员	短跑运动训练	成都市体育运动学校
20	王朝阳	高级教练员	短跑运动训练	青岛市体育运动学校
21	张成	中级教练员	短跑运动训练	宁波市体育运动学校
22	刘劲松	高级教练员	短跑运动训练	洛阳市田径体校
23	杨秀珍	高级教练员	短跑运动训练	绵阳市星辰田径俱乐部
24	洪军	高级教练员	短跑运动训练	南通市体育运动学校
25	刘明刚	中级教练员	短跑运动训练	青岛市体育运动学校

表 3.4 问卷调查人员及发放、回收情况 （单位：分）

		教授	副教授	国家级教练员	高级教练员	中级教练员	合计
第一轮	发放数	4	5	2	0	0	11
	回收数	4	5	2	0	0	11
	有效数	4	5	2	0	0	11
第二轮	发放数	0	0	0	12	2	14
	回收数	0	0	0	12	2	14
	有效数	0	0	0	12	2	14

3.2.3.3 问卷的信度检验

第二轮问卷调查中，请专家进行赋值的同时，问卷的信度检验采用 α 系数法进行检验。统计结果显示，克隆巴赫系数值（Cronbach's α）为 0.743，说明问卷具有较高的信度；且从可靠性分析的结果中可知再删除其中任何一个选项之后，都不能提高克隆巴赫系数，由此可以进一步推断该调查问卷的信度较高，不需要再删除选项或者修正选项的内容。

3.2.3.4 问卷的数据分析

采用德尔菲法对所列出的评估指标采用五级评分表的形式，请专家进行赋值。每项指标分别设计为“非常重要”“重要”“一般”“不太重要”“不重要”5 个选项，相应的权重值分别为“5”“4”“3”“2”“1”。依据统计学的相关依据进行评估指标的筛选，采用的具体统计学指标除了专家积极系数（问卷的回收率），主要还有平均值、标准差、变异系数、一致性检验、Kendall 系数、卡方值和显著性 p 值等。

变异系数（CV）是指标准差与平均数的百分比，主要表示 m 个专家对第 j 个指标的协调程度（V_j）。具体公式表示为：$V_j=\sigma_j/m_j$（σ_j 表示 j 指标的标准差；m_j 表示 j 指标的平均值）。变异系数的大小表明离散程度的大小，进而反映专家评价的协调程度。一般认为，变异系数小于 0.25 就可以说明该指标的专家协调程度较高。

本研究中，问卷的一致性检验采用 Kendall 检验，Kendall 检验常用来检验 k 个评分者对 n 个对象的评分是否一致，其目的是解决 k 个相关样本是否来自同一个总体的问题。主要反映全部 k 个专家对全部 n 个指标的协调程度（W_j）。Kendall 检验的统计量 Kendall 系数（W）介于 0 与 1 之间，W 值越大，表示专家意见的协调程度越高。

卡方值 χ^2 是上述检验中的一个统计量，主要用于检验数据之间的相关性。如果卡方值显著性小于 0.05，说明两个变量是显著相关的，可以认为专家评估意见的可信度较高。在借鉴前人研究的基础上，本专家问卷调查中具体参考的统计学指标有以下几个：

第一，指标的平均值≥4 分；

第二，指标的变异系数（即稳定性）<0.25；

第三，专家意见的协调系数较高（即 Kendall 和谐系数较大，且卡方值的显著性 p 值小于 0.05）。

3.2.4 测试法

3.2.4.1 测试时间

前测：2018 年 4 月 12 日—4 月 24 日。

后测：2018 年 6 月 29 日—7 月 11 日。

3.2.4.2 测试内容

星形偏移平衡测试和核心稳定性测试：测试时间为期 2 天。

等速肌力测试（髋、膝关节）：测试时间为期 3 天。

运动学、动力学测试和本体感觉测试：测试时间为期 5 天。

肌电测试：测试时间为期 2 天。

3.2.4.3 测试仪器及使用软件

星形偏移平衡测试：需要直尺、卷尺、量角器、马克笔、胶带。另外，在测试之前需要瑜伽垫和带游标的卡尺对受试者进行下肢长的测试。

核心稳定性测试：需要瑜伽垫、计时秒表、哑铃、长凳等器械。

等速肌力测试：BIODEX（美国，Biodex System 4 Pro ）多关节等速力量测试和训练系统，配合测试髋和膝关节处肌肉力矩的相关配套附件。

运动学、动力学测试：VICON 红外摄像系统（英国，VICON 公司），摄像头为 8 台 MX13，采样频率为 100Hz，软件版本为 Vicon Nexus 2.6.1，Marker 球直径为 14mm，受试者统一穿着专用的测试服装。KISTLER 三维测力台（瑞士，KISTLER 公司），型号 9287B，面积 600mm×900mm，采样频率为 1000Hz。

膝关节和踝关节本体感觉测试：桑尼本体感觉测试仪（济南，桑尼公司）。

肌电测试：ME6000 表面肌电测试仪（芬兰，Mega，见图 3.1），16 通道肌电导联，包括 CIF 卡（256M 闪存）、读卡器、电池（5 号）、USB 数据通信缆、便携式手提箱和保护罩及背带。测试肌电的电极为一次性心电电极，双极圆盘扣式电极（上海，韩洁电子科技有限公司），型号为 CH3236TD，直径为 3cm，材料为银/氯化银，交流阻抗：≤3kΩ（10Hz），直流失调电压：≤100mV，内部噪声：≤150dB。

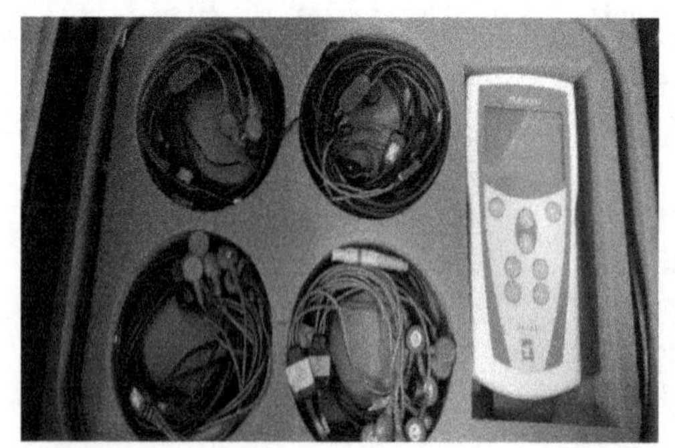

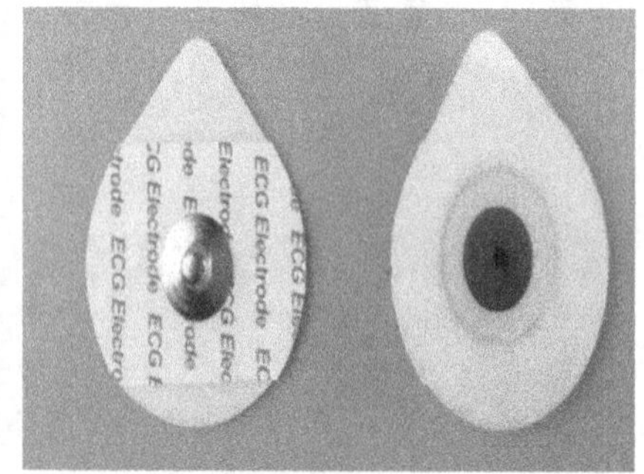

图 3.1　ME6000 肌电测试仪和肌电电极

3.2.4.4　测试方法

在所有测试之前，要记录受试者的性别、年龄、身高、体重、专项、专项成绩、运动等级、运动年限和损伤史等情况，且在测试之前告知受试者整个测试流程和可能存在的风险，自愿参加测试。测试之前首先进行健康评估，排除不符合招募条件的受试者。

（1）星形偏移平衡测试

星形偏移平衡测试（SEBT）是一种功能性测试工具，主要用于评估受试者的动态平衡性、筛查造成下肢损伤的功能缺陷（例如慢性踝关节不稳、股四头肌损伤等）、评价受试者损伤后的恢复状况，同时也是检测和评价受试者神经肌肉功能的常用手段。测试之前，先组织受试者进行下肢长的测试，令受试者平躺在垫子上，测量从髂前上棘到胫骨内踝下端的距离，测试工作均由同一名教练员和学生助手完成。为了排除学习效应，在正式测试之前每个方向练习 4 次。有研究（Robinson，Gribble，2008）指出，4 次练习的机会就能获得较为稳定和可靠的测试结果。因此，本研究在前人研究（Hertel，Miller，Denegar，2000；屈萍，2011）的基础上要求所有受试者在正式测试之前每个方向上进行 4 次练习，详见图 3.2。

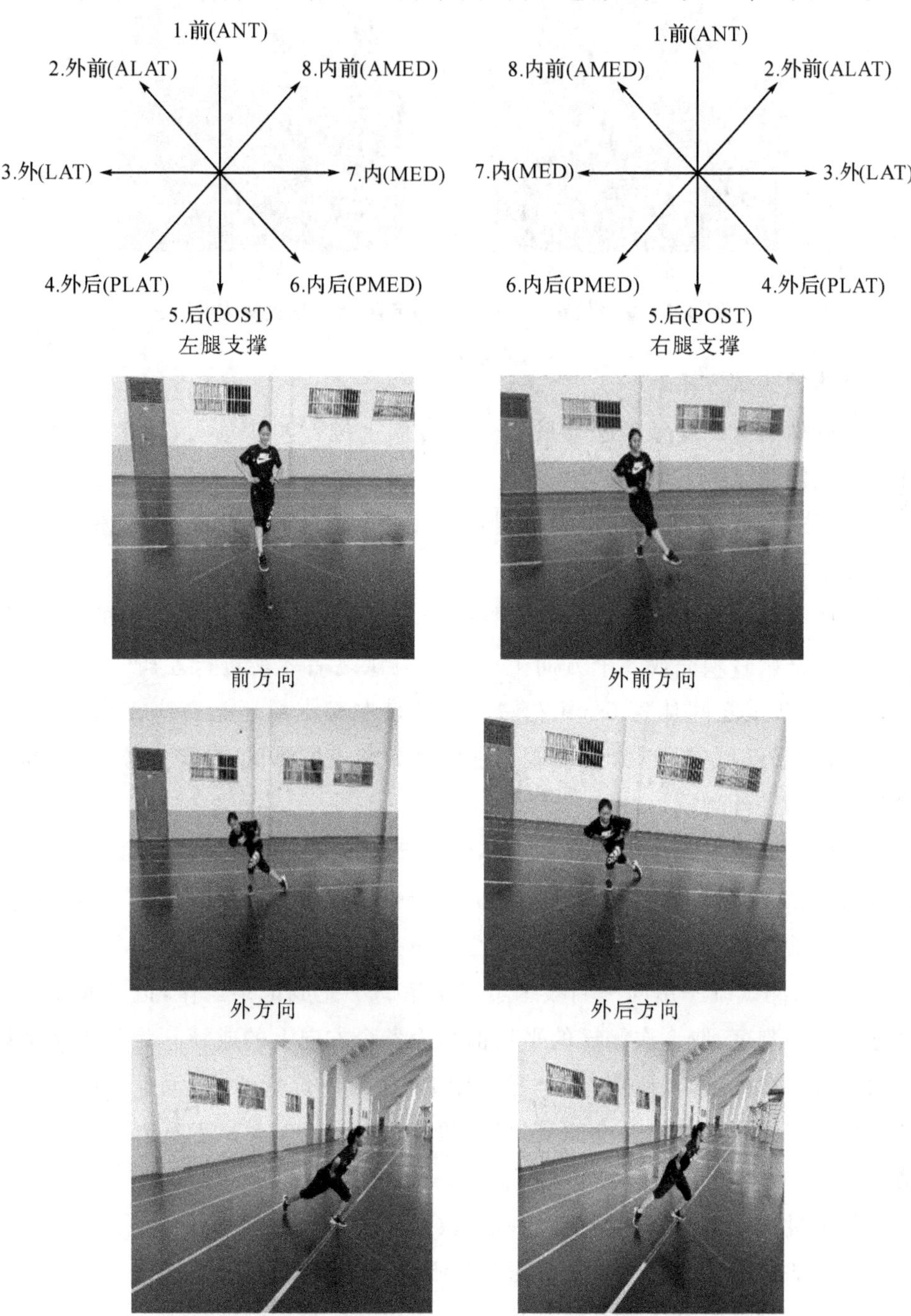

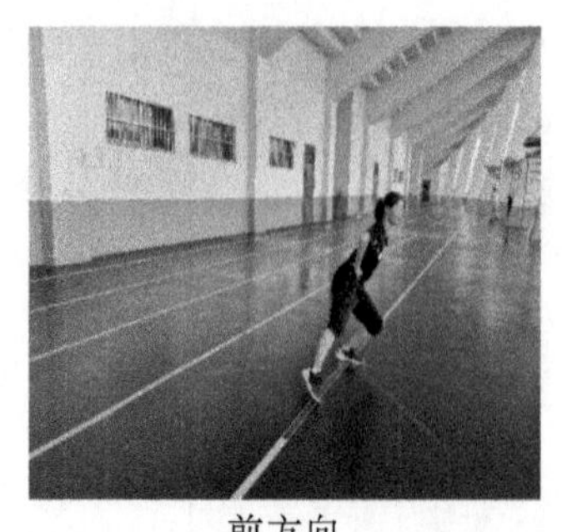
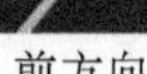

前方向

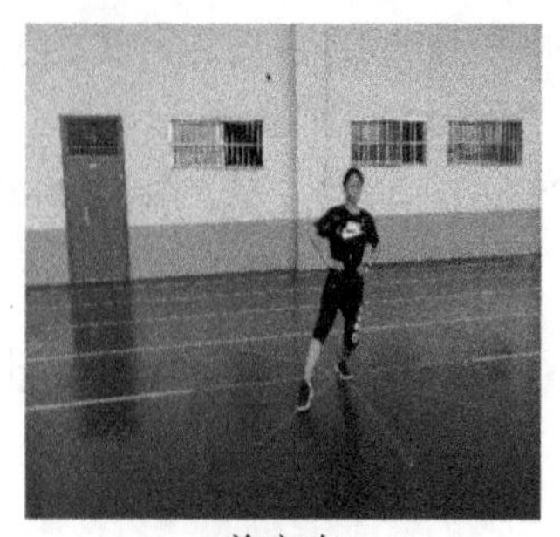

前方向

图 3.2 星形偏移平衡测试方向示意(以左腿支撑为例)

具体的测试方法：

①测试前组织受试者左右腿在每个方向上进行 4 次练习，休息 5～8min，开始正式的测试。

②正式测试时，要求受试者单腿直立站在 8 点星形图的正中央，双手叉腰，非支撑腿在 8 个方向尽可能地伸远。

③所有受试者统一先以右脚支撑左腿开始测试(有下肢损伤史的受试者，先从健侧开始)，须完成 8 个方向上的 3 组测试之后才能进行左脚支撑右腿的测试，每组测试之间休息 5min 左右。不管是左脚支撑还是右脚支撑，统一以"1"方向为起点，左脚支撑时，右腿以逆时针方向进行测试；右脚支撑时，左腿以顺时针方向进行测试。

④要求受试者在各个方向上用非支撑脚在尽可能远的地方轻触一下，身体重心始终在支撑腿上，然后回到 8 点星形图中心，双脚站立休息 3s 左右再进行下一方向的测试，以保证测试的准确性。

⑤3 组测试统一由同一名教练员和学生助手完成记录工作，记录非支撑脚最远部分的刻度，取 3 次测试的平均值作为各个方向上的成绩。为了提高个体之间的对比精确度，本研究选用"相对距离"作为评价指标，即每个方向上的测试成绩＝非支撑腿伸出远度的最大值/腿的长度×100；受试者每侧下肢的总成绩＝8 个方向上下肢伸远的最大值之和/8 倍的腿长×100。

测试过程中出现以下情况之一的，数据无效，需要重新测试：

a.受试者测试过程中非支撑腿参与维持身体的重心。

b.测试过程中身体重心失去平衡，双手离开腰部。

c.支撑脚离开 8 点星形图的中心或支撑脚的脚后跟抬起。

d. 受试者开始和结束姿势保持不足 1s。

e. 受试者伸远的腿(非支撑腿)无法回到 8 点星形图的中心位置。

f. 受试者在测试过程中感到腿部疲劳或有酸胀感。

(2)核心稳定性测试

普遍采用 McGill 等(1999)设计的核心肌群耐力测试(包括躯干屈肌、伸肌和左右两侧耐力测试)来评价受试者的核心稳定性,研究表明 McGill 设计的核心肌群耐力测试具有很高的可靠性系数,其中屈肌测试的组内相关系数为 0.97,伸肌测试的组内相关系数为 0.97,两侧肌群测试的组内相关系数为 0.99,被广泛应用于运动损伤风险指标和康复评定指标的评价中,详见图 3.3。

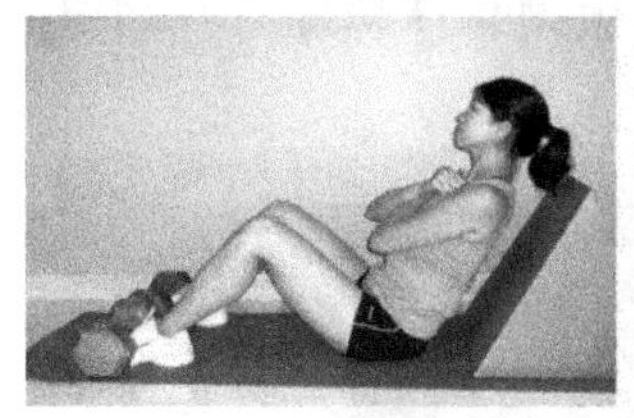

(a)屈肌测试

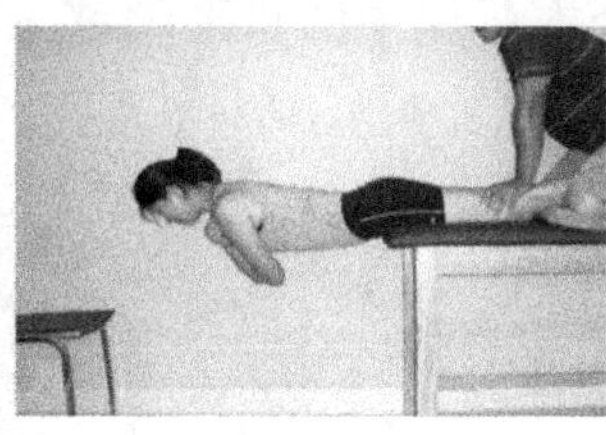

(b)伸肌测试

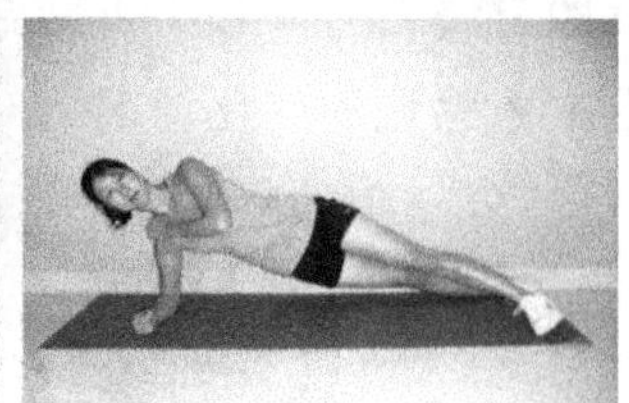

(c)两侧耐力测试

图 3.3 核心稳定性测试

具体的测试方法:

①受试者做好准备姿势,听到"开始"口令后,受试者从开始姿势按照动作要求进行测试,3 项测试中要求躯干整体发力,腰部、臀部收紧。

②当受试者出现身体晃动、初始姿势改变,结束计时,记录最终时间。

③每个动作重复测试 2 次,间隔 3～5min,取最好成绩。

④躯干侧桥测试中完成身体一侧测试后休息 3～5min,再进行另一侧测试。

(3)本体感觉测试

普遍应用桑尼本体感觉测试仪测量受试者膝关节和踝关节的本体感觉。本研究中的本体感觉测试属于被动运动(速度)的感觉阈测试(threshold to detect passive motion,TDPM),其中膝关节的测试指标为屈、伸两个方向上的被动运动感觉阈值,踝关节的测试指标为跖屈、背屈、外翻和内翻四个方向上的被动感觉阈值。被动运动(速度)的感觉阈测试作为本体感觉测试的一种测试方法得到广泛应用,在转速缓慢且肢体被动运动的情况下(蒙上受试者的眼睛并佩戴耳机以消除视觉和听觉的影响)，要求受试者高度集中注意力于肢体的运动，感知的瞬间迅速按下按钮并告诉测试人员具体的运动，测试人员记录从开始到结束之间肢体绕关节运动的角度或时长。被动运动(速度)的感觉阈测试具有较好的重测信度，Deshpande 等(2003)研究指出踝关节的 TDPM 重测信度(ICC)为 0.95；孙威等(2014)报告踝关节本体感觉测试同一天的 ICC 值为 0.808～0.973，不在同一天的 ICC 值为 0.628～0.884，表明踝关节本体感觉测试仪重测信度较好，能够用于相关研究。贾为安(2014)通过可重复性测试得出对踝关节运动觉测试仪器的组内相关系数为 0.74～30.91；膝关节运动觉测试仪器的组内相关系数为 0.65～30.94。另外，考虑到平衡测试也是测量本体感觉的方法之一，因此，可结合本研究中的星形偏移平衡测试结果综合探讨受试者本体感觉的变化情况，详见图 3.4。

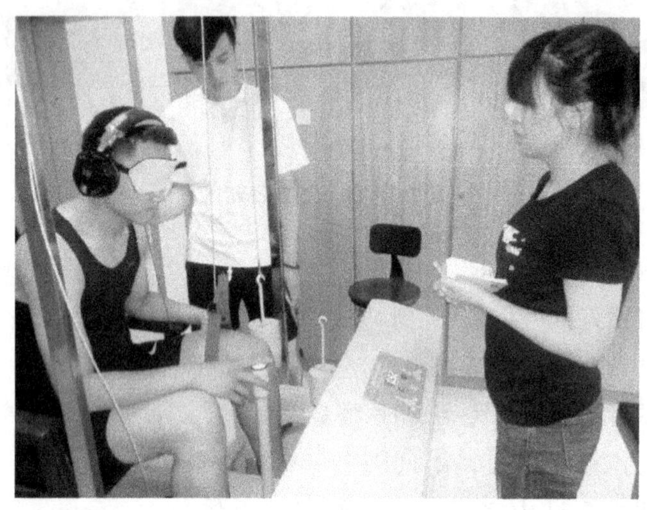

图 3.4　本体感觉数据采集

具体的测试方法：

①要求受试者坐在座椅上，左右脚掌放于左右踏板上，脚尖朝前，大小腿成 90°。

②受试者的大腿由绳索吊起以去体重，受试者的腿重计算如下：让受试者坐于椅子上，但足尖不能接触地面，在受试者测试一侧大腿的中部系上自制的束带，束带的上端悬挂于弹簧秤上，弹簧秤始终与大腿垂直。要求受试者上身直立，双手自然放于两侧，测试一侧的腿部完全放松，自然下垂。记录弹簧秤的

读数，依据公式计算测试腿部质量：腿部质量＝腿部重力/9.8，依据腿部的质量调节砝码的重量。考虑到这样的测试方法会因受试者的姿势、放松程度等影响测试结果的准确性，因此，为了使测试结果进行组间和组内比较时更加方便和可靠，科研中心测试人员参考《现代运动生物力学》（郑秀媛，2002）中关于中国青年人人体基本物理参数的介绍，将受试者腿部质量（即砝码的质量）统一按照以下公式进行计算：腿部质量＝（体重×0.1977）/2。

③如果受试者有损伤史，先从受试者健侧进行；如果受试者无损伤史，随机选择一侧进行测试。

④受试者佩戴耳机和眼罩，播放轻音乐。

⑤受试者感知到运动时快速按下红色按钮后，并告知测试人员具体的信息。此时，测试人员首先判断受试者描述信息的对错，对的情况下记录测试仪面板上的数值，作为此次测试的有效成绩；错的情况下不记录数值，属于无效成绩，需要重新测试。注意：不管受试者感知信息是否有误，测试人员都不要给受试者反馈，只需给予动作提示，如“好的，开始下一次测试”。

⑥完成一次测试之后，测试人员按下“复位”按钮，踏板回归最初的位置。此时，测试人员随机按下某侧腿某一方向上的“开始”按钮，继续测试。膝关节和踝关节每个方向上至少记录3次有效成绩，计算3次的均值作为最后的测试成绩。所有受试者的测试和记录均由同一名测试人员完成。

（4）下肢生物力学测试

测试之前，首先对VICON测试系统进行设置并对拍摄范围的三维空间进行标定。在此需要说明的是，由于本测试恰逢生物力学实验室进行其他测试任务（老年人膝骨关节炎患者模拟走楼梯的场景布置已完毕，且老年人受试者的测试已开始数周），考虑到测试任务的艰巨性、测试环境调试的复杂性以及本研究测试时间的紧迫性，在不影响测试效果的前提下，本研究测试选择在已经调试好的场景中进行。

受试者统一穿着短跑运动服装和专门的测试专用鞋（以防鞋子反光影响测试环境），正式测试之前，受试者进行15min左右的热身。热身动作包括跑步热身、功率自行车、静态和动态肌肉拉伸等。热身完毕后告知受试者所测动作的要求和注意事项，并组织受试者进行练习。

测试动作为：双腿下落纵跳，要求受试者站在高度为30 cm的跳箱上，双脚站在跳箱的边缘，平视前方，然后竖直跳下，双腿必须同时支撑落在测力台上，尽快反弹跳起，进行一个最大的纵跳，同时做双手上举抢篮板球的动作，然后屈膝缓冲落地。记录受试者3次测试成绩。

选择下落纵跳动作作为采集运动学和动力学指标的测试动作主要基于以下三个原因。

第一，落地动作是体育运动中各项动作的基础，能较好地反映下肢神经—肌骨系统的控制功能（张燊，傅维杰，刘宇，2016）。双腿下落纵跳动作（又叫“跳深”，从着地时间的长短上看虽然与短跑存在一定的差别，但从下肢肌群抵抗较大的地面冲击力并通过髋、膝和踝关节伸肌完成拉长—缩短周期的特点来看，下落纵跳动作能够体现短跑中下肢肌肉的用力特点（周彤，章碧玉，何梦梦，2018）。且在完成下落纵跳动作过程中下肢肌肉的主要工作目的不是过渡缓冲，而是着地之后快速跳起，对运动员抵抗冲击的缓冲能力和快速蹬伸的能力提出了要求（田彤，2008），这更加符合短跑对下肢“膝关节低位超等长力量以及掌趾与踝关节的退让超等长力量”等专项力量和神经肌肉控制的要求（戴兴鸿，詹建国，2018）。

第二，通过下落纵跳动作能较好地观察受试者下肢的运动学与动力学特征，因为在着地缓冲和蹬伸过程中，运动员下肢三关节屈和伸的幅度、时机以及各关节的动作顺序和协同模式起着极为重要的作用。当运动员存在损伤危险（如疲劳等）时，下肢各关节肌肉群的用力顺序和工作结构就会发生改变，因此可以通过下落纵跳动作识别运动员潜在的损伤风险。且研究表明，下落纵跳动作可以检测受试者下肢的神经肌肉功能、控制能力以及膝关节在运动中的稳定性，在临床环境下是一种比较完善的评估方法（Gamble，2015）。

第三，如前所述，本测试恰逢生物力学实验室正在进行其他测试任务，测试环境已调试完毕且已经进行了数周的测试。如若参考相关文献中短跑加速跑测试场地的布置，对实验室场地的纵向长度、场地环境、跑道材料和光线等条件要求极高，即便这些条件都能满足，也很难保证受试者在加速跑中能准确地踏在测力台上，也就是说在有限的时间内无法保证采集到足够数量的有效数据。因此，基于以上研究事实和客观条件，本研究选择下落纵跳动作作为采集短跑运动员运动学和动力学指标的测试动作。

具体的测试方法：

①根据 Visual3D 软件建模的要求，在受试者身体上贴置 41 个直径为 14mm

的红外反光 Marker 球。选取的 41 个 Marker 点为：头前部眉心上缘(FHEAD)、头左侧耳上缘(LHEAD)、头右侧耳上缘(RHEAD)、头后部枕骨上缘(BHEAD)、左侧肩峰(LSHO)、右侧肩峰(RSHO)、第七颈椎(CERV7)、胸骨柄(STERN)、左侧肘关节外侧点(LELB1)、左侧肘关节内侧点(LELB2)、右侧肘关节外侧点(RELB1)、右侧肘关节内侧点(RELB2)、左侧腕关节外侧点(LWRA1)、左侧腕关节内侧点(LWRA2)、右侧腕关节外侧点(RWRA1)、右侧腕关节内侧点(RWRA2)、左手中指根部跟踪点(LHAND)、右手中指根部跟踪点(RHAND)、左侧髂棘上缘(LICST)、右侧髂棘上缘(RICST)、左侧髂前上棘(LASIS)、右侧髂前上棘(RASIS)、髂后上棘中点(PSIS)、左侧大转子(LTROC)、右侧大转子(RTROC)、左侧膝关节外侧点(LLEP)、左侧膝关节内侧点(LMEP)、右侧膝关节外侧点(RLEP)、右侧膝关节内侧点(RMEP)、左侧踝关节外侧点(LLME)、左侧踝关节内侧点(LMME)、右侧踝关节外侧点(RLME)、右侧踝关节内侧点(RMME)、左脚第五跖骨外侧(LLPT)、左脚第一跖骨内侧(LMPT)、右脚第五跖骨外侧(RLPT)、右脚第一跖骨内侧(RMPT)、左足跟(LHEEL)、左脚大拇指尖(LTOE)、右足跟(RHEEL)、右脚大拇指尖(RTOE)，详见图 3.5。

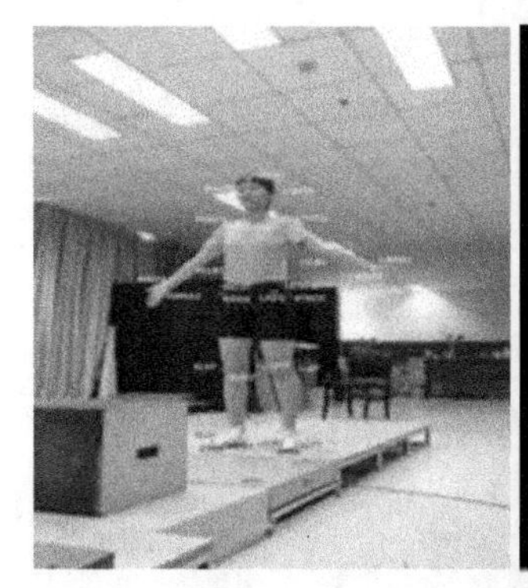
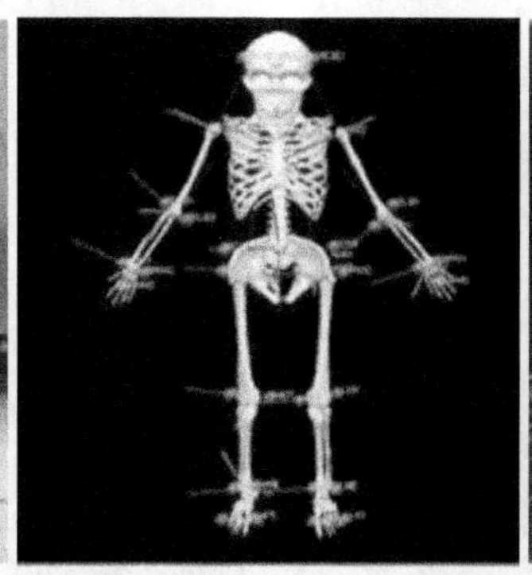
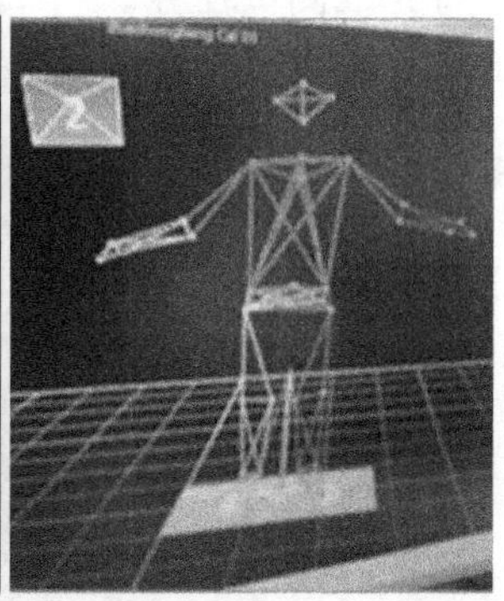

图 3.5 Marker 点位置及标定动作

②贴置 Marker 球完成后先拍摄静态标定动作，静态标定动作要求为：运动员面朝跳箱的方向，双脚分开站立在测力台上，脚尖朝前，双臂 45°打开，掌心向前，目视前方，保持姿势。测试人员拍摄静态动作完成后进行下落纵跳动作的测试，当测试人员发出“准备”口令，受试者站在跳箱上进入正式测试之前的准备状态，当测试人员发出“开始”口令时，受试者开始正式测试，做下落纵跳动

作，共采集 3 次成功的测试数据。

(5)等速肌力测试

按照 BIODEX 多关节等速力量测试和训练系统每项标准测试的设置和定位，对受试者的肢体进行固定并选择相应的测试方案。主要从中获得受试者在等速向心收缩过程中的力矩峰值、单位体重的力矩峰值、总功和峰值力矩屈伸比等指标。依据国外学者把 120°/s 以下为测试绝对力量和 120°/s 以上为测试快速力量的划分标准，本研究选择 60°/s 和 240°/s 作为测试的角速度。共两个测试方案：一是膝关节屈肌、伸肌在角速度为 60°/s 和 240°/s 时的等动肌肉力矩。二是髋关节屈肌、伸肌在角速度为 60°/s 和 240°/s 时的等动肌肉力矩。其中角速度为 60°/s 时测试重复次数为 5 次，角速度为 240°/s 时测试重复次数为 10 次，中间间隔 30s。

具体的测试方法：

测试之前组织受试者进行 10min 的功率自行车热身活动，并进行 5min 左右的动态拉伸(见图 3.6)。且测试之前要告知受试者测试目的、测试姿势和固定方法以及测试动作的速度和用力方法等，测试中鼓励受试者发挥最大力量，坚持完成测试任务。

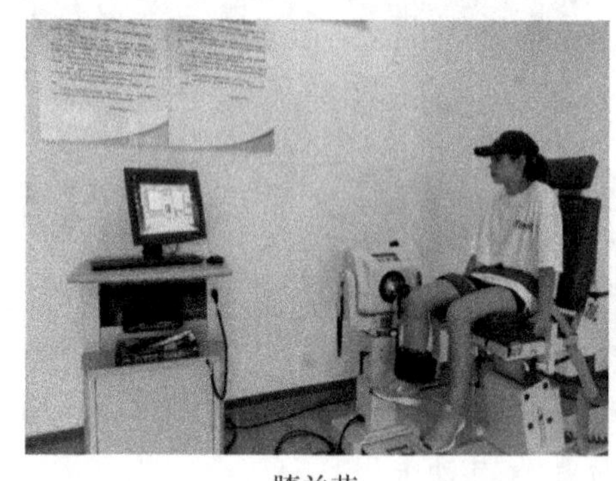

膝关节

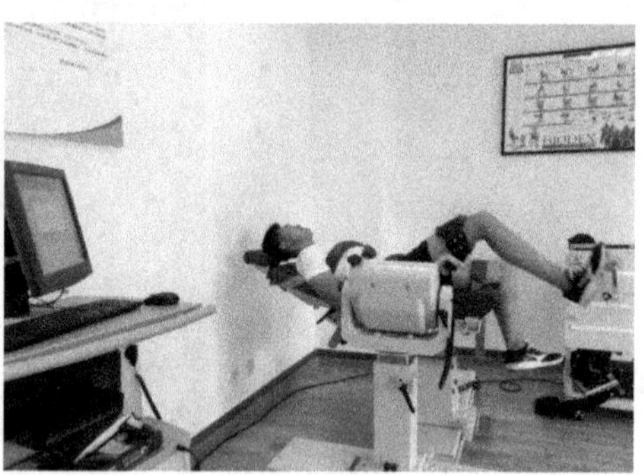

髋关节

图 3.6　等速肌力测试

(6)肌电测试

肌电图在体育运动中的应用非常广泛，采用肌电图可以研究肌肉的不同状态、肌肉间的协调程度、收缩类型及强度、判断肌肉疲劳程度及损伤、评定肌肉素质等等，为技术的改进和训练方案的确定提供依据。

肌电测试在测试之前的准备：

①首先对测试仪器进行全方位的检查和调试，确保仪器能正常使用。

②组织受试者进行 15～20min 的热身活动，主要包括跑步、动静态结合的拉伸等。

③热身完毕后进行下肢肌肉最大等长力量测试(maximum voluntary contraction, MVC)以方便后续肌电数据的标准化处理。

④选取的下肢肌肉(共 8 块)为：股直肌(rectus femoris, RF)、股内侧肌(vastus medialis, VM)、股外侧肌(vastus lateralis, VL)、股二头肌(biceps femoris, BF)、半腱肌(somi-tendinosus, ST)、腓肠肌内侧头(grastrocnemius medial, GM)、腓肠肌外侧头(grastrocnemius lateral, GL)、胫骨前肌(tibialis anterior, TA)，如图 3.7 所示。

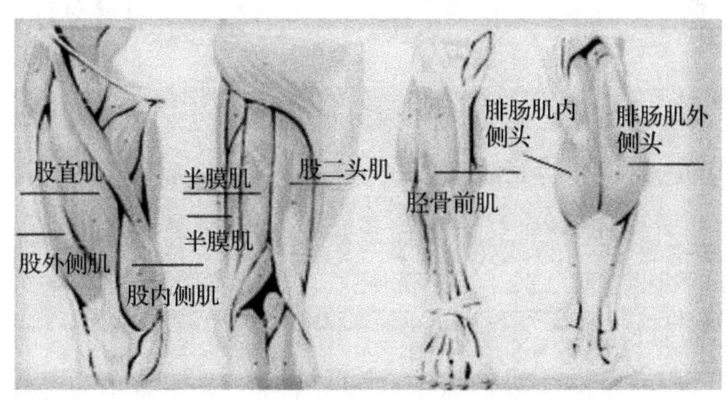

图 3.7 肌电图测试下肢肌肉位置示意

⑤确定受试者的优势侧(下肢"优势侧"指受试者习惯性完成单腿起跳的一侧)，在相应肌腹位置做好标记后，首先使用浸润酒精的棉球对标记区域的皮肤进行清洁，然后测试人员使用剃须刀或刮眉刀等工具清理受试者标记区域内的体毛，之后使用砂纸和 75%浓度的医用酒精去除标记区域内皮肤表面的油脂和角质。

⑥参考相关文献(Hewett, Myer, Ford, 2004; Konrad, 2005; 于佳彬, 2016)和芬兰 ME6000 16 通道表面肌电测试仪配套软件 MegaWin 3.0 的推荐方法，放置肌电采集传感器并选择 MVC 的测试动作，电极片均按照平行于测试肌纤维的走向放置，其中每块肌腹处贴置 3 片电极片，每 2 片电极片中心的间距为 3cm。

⑦使用肌电采集导线将测试肌肉连接起来，使用带有弹性的白色绷带将其进行适当的固定，并询问受试者对绷带松紧的舒适度。

MVC测试动作共有4个(见图3.8),测试之前告知受试者测试动作及动作要点:

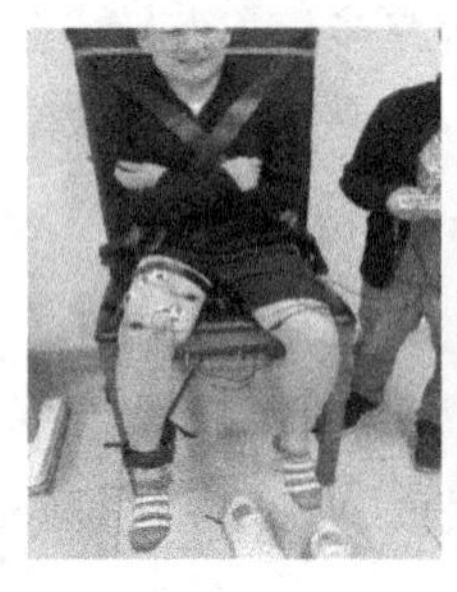
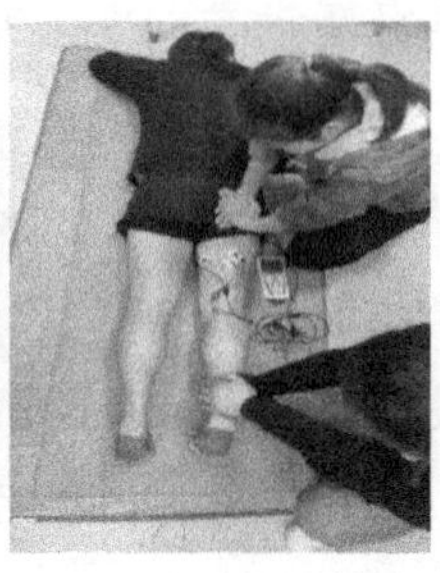
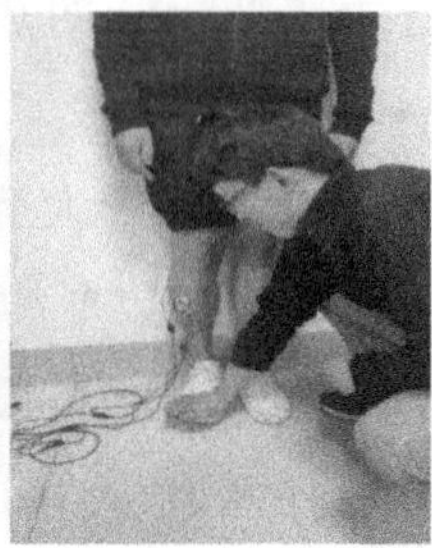
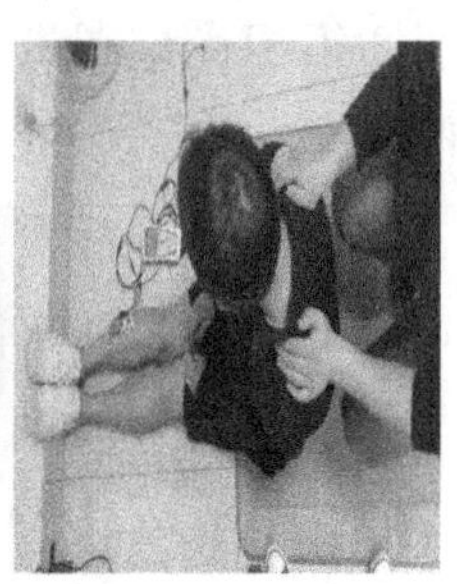

图3.8 MVC测试动作

①大腿前侧肌群测试:令受试者坐于板凳上,大小腿角度为90°,测试人员固定受试者的躯干和小腿,受试者需要发挥股前肌群的力量对抗测试人员完成伸膝动作。

②大腿后侧肌群测试:令受试者俯卧于瑜伽垫上,测试人员固定其臀部和踝关节,受试者需要通过后侧肌群发力抗阻完成屈膝动作。

③小腿前侧肌群测试:令受试者背靠墙面,上体保持直立,测试人员下压固定脚背前部,受试者通过前侧肌群发力抗阻完成背屈动作,脚后跟始终紧贴地面。

④小腿后侧肌群测试:令受试者坐在瑜伽垫上,足部正好蹬在墙面上(踝关节角度为90°),背部靠在硬质物体上或同伴帮忙,受试者通过小腿后侧肌群力抗阻完成跖屈动作。所有MVC测试动作均保持5s左右,每个动作测试3次,间歇10~20s。

具体的测试方法:

①向受试者详细说明测试动作要求和注意事项。测试动作:受试者从起跑位置开始,采用站立式起跑,听到测试人员"预备"口令时,受试者做好起跑姿势,目视前方,当看到测试人员手势时,全力加速跑40m,超过终点标志后再减速(见图3.9)。

②在受试者加速跑的过程中,测试人员要给予一定的口头激励,如"加油""坚持""摆臂"等。

③肌电测试人员做好受试者开始和结束动作的标记,并检查测试数据是否完整、准确。第一次完整测试结束后休息2min左右进行第二次测试,每位受试

者需要采集2次成功的数据。

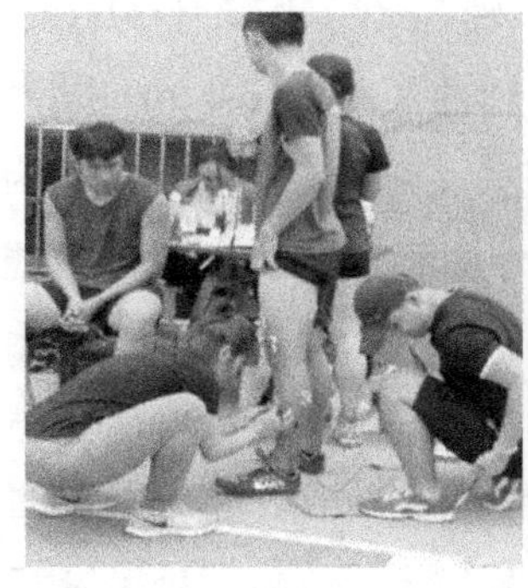
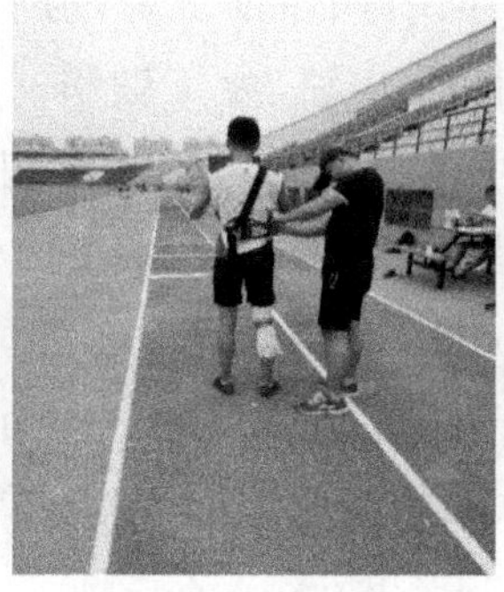
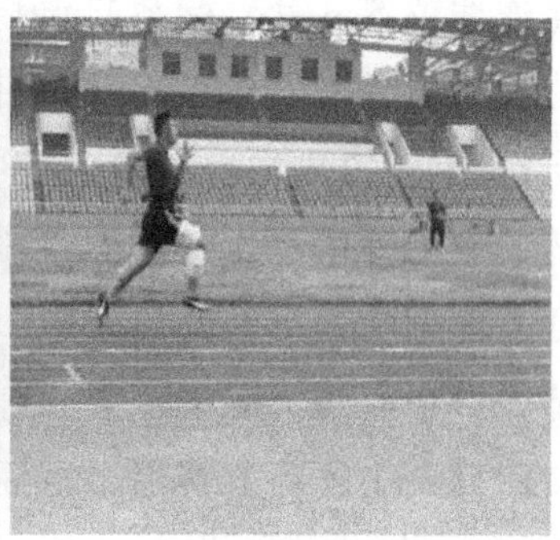

图3.9 肌电测试现场

选择40m测试距离的主要依据：短跑测试需要足够长的距离才能使运动完成加速、达到最大速度、保持最大速度以及缓冲减速。研究表明，短跑运动员的加速阶段大约为36m(Morton,1985)，考虑到运动员之后缓冲需要一定的距离，运动员完成短跑加速过程的距离应大于36m。另外，肌电测试过程中每人须测试2次，为了避免产生疲劳以确保测试结果的准确性，因此，测试的距离不应过大。且在以往研究(Baker, Bennell, Stillman, et al.,2002; Waxman, Walsh, Smith, et al.,2016)中，采用40m的加速距离足以探讨短跑运动员不同阶段(支撑期和摆动期)的运动学、动力学和肌电图等生物力学指标的差异。因此，基于以上研究结果，本研究将肌电测试的加速跑距离定为40m。

3.2.4.5 生物力学测试数据处理

(1)人体下肢模型、环节坐标系的建立

在Vicon Nexus 2.6.1软件中对静态站立标定文件和双腿跳深动作动态文件中所有的Marker球进行识别，识别完成后以C3D文件格式导出。将导出的静态标定动作的C3D文件导入Visual-3D软件(美国，C-Motion)以建立人体骨盆和下肢模型。骨盆模型参考Davis等(1991)的Halen Hayes模型采用左右侧髂前上棘和骶骨上的Marker来建立。根据髋关节中心和膝关节内外侧髁Marker建立大腿环节，膝关节内外侧髁Marker和踝关节内外侧髁Marker建立小腿环节，踝关节内外侧髁Marker以及足部第一和第五跖趾关节Marker建立足部环节。

根据静态标定文件建立骨盆、大腿、小腿和足部等环节的解剖学坐标系

(anatomical coordination system)。骨盆坐标系的起点为左右侧髂前上棘的中点连线位置。盆坐标系起点指向右侧髂前上棘；前后轴（y 轴）由骶骨 Marker 位置指向骨盆坐标系起点；垂直轴（z 轴）为 x 轴和 y 轴的叉乘（cross product）所得，其正方向向上。髋关节中心的计算方法参考相关文献；膝关节的中心为膝关节内外侧髁连线的中点，踝关节中心为踝关节内外侧髁连线的中点。大腿环节解剖学坐标系的内外轴（x 轴）由膝关节中心指向外侧髁，垂直轴（z 轴）由膝关节中心指向髋关节中心，前后轴（y 轴）为 x 轴和 z 轴的叉乘所得，其正方向向前。小腿环节解剖学坐标系的内外轴（x 轴）由踝关节中心指向外侧髁，垂直轴（z 轴）由踝关节中心指向膝关节中心，前后轴（y 轴）为 x 轴和 z 轴的叉乘所得，其正方向向前。足部环节解剖学坐标系的内外轴（x 轴）由踝关节中心指向外侧髁，垂直轴（z 轴）由第一和第五跖趾关节 Marker 连线中点指向踝关节中心，前后轴（y 轴）为 x 轴和 z 轴的叉乘所得，其正方向为斜前方。骨盆和下肢髋、膝和踝关节的解剖学坐标系如图 3.10 所示。

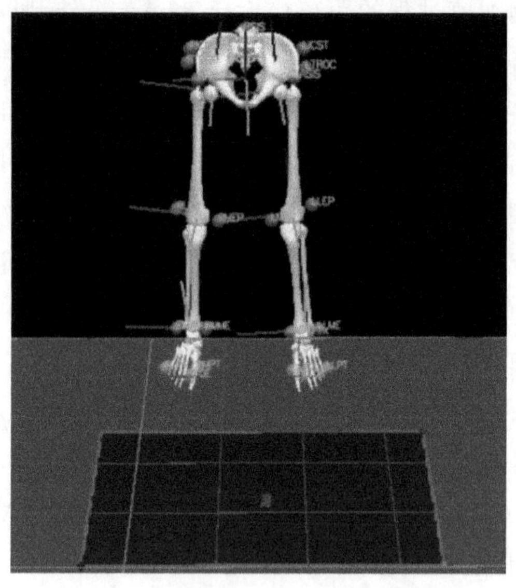

图 3.10　人体下肢静态模型和关节坐标系

静态模型建立之后，将 C3D 格式的双腿跳深动作动态文件导入 Visual3D 软件进行数据处理和分析步骤。数据处理和分析包括动作阶段的划分、信号的过滤以及运动学和动力学指标的计算。

①动作阶段的划分：采用未经过滤波处理的垂直方向地面反作用力信号确定跳深动作的地面支撑阶段(stance phase)和腾空阶段(floatphase)。当受试者从跳台跳下后垂直方向地面反作用力信号首次到达10N时为足与地面接触时刻(initial contact with ground)，当该信号小于10N时为足离地时刻(toe off)(Raffalt，Alkjær，Simonsen，2016；Christoforidou，Patikas，Bassa，et al.，2017)。将足与地面接触时刻到足离地时刻定义为地面支撑阶段，将足离地时刻到足与地面再次接触时刻定义为腾空阶段。关节运动学和动力学指标分别选取足与地面接触、最大碰撞力和膝关节最大屈角(见图3.11)三个时刻进行分析。本书以足与地面接触后垂直方向地面反作用第一峰值时刻表示为最大碰撞力时刻。

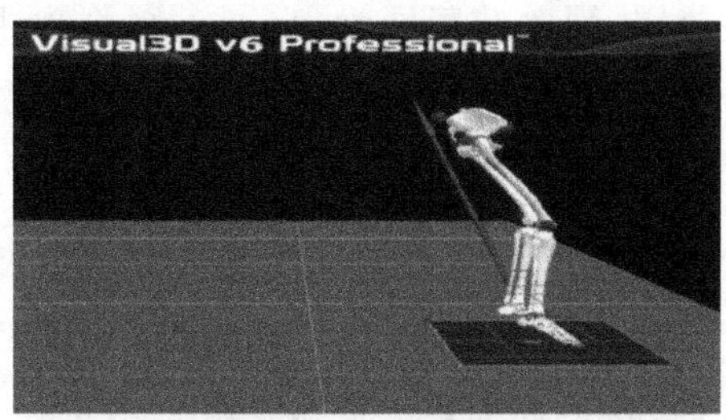

足与地面接触时刻

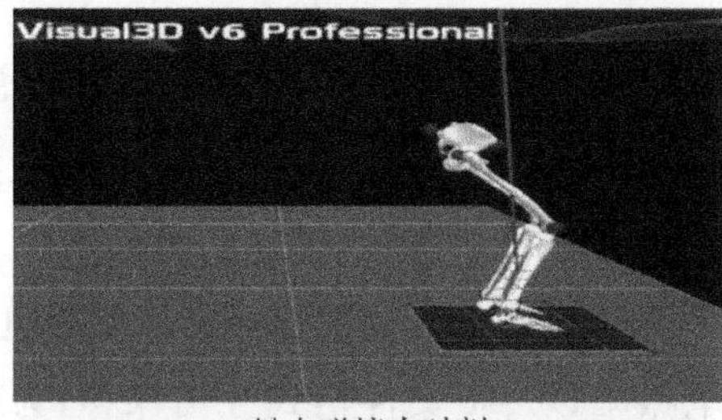

最大碰撞力时刻

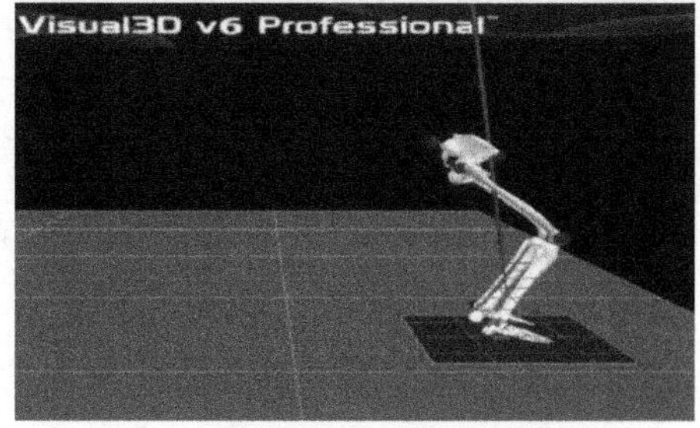

膝关节最大屈角时刻

图3.11 运动学和动力学测试特征时刻

②信号的过滤：采用双向4次零滞后巴特沃斯低通滤波器对运动学和动力学信号进行滤波，截断频率为15Hz。

③具体指标的选择：考虑到双腿跳深动作中左右侧下肢的动作相对对称，本书仅对优势侧下肢的运动学数据进行最后的分析，采用关节坐标系（Grood，Suntay，1983）的方式计算关节运动学指标。髋关节角度表示为大腿环节相对于骨盆的运动，膝关节角度表示为小腿环节相对于大腿环节的运动，踝关节角度表示为足部环节相对于小腿环节的运动。关节角采用卡单角 x-y-z 的顺序。x 轴表示为髋关节和膝关节屈伸角度以及踝关节背屈跖屈角度，y 轴表示为髋关节、膝关节和踝关节内收外展角度，z 轴表示为髋关节和膝关节内旋外旋角度以及踝关节内外翻。以右侧下肢为例，髋关节屈、膝关节伸、踝关节背屈为正（＋），髋关节伸、膝关节屈、踝关节跖屈为负（－）；髋关节、膝关节和踝关节内收为正（＋），髋关节、膝关节和踝关节外展为负（－）；髋关节和膝关节内旋、踝关节外翻为正（＋），髋关节和膝关节外旋、踝关节内翻为负（－）。

地面反作用力指标直接由过滤后的三维测力台信号可得，其方向与大地坐标系的方向一致。x 轴表示前后方向，正方向向前；y 轴表示内外方向，正方向向内；z 轴表示垂直方向，正方向向上。

（2）肌电数据处理

使用 Mega 表面肌电图仪自带的 MEGAWIN 6000（2.3.2 版本）分析软件对最大随意等长收缩（MVIC）测试和短跑加速跑过程中的原始肌电图信号进行处理，以获取积分肌电值、标准化的平均肌电振幅、激活时间等数据。处理步骤如下：首先，选取5s长度的最大随意等长收缩测试的原始肌电图信号进行平均化处理；然后，将其平均肌电振幅以.asc文件格式导出保存，为后续的标准化提供依据。对加速跑过程中的原始肌电图信号进行平均化处理。根据测试时在软件中所做标记的位置选取短跑过程中5个完整的单步，计算这一阶段各块肌肉的积分肌电值、平均肌电振幅和激活时间等指标的平均值。各项指标的数值以.asc文件格式导出保存。将处理后保存在.asc文件中的积分肌电值、平均肌电振幅和激活时间等指标录入 Excel 进行有关计算处理。以最大随意等长收缩测试中提取的平均肌电振幅为标准，对加速跑测试中提取的各块肌肉平均肌电振幅进行标准化处理，以获取它们的相对值。这一标准化处理有助于降低不同肌肉和不同受试者之间的个体影响，便于在肌肉和不同受试者之间进行比较。

"单步"是体育运动中十分普遍的基本动作,可分为三个紧密相连的环节,即前蹬、后蹬和腾空。"后蹬"虽已被证明不是实现水平位移唯一的动力,但确实是单步中最重要的发力环节。研究表明,"后蹬"充分启动了水平、垂直和回环方向的合运动,其决定了短跑中"下踏"的着地点以及着地瞬间所拥有的水平速度(茅鹏,程志理,2018)。因此,后蹬动作在短跑中十分重要。此外,如前所述,短跑运动中关节和肌肉损伤也多发生于着地蹬伸阶段,且此阶段也被广泛应用于其他动作(如跳深、急停变向、侧切跑等)的研究以分析与关节稳定性相关的变化。因此,不论是基于提高运动表现的角度,还是基于预防运动损伤的角度,上述针对单步的分析都具有一定的实践价值。

接下来,根据平均肌电振幅计算膝关节和踝关节肌肉共激活比(co-activation ratio,CR),表示为:$CR=\frac{AA\text{ 拮抗肌}}{AA\text{ 主动肌}}$。目前,肌肉共激活比已应用在跳深、急停变向、侧切跑等动作中。在短跑蹬伸阶段,大腿股四头肌和腓肠肌外侧头是主动肌,腘绳肌和胫骨前肌是拮抗肌。因此膝关节肌肉共激活比表示为:$CR_{knee}=\frac{\text{腘绳肌}}{\text{股四头肌}}$,踝关节的共激活比表示为:$CR_{ankle}=\frac{\text{胫骨前肌}}{\text{腓肠肌外侧头}}$。其中腘绳肌的平均肌电振幅为半腱肌和股二头肌的平均肌电振幅之和,股四头肌的平均肌电振幅为股直肌、股外侧肌和股内侧肌的平均肌电振幅之和。

3.2.5 实验法

第一步:招募短跑受试者。

第二步:将所有符合招募条件的受试者按照随机抽签的原则分为实验组(REF)和对照组(CON)。

第三步:对所有受试者进行星形偏移平衡测试、核心稳定性测试、运动学和动力学测试、等速肌力测试、本体感觉测试以及肌电测试,采集相关指标作为受试者的前测成绩,并对前测成绩进行独立样本 t 检验。

第四步:参考《体育科学研究方法》(张力为,2002)中的相关介绍和鲁智勇博士的论文实验设计(鲁智勇,2016),本研究的实验研究设计采用单因素完全随机等组前测后测设计,即只操纵一个自变量(实验处理)并完全按随机化原则分配被试者至自变量不同水平(实验组和对照组)的设计,其基本的模型见表 3.2。具体的实验安排见实证研究部分。

表 3.2 实验设计模型

R_1(随机组 1)	0_1(随机组 1 的因变量前测)	X(实验处理)	0_2(随机组 1 的因变量后测)
R_2(随机组 2)	0_3(随机组 2 的因变量前测)	——	0_4(随机组 2 的因变量后测)

第五步:8 周结束之后对所有受试者重复进行第三步的测试,取得两组的后测成绩,评价干预方案对受试者测试指标的影响。

笔者在山东体育学院日照校区进行短跑运动员的招募,具体的招募条件详见前文。符合本研究招募条件的受试者共 26 名,其中男生 16 名、女生 10 名,将招募受试者的专项限制为 100m、200m 或 4×100m。主要基于以下考虑:以上专项的运动员在同一训练队进行日常训练,方便实验过程的干预控制。受试者采用抽签的方式随机分为实验组和对照组,每组各 13 人,男 8 名、女 5 名。实验组进行为期 8 周的损伤预防训练方案,对照组按照日常训练安排进行。

受试者的具体情况见表 3.1,受试者的招募条件如下:

①受试者自愿参加本次实验,专项为 100m、200m 或 4×100m,性别不限。

②研究期间所有受试者均处于正常训练中,排除了 3 个月以上未参加训练的受试者。

③受试者的运动等级至少达到二级水平。

④受试者参与实验前(至少 6 个月)无重大运动损伤或者其他影响测试结果的疼痛或运动障碍等情况。

⑤受试者无下肢相关手术史(如膝关节手术)。

⑥受试者需签署知情同意书(见附录 E)。

3.2.6 数理统计法

本研究中数据的录入、整理和后续分析采用 Excel 2010 版和 SPSS 22.0 软件包完成,数据的录入标准:①完整参加前测和后测受试者的数据;②完成度至少达到 66%的受试者的数据(至少完成 16 次课);③实验期间没有发生运动损伤的受试者的数据。只有同时符合以上标准的数据才能进行录入和后续的分析。对照组一名受试者因中途参军未能参加实验的后测,因此,只有 25 名受试者的数据进入最后的分析。

实验前所有受试者基本情况的对比采用独立样本 t 检验分析;干预后实验组和对照组各测试指标的比较采用单因素协方差分析(ANOVA),将两组受试者的前测成绩作为协变量，组别作为自变量，后测成绩作为因变量；对照组和实验组的各组组间比较采用独立样本 t 检验。$p \leqslant 0.05$ 表示两组各因变量的对比具有显著性差异，$p < 0.01$ 表示具有非常显著的差异，$p > 0.05$ 表示两组各因变量的对比无显著性差异，计量资料采用平均值±标准差表示(M±SD)。

3.3 技术路线

本研究的技术路线如图 3.12 所示。

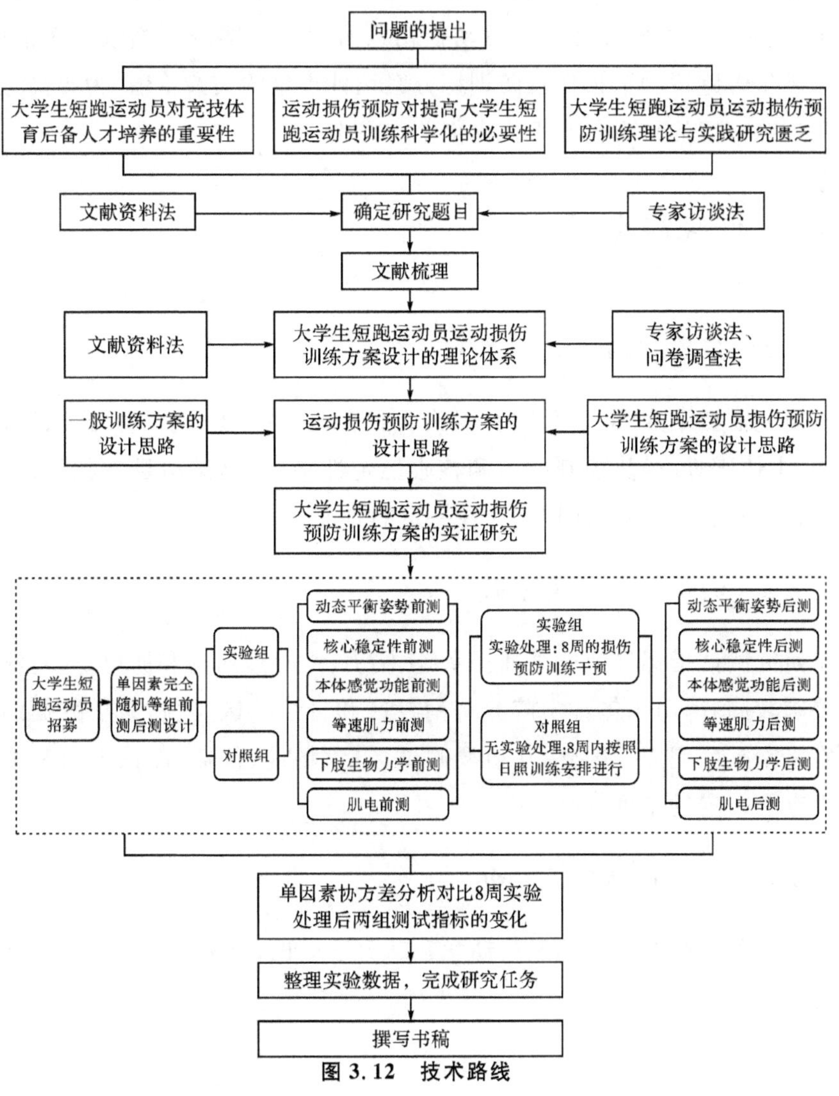

图 3.12 技术路线

3.4 研究重点

第一,通过对训练方案设计和制定的相关理论分析,探求大学生短跑运动员运动损伤预防训练方案的设计思路。

第二,从一般训练方案的构成要素以及大学生短跑运动员可改变的损伤风险因素入手,对短跑运动员损伤预防训练方案的构成要素特征进行深入研究,构建大学生短跑运动员运动损伤训练方案设计的理论与方法体系。

第三,对大学生短跑运动员运动损伤预防训练方案进行细致的实证研究,检验大学生短跑运动员损伤预防训练方案设计理论的实践价值,为提高运动损伤预防训练方案的科学化水平提供借鉴和参考。

3.5 研究难点

3.5.1 实验控制方面

本研究需要采取 26 名受试者实验前和实验后的运动学、动力学、肌电、等速肌力、本体感觉、姿势控制能力和核心稳定性指标,测试项目、测试人数较多且测试耗时较长,实验干预控制存在一定的难度。

3.5.2 测试指标采集方面

本研究测试指标涉及三维捕捉系统、测力台、等速肌力和肌电等,对测试仪器的要求较高,因山东体育学院分济南校区和日照校区,生物力学数据的采集需要在济南校区完成。因此,在协调测试环境、场地、仪器、测试人员和测试时间方面存在一定的难度。

3.5.3 测试指标分析方面

本研究的测试指标中涉及运动学和动力学知识,分析处理过程中可能会存在一定的挑战。

3.6 研究创新点

3.6.1 研究思路和内容方面

本研究通过分析训练方案设计和制定的相关理论，探究大学生短跑运动员运动损伤预防训练方案的设计思路并从运动损伤可控的风险因素角度出发，构建损伤预防训练方案设计的理论体系并进行实证研究，为短跑运动中的损伤预防训练提供了新的理念和方法，也为其他田径项目的损伤预防提供了一定的借鉴和参考。

3.6.2 测试方法和指标选择方面

本研究中损伤预防训练方案的设计是基于"预康复"的核心理念，将损伤预防训练的关口前移，借助目前一些主流的功能性测试方法和指标，由被动的损伤后康复训练向主动的预防性训练转移。本研究在前人研究的基础上增加了短跑运动员膝关节、踝关节的被动感觉阈值测试和实际运动中下肢关节周围肌肉共激活比指标，有利于丰富损伤预防训练方案的评价指标，以更好地探讨损伤预防训练方案的干预效果。

4 运动损伤预防训练方案的制定

4.1 运动损伤预防训练方案设计的理论基础

4.1.1 运动控制理论

简单来说，运动控制的理论主要是探讨运动或是动作是怎样被控制的，不同的理论反映了哲学上关于大脑怎样控制运动的不同观点。其中，神经肌肉控制（neuromuscular control）是与运动控制（motor control）相关的许多学科中经常使用的术语，它可以指围绕神经系统控制肌肉活动的任何方面以及有助于动作任务表现的因素。Riemann 和 Lephart（2002），Enoka（2008）提出神经肌肉控制是指神经和肌肉骨骼系统对关节运动和周围负荷做出反应时两者之间相互作用的下意识行为，有利于维持关节的功能稳定性。Miles 等（1997），Douglas 等（2001），Delahunt（2007）认为神经肌肉控制主要包括本体感觉、肌肉力量、肌肉反应和姿势控制这几个方面，其对关节的稳定性和运动损伤的预防有着重要的影响。Fort-Vanmeerhaeghe 和 Romero-Rodriguez（2013）将神经肌肉控制定义为：人体在运动中产生协调和有效动作的准确的肌肉激活。Bien（2011）将其定义为：机体无意识地输出反应以维持关节周围肌肉的动态稳定。鉴于神经肌肉控制的作用，本研究采用 Riemann、Enoka 和 Douglas 的定义。

不同的运动控制理论反映了不同学者对各种运动中心组分相对重要性认识方面的差异。例如，一些研究者会重视和强调外周的影响，而有些研究者可能会更加强调神经中枢的影响，有些研究者可能还会强调运动控制过程中环境信息的重要性。关于神经肌肉控制的理论主要有以下几种。

4.1.1.1 反射理论

Sherrington（1906）的研究被称为经典反射理论的实验基础。他们认为复杂的行为可以通过一系列的单个简单反射的复合行为来解释。但反射理论存在一定的局限性,如反射活动必须由外界因素引发,因此不能解释自主和自发的动作行为(Rosenbaum,2010);反射理论没有就快速运动进行很好的解释,即在连续发生的动作速度极快的情况下,前一动作的感觉信息的反馈不能激发下一个动作的发生;反射理论不能解释单一刺激在不同环境中和不同大脑下行指令时会产生多样的反应等等(Shumway-Cook,Woollacott,2009)。

4.1.1.2 等级理论

等级控制理论可以简单地理解为大脑从上而下的组织控制,反射只是神经肌肉控制等级系统中的一部分(Magnus,1926),高级控制水平会抑制低级反射中心的活动。随着等级控制理论的发展,在等级系统中,高级中心总是处于控制地位的情况发生了变化。根据目标任务的不同,每级控制水平都可能作用于其他高级或低级水平(Shumway-Cook,Woollacott,2009)。另外,反射已经不再被认为是运动控制中唯一的决定因素,只是作为众多动作产生和控制过程中的重要程序之一。同样,等级理论也有其局限性,因为等级理论还无法解释正常成年人在某些特定情况下由反射占据支配地位的现象。

4.1.1.3 运动程序理论

如果从运动刺激中移除反应,剩下的即为称为中心运动模式。运动程序理论就是一种强调中心控制的理论,其核心就是运动程序。运动程序被定义为:一种记忆表征或者运动之前动作准备的计划。它是一种以记忆为基础的结构,控制、协调着运动的发生(Magill,2006)。其中最普及、最具有代表性的理论就是施密特的图式理论,他认为一般动作程序控制的是一类动作,是储存在大脑记忆当中的某一类特定运动的抽象表征(Schmidt,1988)。当执行者在实际环境中想要做出相适应的特定动作时,必须从记忆中提取相应的运动程序和附加的特定的运动参数。需要注意的是,这种强调中心控制的理论并非否认或取代感觉输入在运动控制中的重要性,而是提高了我们对神经系统创造动作灵活性方面的理解。运动程序理论也存在一定的局限性,即没有考虑神经系统在完成动作控制时还要同时兼顾调节骨骼肌肉系统与外界环境变化之间关系的事实(Shumway-Cook,Woollacott,2009)。

4.1.1.4 系统理论

Bernstein(1967)认为描述正在运动的系统的特征时,整个个体是一个有质量的机械系统,受到来自内力和外力的综合影响。正因此,他认为即使相同的神经中枢指令也可能因为外力和内力的差异产生不同的动作,当然不同的指令也会因此产生相同的动作。整合动作的控制极有可能是通过许多相互作用的系统共同协作完成的,这就是运动控制中的分配模型概念产生的起源。另外,Bernstein 注意到在将机体作为一个整体系统来表述运动时,机体很多关节的自由度(如关节的屈伸和旋转等)需要被控制。因此,"协同"被认为在解决关节自由度问题上发挥了至关重要的作用,通过限定特定的肌肉,使它们作为一个整体参与工作。与之前的其他理论相比,Bernstein 的系统理论能更精确地预测实际运动中的行为,但仍然没有考虑到机体与外界环境之间的相互作用和相互影响。

4.1.1.5 动态动作理论

此理论开始用一个新的视角来观察运动中的人,该理论认为动作是整体系统中各组成要素之间相互作用的结果,这不需要神经系统内特定的动作指令或运动程序。另外,该理论也试图采用"非线性特性"来描述自我组织系统(Kugler,Turvey,1987),非特性行为是指:当行为或动作的某个单一参数逐渐变化到某个关键值时,之前的行为会转变成新的结构。例如,人体步行的速度逐渐达到一个关键值时就会变为小跑。Kelso 和 Tuller(1984)发现,稳定的动作模式在变成一个新的动作模式之前是具有较大的可变性或不稳定性的,因此实践中康复治疗师可以将患者动作行为中的变量看作某一改变之前的先行变化。不难发现,随着动态理论的不断发展,许多有关 Bernstein 的系统理论的内容也被整合进来,组成一个动态的系统模型,用于解释活动中的动作是由物理组分和神经系统组分之间的相互作用产生的。但动态动作理论的焦点往往停留在决定个体行为的自身身体系统与外界环境之间的关系上,而没有充分地理解神经系统对整个个体动作的贡献。

4.1.1.6 生态学理论

心理学家 Gibson 开始探索身体运动系统的重要性,他认为运动系统的主要目的是完成目标行为而与外界环境进行的有效而直接的互动(Shumway-Cook,Woollacott,2009)。后期,Gibson 的学生 Reed 对生态学理论进行了扩充,他认为运动控制是不断演变的,所以个体能适应周围环境,以进行有效的活动。Gibson 及其学生 Reed 认为,对动作来说重要的不是感觉本身,而是对目标任务来说较为特定和重要的环境因素的感知觉信息。考虑环境中的感知觉信息有助于发现对完成目标动作来说所必需的关键信息。总体来说,生态学理论强调机体和环境之间的相互作用,一定程度上扩充了我们对环境因素的认知。但它忽略了这种相互作用过程中神经系统对动作的组织功能。

研究者认为,最好的运动控制理论是整合了目前所有理论的一个综合体。Woollacott 和 Shumway-cook 等研究者致力于发展综合的运动控制理论,尽管与 Bernstein 的系统理论有不同的地方,且整合了其他运动控制的理论内容,但对动作认识的全面性得到了一定的提升。动作是在人体、任务和执行目标任务时所处的环境之间相互作用中产生的。因此,动作的产生不仅仅是运动程序的储存、提取或是反射活动的执行,更包括感知觉、大脑认知和运动系统之间不断变化的相互作用。

4.1.2 生理学基础

神经肌肉控制能力主要依赖于感觉运动系统(sensorimotor system)的正常功能,感觉运动系统是一个集合了感受器功能和运动神经机能的复杂系统,最基本的任务就是"感知—行动",如图 4.1 和图 4.2 所示(Riemann, Lephart, 2002)。感知觉与运动系统相互作用,加上大脑在多个等级水平上的调控,从而产生目标动作,而连接这些系统的就是如图 4.3 所示的传导通路。研究表明,在平行或等级排列的脑组织协同作用下实现神经肌肉控制,这就意味着外界刺激信号会以两种方式得到处理:第一种方式,刺激信号在中枢神经系统的上行传导通路中被以"等级"的方式处理;第二种方式,刺激信号在不同的脑组织之间同时被以"平行分布过程"的方式处理(Shumway-Cook, Woollacott, 2009)。神经肌肉控制中,两种处理方式可以出现在感知觉、运动以及认知系统中。如图 4.3 中虚线箭头所示,传入通路将包括位于肌肉、肌腱和皮肤中的机械性本体感受器和视觉、前庭器官感受器接收到的信息传递到三级运动控制水平(脊髓、脑干和大脑皮层)和关联区域(小脑和基底神经节)。运动神经元的激活可能发生在对外周感觉信息输入(反射)或下行运动指令的直接反应中,而两者都可以被小脑等关联区域(图 4.3 中空心箭头所示)调节。每级运动控制水平发出的神经冲动都在脊髓灰质前角发生整合,通过 α 和 γ 运动神经元到达效应器官(图 4.3 实线所示)。由于发生在脊髓水平的运动反应是基于关节异常压力的关节稳定性反射，因此，在脊髓水平上的处理可以看到信息输入和动作输出之间相对简单的单向联系，也可以看到多种对感觉刺激信息的程式化反射。脑干运动控制水平接收来自机械性感受器、视觉和前庭感受器的信息，用于保持身体姿势的平衡稳定（Shumway-Cook，Woollacott，2009）。事实上，研究发现，皮质脊髓束之外的所有下行运动传导通路均起源于脑干（Shumway-Cook，Woollacott，2009）；感觉信号进入大脑皮层后才能清楚地感知到各种感觉发生的位置，主要负责更复杂和更离散的随意运动（Lephart，Henry，2010）。此外，小脑和基底神经节虽然不能独立引起动作活动，但两者对精细动作或粗大动作的协调控制是至关重要的（Riemann，Lephart，2002）。神经肌肉控制中，小脑的主要功能之一就是借助对意向输出和感觉信号的对比来修正运动反应，紧接着及时更新已偏离目标轨道的运动指令。Shumway-Cook 和 Woollacott（2009）认为，基底节的功能主要与神经肌肉控制的高级认知部分有关，如运动策略的制定就需要基底节的参与。另外，基底节还具有选择性抑制某些肌肉活动的功能（Alexander，Crutcher，1990）。

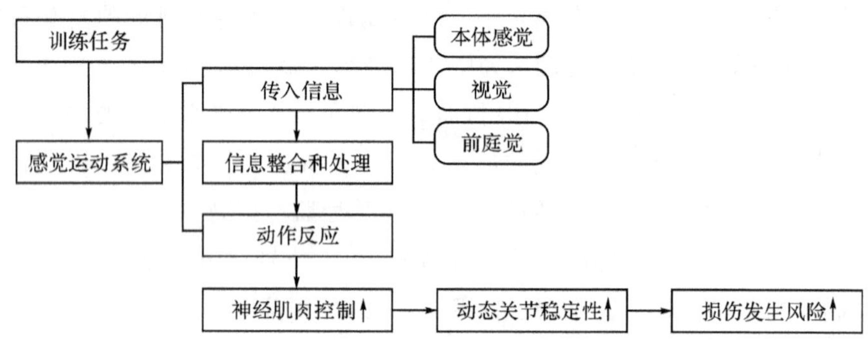

图 4.1　训练、感觉运动系统与运动损伤预防之间的关系

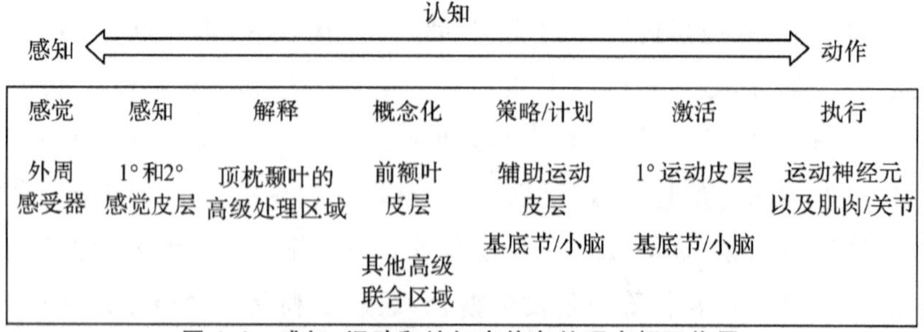

图 4.2　感知、运动和认知在信息处理中相互作用

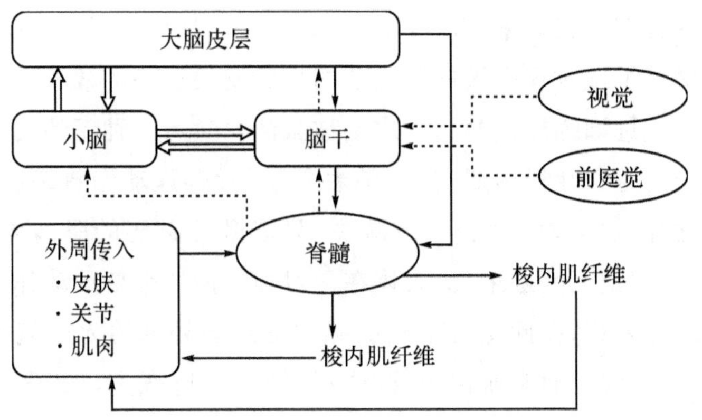

图 4.3 感知—运动过程及神经肌肉控制路径

为了更好地理解和解释以上三级运动控制水平的不同功能，我们可以通过图 4.1 和图 4.2 所示的神经传导通路来了解一个特定的动作是怎样计划并执行的。例如，在伸手拿物体的动作中，身体在空间中的大概位置是由外周的感觉信息所提供的。另外，多种感觉信息会提供与目标动作有关的关键信息，即物体的大小、形状和重量等。根据我们期望达成的目标，大脑皮层的高级中心会制定一个计划或策略：伸手拿物体，计划被传送到大脑运动皮层以明确需要动用的肌肉群。同时此计划被传送到小脑和基底节，以使它们对动作进行更为精细和准确的调整。经过小脑更新的动作输出指令传递到运动皮层与脑干，脊髓的神经网络会被来自脑干和运动皮层的下行传导通路所激活。此时，脊髓神经元激活参与目标动作的相关肌群肉，并执行目标动作。如果物体超出之前感觉信息提供的重量估计时，预想之外的额外重量会被脊髓反射通路进行代偿性的调节，并激活更多的运动神经元。执行目标动作过程中产生的感觉信息被重新评估后，小脑以及时更新和修正动作指令的方式来适应一个较重的物体。

与神经肌肉控制与个体、任务和环境之间的互相作用相对应，运动学习也同样遵循这个规则。因神经具有高度的可塑性①，因此运动学习可以通过改变神经传导通路连接的效率和结构来改变我们的运动能力。运动学习既具有简单的形式，也具有复杂的形式。研究发现，运动技巧的重复性训练能提高感觉

① 即描述显示变化的能力，可以被看作为从突触连接效率及短期改变到神经元连接的数量和组织的长期结构性改变的连续过程。

与运动皮层突触的连接效率(Asanuma, Keller,1991)。学习过程中,感觉皮层通路的改变提高了此过程中被共同激活的丘脑皮层通路的效率。因此,这些备用的传导通路经过训练能代替运动皮层被激活。学习一种新的动作技巧时,我们总是倾向于同时激活很多肌肉,但随着不断的练习,动作熟练度和准确度的提高代表着这种低效率的联合收缩减少,只需激活必要的肌肉参与收缩。另外,就神经系统和记忆痕迹来说,人体在学习和掌握一个新的动作时,首先要对动作的整体进行观察,在此基础上根据感知信息与外部输入的偏差,不断地修正动作,这个过程就是通常所说的反馈控制(朱政,陈佩杰,黄强民,2007)。而当面对熟悉动作时,机体会根据先前的经验对肌肉活动进行预先调整以应对外界环境的变化或干扰,这个过程称之为前馈控制(黄海燕,张林,2011;李世明,Bhatt,2011)。与反馈控制相比,前馈控制在体育运动中更具适应性意义。在具体实践中,反馈和前馈控制共同参与运动控制的整个过程(见图4.4),朱政等(2007)研究发现,反馈控制中神经传导具有较大的延迟性,约为30ms。因此,精细复杂的运动对前馈控制的要求也就越高,从这个角度出发,动作熟练程度往往反映在前馈控制训练程度中。随着动作熟练程度的增加,大脑皮层的感觉区和运动区形成的痕迹越来越明显,当需要某种运动技能再现时,大脑皮层会"自动"利用该感觉痕迹对目标动作进行前馈控制。吴鉴鑫和黄超文(1995)研究认为,当运动实践中需要执行某种运动时,与之相关的感觉记忆被唤醒并与运动皮层产生联系,运动系统被刺激以再现存留的感觉痕迹。因此,对于运动员感觉运动系统的训练,目的就是建立一个大脑内的记忆痕迹储存库,当外界环境突然变化或出现干扰时,机体能迅速反应并做出相应的调整。这样不仅能提高运动员动作的准确性和安全性,而且还能降低发生运动损伤的风险。总之,运动员运动之前所获得的感觉刺激信息越多,前馈控制的准确性就越高,与目标动作之间的误差也就越少。基于以上生理机制,发展感觉运动系统的正常功能,提高神经肌肉控制能力是运动员损伤预防训练的核心目标,也呼应了本研究中损伤预防训练方案选择的依据和原则,即"改变能通过训练改变的风险因素,预防不能改变的风险因素"。

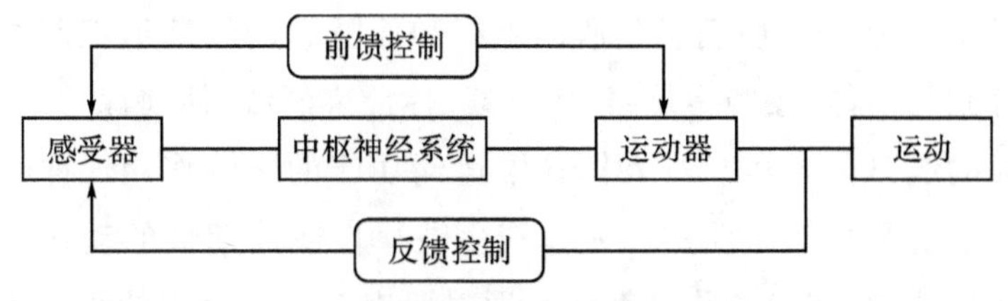

图 4.4 前馈和反馈过程中的运动控制

4.1.3 人体运动链理论

人体运动链是由骨骼、关节、肌肉、筋膜、韧带、肌腱和神经组成的一个整体链系，为人体进行复杂的运动以及实现自身功能奠定基础。人体完整的链系（见图 4.5）可大致分为三大类：关节链、肌肉链和神经链。关节链主要是由身体不同关节连接形成的链条，基于不同关节结构和功能，关节链又可分为：体态链和动力链。身体在直立时，一个关节相对于另一个关节的位置就组成了一个完整的链条，一般来说体态链由两部分组成：结构性体态链和功能性体态链。功能动作筛查体系（FMS）就是基于体态链的特点和结构决定功能的理念提出的，人体存在灵活性和稳定性两种基本功能的关节，因此可以通过逐个关节的分析方法来筛查人体关节和周围肌肉存在的功能缺陷和损伤风险。动力链是指人体在产生特定动作和姿势时，负责产生力和传导力量的关节链，主要分为开放式式和闭锁式。开放式动力链的特点是肢体的远端（如手或脚）不与地面或物体接触，追求身体的灵活性、提高移动速度等；而人体闭锁式动力链的特点则是肢体的远端与地面或固定物体接触，以提高关节和肢体稳定性，维持身体平衡。根据动力链的特点不难发现，人体下肢运动多以闭锁式动力链为主，上肢运动多以开放式动力链为主。与开放式动力链相比，闭锁式动力链的功能性更强。根据人体活动和专项动作特点，合理搭配开放式和闭锁式动力链的练习方法，有助于损伤的预防和康复（刘展，2016）。

肌肉链的功能主要用于实现关节的连接和能量以及力的储存、释放和传递，一般可分为协同肌链、肌肉吊索链和肌筋膜链。协同肌链是指共同完成某一运动或动作的肌肉群所组成的链条；肌肉吊索链是指由大肌肉群和其结缔连接组织所形成的运动链系，作用主要体现在动作的产生、关节稳定性和身体姿势维持方面，主要分为前斜位吊索、后斜位吊索、后纵吊索、前后躯干吊索

(Voight, Cook, 1996);肌筋膜是肌肉组织和伴随它的结缔组织网之间的成束而又不可分割的整体,按照螺旋线、手臂线、体前表层线、体前深层线、体侧线和背部表层线的线路分布实现对人体日常运动功能的影响作用。神经链主要分为保护性反射链和感知运动链。人体产生节律性或周期性的动作主要依靠保护性反射链的功能(如走或跑动动作);通过肌肉产生无意识的收缩活动实现对身体的保护。感知运动链是由感知系统和运动系统共同完成的,主要用于解释人体动作学习中的神经肌肉控制机制(刘展,2016)。

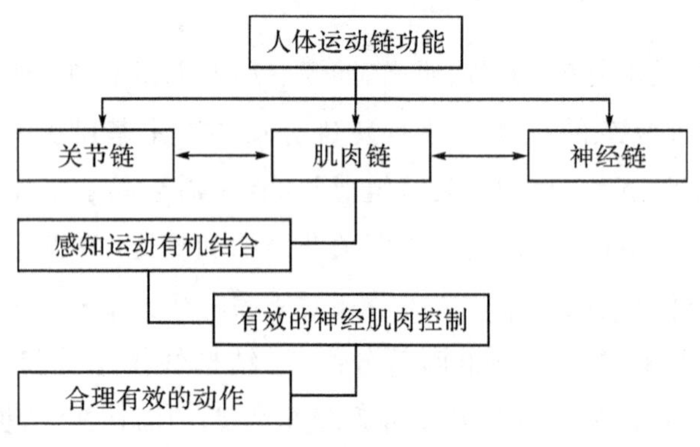

图 4.5　人体运动链功能

人体运动链的中的每个部分既是彼此独立的又是相互联系的,某个关节的运动可以影响或直接导致邻近关节的运动,这就是运动链反应,也被称为运动链的“波浪效应”。协同肌的相互配合可用来说明“波浪效应”的存在(Ellenbecker,Todd,2009),当特定运动链条中执行动作屈曲和伸展功能的肌肉被同步激活时,协同动作的组合形成协调的运动模式,奠定了复杂动作中动作程序的基础(刘展,2016)。鉴于运动链的理论,功能动作训练的理念应运而生。在竞技运动领域中,相关学者和训练实践专家将功能训练动作总结为:功能动作训练是注重人体基本姿势和动作模式,机体各项身体素质被整合用于改善人体基本的运动功能,并且对动作质量、躯干支柱力量、动力链等环节所做的系统性优化(李丹阳,胡法信,胡鑫,2011;龙斌,李丹阳,2013;姜宏斌,2015)。需要注意的是,正常的动作需要进行一定的控制训练才能形成合理的动作,主要包括身体稳定性训练、灵敏性训练、对称性训练、姿势控制训练、感知训练以及感知运动整合训练等。功能动作筛查中下蹲、跨步、弓箭步、迈步、伸展、上肢推、躯干旋转等基本动作模式是构成人体日常活动和体育运动的基础,很大程度上决定了专项技术动作的发展水平。王雄和沈兆喆(2014)等将动作模式总结为：机体已经掌握的动作通过神经和肌肉共同作用表现出合理动作的程序化过程。良好的动作模式有利于机体优化完成既定动作的过程，因动作代偿和功能障碍造成的不良动作模式会降低动作完成的效率，增加损伤风险。

4.1.4 周期训练理论

周期训练理论是在 1964 年由马特维耶夫(Matveyev)提出的一个训练理论，尽管在当前竞技体育发展趋势下存在一定的争议，但仍不能否定其具有一定的科学性和合理性。“运动训练实践周期的变化规律决定了训练存在不同分期、运动训练实践周期的决策规律是运动员参赛取舍的依据、运动训练实践周期的演化规律决定了机体承受负荷结构属性的变化”，以上三点决定了周期训练理论的续存性。周期训练理论的主要依据就是人体日常生活方面具有周期性的变化规律，进而提出运动员竞技状态的发展过程需要经历“形成”“保持”和“消失”三个阶段，相应地，在运动训练实践中需要安排“准备时期”“比赛时期”“恢复时期”(田麦久，2012)。不同的训练时期，运动员机体的适应机制是不一样的，相应地，训练任务也应有所不同。准备时期，运动员处于竞技状态形成阶段，机体对训练负荷产生生物适应现象，通过一定的训练方法及手段，能使运动员进入积极动员阶段。但此阶段中当生理潜能和心理潜能被大量消耗时，机体的保护性机制开始工作。经过一段时间的调整后，机体重新在适应性机制、动员性机制和保护性机制的作用下使竞技状态不断提高。准备时期、比赛时期和恢复时期的循序称为一个训练的大周期，年度训练过程根据总体规划、比赛系列、训练安排等可以设计不同数量的大周期数，主要包括单周期、双周期和多周期等类型。总体而言，周期理论的目的就是充分利用机体的生物适应理论，通过训练量、强度的变化促进机体竞技能力的提高和保持。

4.2 训练方案的构成要素分析

“方案”是从目的、要求、方式、进度等方面部署具体的、周密的，并且具有很强操作性的计划。“要素”是构成系统的最基本的组成部分，要素的种类有很多，不同的系统有着不同的要素，作为构成系统的最基本单元，要素是系统的重要来源和基础。训练方案的构成要素必须根据一般意义上的结构所具有的基本特征并按照构建结构的步骤来进行分析，即训练方案的结构包括哪些要素、各个要素与整体之间的关系如何、各个要素组建“结构整体涌现性”的方法和手段。

在训练方案的具体实践过程中，一般会考虑以下三个方面的问题。一是训练方案设计依据方面，主要包括项目竞技需求特征、训练主体特征、起始状态的诊断、训练目标的设置等，解决的是“为什么练”的问题。二是训练方案实践操作方面，主要包括何时练（周期或阶段）、练什么（练习内容）、怎样练（具体的方法、手段）和练多少（负荷量和强度），解决“怎么练”的问题。三是训练方案评价反馈方面，通过对训练效果的检验以解决“练得怎么样”的问题。训练方案的制定或设计过程中这几个问题虽然是必不可少的要素，但这些要素并不是简单地排列在一个对等和固定的平面上的，它们既复杂多变但又相对稳定，既相互独立又相互影响（胡好，张英波，王传平，2009）。

各构成要素在训练方案实践过程中会呈现以下特征。

4.2.1 整体性

各要素在实践过程中起着不同的作用，仅靠单个因素无法实现最终的训练目标，充分发挥各要素的功能并将这些功能进行有效整合，才能实现训练效果的“整体涌现”。例如，训练方案的设计依据要素是训练实践的起点，具有指导性和基础性的作用；而实践操作要素又是训练实践的核心，很大程度上决定着运动训练的成效，其作用是非常关键的；评价反馈要素是训练实践中的保障因素，通过训练成效的评价与反馈及时对训练方案进行调整和优化，其独特的“保驾护航”作用具有不可替代性。

4.2.2 相关性

相关性是系统结构的基础，各要素之间是相互联系和相互影响的，这种相关性体现为各要素之间的相关性以及各要素与整体之间的相关性。例如，训练手段的选择既要考虑训练内容、时间和负荷等要素，也要考虑训练主体特征以及训练的整体效果等。

4.2.3 有序性

系统内部的顺序或次序是各组成要素在组织形式上的具体体现，它对整体功能的发挥有着重要的影响作用。例如，运动员年度训练中不同时期、不同训练周期和不同训练课中训练要素的有序安排等，各要素的有序安排是对训练过程实施有效控制的前提，有利于提高训练过程的系统化和科学化。

4.2.4 可变性

组成系统整体的各构成要素并不是一成不变的，而是在不同的时间与空间转化中不断变化和调整的。训练系统从开始至结束都处于不断发展和变化的过程中，通过对系统的有效控制可以更好地实现训练目标。而这种整体上的变化是以各构成要素的变化得以体现的，具体表现为各构成要素自身或人为的调整。例如，运动员在不同时期和阶段训练负荷的动态变化，以运动员的大周期训练为例，负荷量从准备时期、比赛时期到恢复时期呈现"中→最大或大→中→中或小→小或中"的变化趋势，而负荷强度则呈现出"小→小或中→中或大→大或最大→最小"的变化趋势。

4.3 运动损伤预防训练方案的构成要素分析

"预防"就是预先的防备，"运动损伤预防"可以理解为：事先采取一定的措施防止运动损伤的发生。在竞技体育中，预防的关键在于设计科学的训练方案，以减少比赛中的损伤风险。20 世纪 80 年代末，运动科学领域实践表明，通过控制可变的训练因素可以影响人体的适应能力。训练方案的组成可以用"可变的训练因素"概念来描述，练习的目标、练习的内容、练习的顺序、练习的负荷量等皆围绕"可改变的训练因素"展开。通过预先了解运动项目特征和运动员的特点来决定如何安排可变的训练因素，这样就产生了"竞技需求分析"的概念。竞技需求分析就是在训练计划制订过程中通过分析每个可改变的训练因素，设计一个科学合理的周期训练计划。运动损伤预防的需求分析应当集中于要解决的核心问题：是什么类型的损伤？运动员是如何发生损伤的？为何某些因素的出现会增加发生运动损伤的概率？在比赛中最可能发生什么损伤？运动员能否从影响运动表现的急性或慢性损伤中恢复？是否这个或某个动作会增大运动员的损伤风险？（Hoffman，2016）

竞技需求分析为训练计划的设计提供指导性和基础性的依据，损伤预防训练方案是基于"可改变的损伤风险因素"进行设计或制定的，其目的就是事先通过一定的措施改变可以改变的风险因素，防止运动损伤的发生。通常，运动损伤的预防应包括以下四个步骤（见图 4.6）。

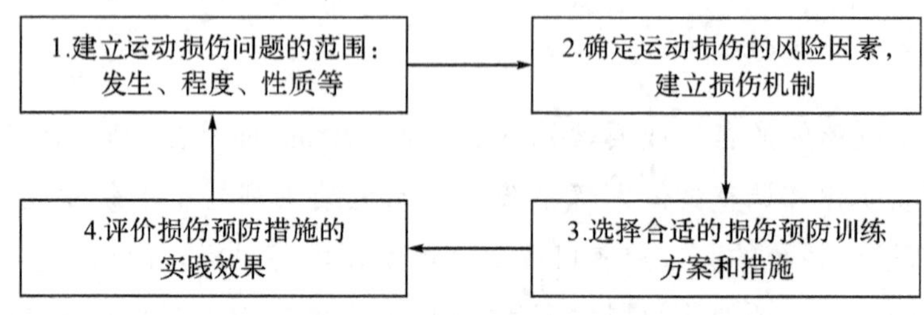

图 4.6　运动损伤预防的四个步骤

第一步，确定运动损伤的发生情况及损伤程度；

第二步，确定运动损伤的主要风险因素，建立损伤机制；

第三步，依据损伤的风险因素和发生机制，选择降低损伤风险或减轻损伤程度的预防措施。王安利教授（2013）认为，损伤预防训练的核心理念之一就是将预防工作由被动的损伤后康复向主动的锻炼转移，这种主动性的干预是实现运动损伤预防的最佳途径。

第四步，重复第一步的工作，以评估损伤预防措施的效果。其中，第一步和第二步可作为训练方案的设计依据要素，第三步可归属于实践操作要素，第四步则属于评价反馈要素（Bahr，Krosshaug，2005）。

4.3.1　运动损伤预防训练方案的设计依据要素

基于上述说明并结合专家访谈的意见和建议，运动损伤预防训练方案的设计依据要素主要包括：竞技需求分析、运动员的特征、损伤风险评估、训练目标设计四个方面。

4.3.1.1　竞技需求分析

竞技需求分析主要包括运动项目的能量代谢特征、运动项目的生物力学特征、运动项目主要的运动损伤及风险分析。不同的运动项目具有不同的能量代谢特征，这主要取决于运动过程中肌肉的工作情况，对运动项目的代谢需求进行科学分析，有利于提高对项目整体功能特征的认识。运动项目的生物力学需求分析有利于教练员确定动作的关键要素，主要包括完成动作的类型、关节的运动范围、动作速度的要求、肌肉的收缩形式特点等。对动作模式和肌肉收缩形式的分析有利于训练方案中相应训练手段的选择和优化，以更好地提高训练的效果。运动项目主要的运动损伤及风险分析有助于教练员认识以下几个问题：①这个运动项目发生损伤的可能性有多大？②常见的损伤部位及原因有哪些？③哪些运动员更容易发生运动损伤？④预防或减少损伤的主要训练手段有哪些？

其中风险因素确定的依据是运动损伤风险源的确定，这也是进行和完成风险因素评估的重要前提。研究者认为，对运动项目进行生物力学分析，有助于教练员观察运动员最有可能发生损伤的风险在哪里（Hoffman，2016）。此外，运动损伤风险的确定还主要依靠前人的回顾性研究，如前所述，“运动损伤风险”被认为是“虽不能被证明是致伤病的，但确是与损伤发生有关的变量”。而回顾性研究可以确定相关关系但难以确定因果关系，在医学中常被用到的统计案例是研究患病和非患病个体组中决定因素的发生概率。

4.3.1.2 运动员的特征

运动员的特征主要指运动员的训练史、损伤史、损伤集中的部位以及主要的风险因素，这有助于教练员更有针对性地调整和设计练习方案。

4.3.1.3 损伤风险评估

运动损伤风险评估是进行风险因素控制与预防训练工作的重要标尺，对于损伤预防训练方案的制定、训练效果的评价以及训练过程的监控具有重要的指导作用，而评估工作进行的前提就是确定与损伤有关的风险因素，也就是如前所述损伤风险源的确定。运动损伤风险作为风险的一种，同样具有随机性、客观性和可测性的基本特征。与运动损伤有关的风险因素涉及很多方面，如年龄、性别、动作技术、身体素质、场地、天气、营养等。如果对所有相关因素进行全面的评估，既会造成较大的人力、物力和财力的浪费，也是一项在短期内难以完成的工作。因此，损伤风险评估时应按照可操作性（或可行性）和针对性的原则选择相应的工具或测试手段进行。

4.3.1.4 训练目标设计

在以上要素分析的基础上，围绕“可改变的损伤风险因素”和“可改变的训练因素”进行练习内容、练习手段和练习负荷的选择和设计。

4.3.2 运动损伤预防训练方案的实践操作要素

根据运动损伤预防的四个步骤，在建立损伤问题的范围、确定损伤风险因素等方面的基础上,接下来就是在具体实践中选择相应的损伤预防训练方案和措施。损伤预防训练工作的主线和核心就是降低发生损伤的风险,就预防运动损伤而言,最重要的经验就是:不能等运动员受伤之后再去康复,而是将损伤预防训练的关口前移,有效地嵌入运动训练过程;在运动员受伤之前主动地实施合适的损伤预防训练策略,从而实现损伤风险的降低。

运动损伤预防训练方案的实践操作要素同样遵循一般训练方案实践操作要素的构成结构,主要包括时间要素和空间要素。其中时间要素主要包括训练周期或训练阶段的划分,空间要素主要包括训练内容、手段、方法与负荷等的确定。损伤预防训练方案一般安排在运动员正式训练课之前,包括一些动态性的柔韧练习和针对降低损伤风险因素的动作训练,重点是要求运动员高质量、高标准地完成练习动作。通过由简至繁、由易至难的训练安排,分阶段(基础阶段→提高阶段→强化阶段)逐渐提高训练难度和强度。运动损伤预防训练方案重点在于强调动作的质量,提高神经肌肉控制能力,因此总体的负荷量度不大,通过练习动作的进阶安排,负荷量相应地呈现出“中→中或小→小或中”的变化趋势,而负荷强度则呈现出“小→小或中→中或大”的变化趋势。

4.3.3 运动损伤预防训练方案的评价反馈要素

运动损伤预防训练方案的评价反馈要素也可分为即时评价、阶段性评价和结果性评价。但考虑到运动损伤预防训练方案是以提高运动员的神经肌肉功能,降低可改变的损伤风险为目的,神经肌肉功能的改善与提高可能需要相对较长的时间,因此即时评价与反馈的作用和意义不是很明显。鉴于此,运动损伤预防训练方案的效果评价要素中主要包括阶段性评价和结果性评价。阶段性评价主要是通过损伤风险的评估工具或测试手段了解阶段性的训练结果以及存在的问题,以及时调整和改进训练方案。当然,阶段性评价还要根据训练方案的干预时间来决定,干预时间较长可以适当地安排阶段性评价,干预时间较短则可以减少或是省略阶段性评价,直接进行结果性评价。结果性评价主要是通过对运动员损伤风险的全面评估以检验运动员的训练效果是否达到了最初训练目标的要求。通过结果性评价可以帮助教练员和运动员检验训练目标的实现程度,从而判断训练效果的好坏,决定是否需要对训练方案做进一步的改进,并为制定后续新的训练目标提供相应的参考。

4.4 大学生短跑运动员运动损伤预防训练方案的构成要素

大学生短跑运动员运动损伤预防训练方案的构成要素是按照一般意义上的结构所具有的基本特征并遵循结构构建的步骤来进行分析的,即考虑到各构成要素与整体的关系,又考虑到各构成要素组造整体涌现性的方法和手段。大学生短跑运动员运动损伤预防训练方案主要由三大要素构成:设计依据要素(基础要素)、实践操作要素(核心要素)和评价反馈要素(保障要素),各子要素在具体训练过程中相互作用,共同实现训练功能的整合性,详见图 4.7。

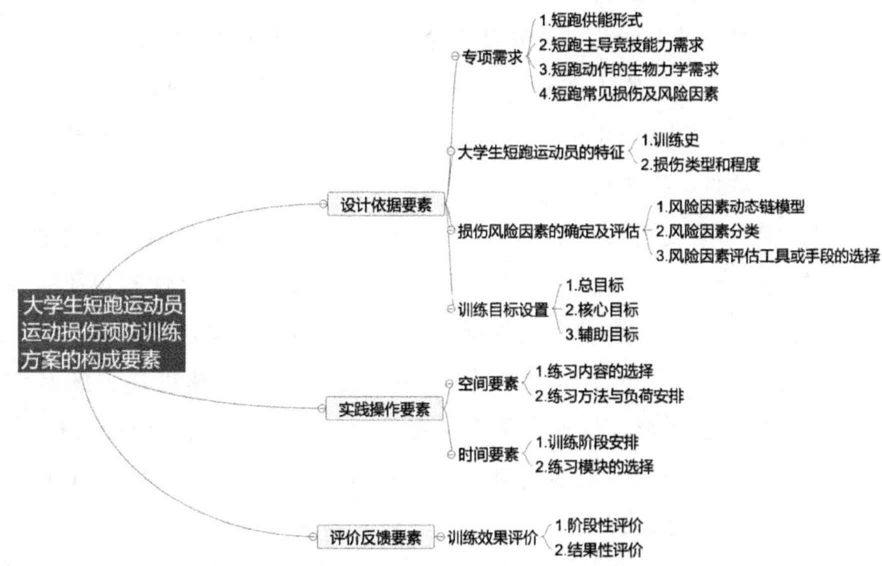

图 4.7 大学生短跑运动员运动损伤预防训练方案的构成要素结构

4.4.1 设计依据要素

4.4.1.1 专项需求

(1)短跑供能形式

短跑属于动作周期性速度类项目,其特点就是工作时间短、工作强度大,要求运动员神经反应快、灵敏性高。其供能形式主要以三磷酸腺苷(ATP)、磷酸肌酸(CP)供能为主。这两种能源物质储存在肌肉中,直接供肌肉收缩产生力量,这也是短距离跑中肌肉做功产生初速度的主要能力。短距离跑中 ATP－CP 系统的供能比例大约达到90%,乳酸供能系统和有氧供能系统分别达到5%左右(Hoffman,2016)。根据生理学知识,这两种能源物质在肌肉中的储存量较少,仅能维持机体6～8s的肌肉活动,后续运动则是通过肌糖原糖酵解合成新的ATP—CP供能(王瑞元,苏全生,2012)。在这短短的几秒钟内,短跑运动员若以最佳的发力方式、最放松的状态发挥出最高水平的速度,就可以以这种高速度的惯性维持较长的距离,取得更好的成绩。研究发现,普通人在6s的时间内最大能完成40m左右的位移,而优秀运动员则能完成60m左右(孙南,熊西北,张英波,2011)。在距离稍长的项目中(200m/400m/400m栏),糖酵解是其主要的供能形式。

(2)短跑主导竞技能力需求

速度是短跑项目中的关键竞技能力之一,运动员所具备的速度能力是短跑项目的第一要素。速度能力在短跑中主要体现为:起跑反应速度、完成一个跑的动作速度以及短距离跑中的位移速度。运动员最大绝对速度能力是创造优异成绩的最主要的竞技能力,以最大绝对速度保持较长距离的能力则是最重要的保证(即速度和速度耐力水平)。此外,运动员在高速跑中表现出来的对动作时空能力的控制被称为“速度节奏”,这是运动员为适应项目特性和规律所表现出的一种能力,也是不可缺少的竞技能力之一(孙南,熊西北,张英波,2011)。

力量是运动员各项身体素质的基础,也是获得和提高速度能力的基础保证。短跑中,运动员需要收缩肌肉为完成蹬地、支撑、摆动等多种形式的动作做准备,肌肉力量的大小不仅决定着动作速度的快慢,还会影响技术动作的完成效果。除此之外,上臂肌群和躯干肌群也需要具备一定的收缩力量。短跑是在高速下完成技术动作的,身体的晃动和重心的起伏都会对跑速产生不同程度的影响。因此,控制身体姿势稳定的肌群力量和核心区力量也是短跑运动员必须具备的力量素质之一。另外,因短跑的周期性特征,高速跑中下肢几十次地在重力和冲击力作用下与地面接触,同时下肢还需要强有力的蹬伸力量以推动人体前进。因此,踝关节强有力的支撑力量和弹性力量是短跑运动员在高速跑中完成技术动作的有力保证。短跑的专项力量是以肩、髋、膝和踝为中心的运动环节所共同构成的运动链条,具体的功能表现为“以肩为轴的臂摆力量、以髋为轴的两腿剪绞制动摆动力量、膝关节低位超等长力量以及掌趾与踝关节的退让与超等长力量”(戴兴鸿,詹建国,2018)。

在力量训练过程中,力量与速度的关系是首要考虑的问题。短跑是对速度力量要求极高的项目，速度力量是指在没有对手阻碍的情况下机体的加速能力或获得水平位移速度的能力（王安利，2013）。因此，短跑项目在进行力量训练时，动作的完成速度是要重点强调的，同时也要兼顾力量的发展。

除此之外，高度的协调性和灵活性也是短跑运动员必须具备的竞技能力之一，体现了大脑对骨骼肌肉系统的协调控制能力，不仅能最大限度地调动神经肌肉参与高强度运动，还有利于实现对项目动作节奏的控制。此外，运动员的个人天赋、身体形态条件、肌纤维类型以及以髋为轴的摆动能力和放松能力均是影响短跑运动表现的重要因素（孙南，熊西北，张英波，2011）。

（3）短跑动作的生物力学需求

①起跑及加速跑的动作分析。短跑中均采用蹲踞式起跑的技术动作，看似环节较多，实际上仅为轻微的回旋，左右上下肢的对称性和周期性动作的运动。运动员起跑后人体的重心在落地支撑点的前方，用力蹬地必将产生一定的支撑反作用力，以推动人体向前运动。起跑后的加速跑的最初几步要求运动员保持一定的躯干前倾姿势，使脚的支撑点落在身体重心的后方，并逐步过渡到身体重心的下方。技术动作的特点要求运动员髋、膝、踝这三个关节具备较强的蹬伸力量以使运动员快速摆脱静止状态。此阶段中，髋、膝、踝关节周围的肌肉主要以主动收缩为主，即臀大肌、股后肌群、股四头肌和小腿三头肌完成向心收缩形式的工作方式（袁琼嘉，谭进，2015）。

②途中跑的动作分析 。途中跑中，上臂动作结构包括前摆和后摆两个阶段，上肢关节主要是绕额状轴进行屈曲和伸展的动作。前摆阶段肩关节在近固定的工作条件下由胸小肌、前锯肌胸大肌、三角肌前束、肱二头肌等的主动收缩完成肩胛骨的前伸和肩关节的屈曲动作；后摆阶段则由背阔肌、三角肌后束、肱三头肌、斜方肌、菱形肌等的主动收缩完成肩胛骨后缩和肩关节伸展动作。肘、腕关节则是由肱二头肌、肱肌、前臂屈肌群、前臂伸肌群的静力性收缩完成屈肘并维持腕关节在正常解剖位的运动。

途中跑中，脊柱和骨盆同时完成左右回旋运动。脊柱由腹内、腹外斜肌等的主动收缩完成绕垂直轴的旋转动作；骨盆则由臀大肌、髂腰肌等的主动收缩完成旋转动作。如前所述，控制躯干姿势稳定肌群的主动收缩能力是短跑运动员所必须具备的能力之一，由腰椎、骨盆、脊柱和髋关节所组成整体被称为“核心区”，核心区作为四肢所有活动的“发力源”，其稳定性除对骨骼肌肉系统有重要作用外，对预防运动损伤方面也有特殊的意义。如前所述，人体运动链是由骨骼、关节、肌肉、筋膜、韧带、肌腱和神经所组成的一个完整链系，链条中任何环节的薄弱或功能异常都会影响整体的运动功能。例如，如果腰椎或膝关节的稳定性不足，为了达到既定动作，腰椎或膝关节活动度髋关节的灵活性活动增加，这种代偿动作的出现不仅会降低整体运动链的动作效率，还会增加邻近关节、肌肉、韧带等的负荷和劳损的风险。因此，从短跑的项目特征和动作结构来看，增加核心区的稳定性练习，以保证运动链条中支点的稳定性，对于提高运动链的整体工作效能、提高动作表现、降低损伤风险等方面具有重要的意义（韩春远，王卫星，成波锦，等，2012）。

途中跑中，下肢的基本动作包括支撑阶段和腾空阶段，支撑阶段又包括前支撑和后支撑阶段，腾空阶段包括前摆和下压阶段。人体在产生一定速度后，腾空后的落地由于速度和自身重力加速度的冲力，人体落地受到的冲击力较大，进而迫使下肢肌肉完成强有力的支撑进行退让性工作。臀大肌、股后肌群、股四头肌、小腿三头肌等被动拉长做离心收缩，完成下落缓冲和前支撑动作。当身体要快速移过支撑点向前运动时，支撑腿髋、膝和踝关节迅速转为强直蹬伸产生更大的地面反作用力，实现人体位移的推进。臀大肌、股后肌群、股四头肌和小腿三头肌等由离心收缩转为向心收缩以产生更大的力量，这种肌肉先做离心收缩后做向心收缩的形式就是拉长—收缩循环模型，即快速伸缩复合（plyometrics），这对运动员踝关节支撑力量和弹性力量提出了更高的要求。短跑动作中肌肉的这种工作形式以及下肢肌群的肌间协调能力是提升短跑动作表现、改进练习方法和手段选择的主要依据。

前摆阶段，髂腰肌、股直肌和腓肠肌、股后肌群等主动收缩完成髋、膝关节的屈曲动作，而小腿前群肌则通过主动收缩完成踝关节的伸展动作；下压阶段，臀大肌、股后肌群和股四头肌等主动收缩完成髋、膝关节的伸展动作，而小腿三头肌则通过主动收缩完成踝关节的屈曲动作。近年来，研究认为后蹬已不是实现位移前进的唯一动力（孙南，熊西北，张英波，2011；茅鹏，程志理，2018）。从运动员途中跑技术来看，膝关节蹬伸的幅度与起跑阶段相比明显减少，且没有像起跑阶段那样完全伸直。但髋关节从前摆到下压阶段中伸展的幅度明显增大，随髋关节运动的大小腿和脚的回摆、扒地动作也非常明显。这种快速从前向后的用力技术动作，使人体重心产生了快速的前移。此时，肌肉工作产生的功率相比支撑反作用力来说对速度的影响较大，这种功率则体现在高速运动中运动员身体重心前方支点快速有力的回扒动作上。孙南等(2011)将人体在短跑中的表现比喻为一个前进的车轮，两条腿在车轮快速前移过程中不断地迅速拨动地面，以使车轮产生更大的前进速度。关于短跑技术的生物力学理论尽管还处在讨论争议之中，但不可否认的是下肢肌肉先拉长后缩短的“快速伸缩复合”工作形式是短跑练习动作设计的主要依据。

(4)短跑常见损伤及风险因素

如前所述，短跑运动是以最快速度在最短时间内跑完规定距离的典型周期性无氧代谢项目，若以 270m/min 的跑速计算，足底所承受的压力大约是体重的 2.7～2.8 倍，因而短跑最常见的损伤部位在下肢。通过对短跑运动员运动损伤的流行病学研究发现，损伤性质多为肌肉拉伤、关节扭伤和腱损伤。其中肌肉损伤发生率最高的是腘绳肌拉伤；关节损伤发生率较高的踝关节扭伤，其次是膝关节；腱损伤发生率最高的是创伤性腱鞘炎。腘绳肌损伤主要发生在触地初期或摆动末期。触地初期，地面反作用力在膝关节处产生伸膝力矩，而在髋关节处产生屈髋力矩，股后肌群需要收缩产生屈膝和伸髋力矩才能抵抗上述力矩，与此同时还要平衡屈髋肌群的力量。此时，股后肌群需要承受较大负荷而被拉伤。股后肌群拉伤不仅与其自身的力量有关，也与屈髋肌群力量薄弱有关(孟献峰，张振峰，岳新坡，2003)。支撑后期，如果屈髋力量较薄弱，导致向心收缩产生身体重心前移的力量较小，此时，股后肌群和其他伸髋肌群做代偿性收缩，容易造成股后肌群的过度用力。摆动末期，腘绳肌做离心收缩，但同时股二头肌长度和肌力峰值均出现在此阶段，腘绳肌在被拉长的情况下同时做离心收缩，此阶段也被研究者认为是腘绳肌拉伤的危险时期(魏书涛，2011)。除此之外，摆动末期股后肌群拉伤主要与股四头肌力量较大有关(Beijsterveldt，Port，Vereijken，et al.，2013)。摆动末期，股四头肌力量越大，其伸膝速度就越大，腘绳肌拉伸的幅度和速度以及离心收缩产生制动伸膝的力量也就越大，容易造成拉伤。

小腿三头肌拉伤多数发生在支撑后期，即膝关节伸直再突然后蹬提踵时，此损伤机制主要是更大的力量施加在已经开始收缩的肌肉上，使小腿三头肌承受较大负荷而造成拉伤。踝关节损伤常发生在摆动腿着地阶段，因下肢特殊的解剖结构，踝关节在落地之前会有一定的内翻动作，下肢负荷较大、肌肉疲劳或跖屈力量过大时均有可能出现过度内翻动作，造成踝关节扭伤，而且经常发生踝关节扭伤的运动员容易发展成为功能性踝关节不稳。不仅如此，肌肉疲劳会引起的位置觉、肌肉力觉的改变，本体感觉的感知缺陷或障碍会导致动作控制能力的下降进而发生踝关节的损伤。膝关节损伤主要发生在落地缓冲阶段，股后肌群离心收缩的力量较弱、肌肉疲劳、踝关节过度内翻时均可能引起膝关节损伤。另外，肌肉间激活的时间、顺序和协调性的改变也会增加下肢关节发生损伤的风险。研究发现，腓肠肌和胫骨前肌激活时间的延长、股四头肌和腘绳肌的共激活作用减弱等是踝关节扭伤、踝关节不稳和膝关节损伤患者区别于正常人的主要变量之一(Hubbard，Hertel，2006；Vanmeerhaeghe，Rodriguez，2013)。

短跑项目中，运动员下肢与地面相互作用时，除了关节的稳定支持和肌肉做功外，下肢刚度的整体调控也很重要。如前所述，下肢刚度来源于 Blickhan 所提出的弹簧质量模型，适度的刚度有利于运动员更好地储存弹性势能以提高速度，而下肢刚度的缺乏一方面会影响下肢整体的运动功能，另一方面可能会增加下肢骨和关节的损伤。除此之外，短跑运动不仅仅是下肢肌群的参与，需要全身各部分参与协同工作，上肢肌肉主动收缩完成摆臂的协调性，身体核心区的肌肉收缩控制着身体的整体位置，与腿部肌肉的收缩做好协调配合才能保证完成完整的动作。因此，核心区肌肉力量以及相应的姿势控制控制能力也是短跑运动损伤的危险因素之一。短跑中摆动阶段结束进入支撑阶段后，为了保持骨盆的水平位置，臀部外展肌群承受较大的离心压力。臀部外展力量不足会使下肢触地之后出现较大幅度的髋内收、胫骨和股后内旋动作，造成膝关节损伤。

4.4.1.2 大学生短跑运动员的特征

(1)训练史

本研究中的大学生短跑运动员实验组平均年龄 19.25 岁，对照组平均年龄 19.50 岁；实验组短跑训练的平均年限为 5.14 年，对照组短跑训练的平均年限为 4.67 年；两组运动员均为二级运动水平。制定运动损伤预防训练方案前，详细调查运动员运动训练史和损伤史(近半年至 1 年内)有利于提高教练员对运动员基本特征的认识，以更全面地分析运动员的需求，为训练目标的制定、训练方案的实施与评价提供基础性依据。

(2)损伤类型和程度

为了更好地了解大学生短跑运动员的损伤史，需要对损伤的类型和程度进行定义。其中受试者损伤史信息的调查主要通过运动员本人和教练员获得，被报告的损伤的具体情况(类型、程度等)需通过校医院医师或磁共振成像(MRI)确定。

①损伤类型。一是急性损伤:可以由外力引起,如突然的打击、与队员或器械的碰撞;也可由内力引起,如韧带拉伤。急性损伤具体还可由损伤的特定部位划分(如骨骼肌损伤、软骨、关节、韧带、肌腱等)或按损伤的种类划分(如骨折、拉伤、错位等)。二是慢性损伤:主要由两种情况引起,包括急性处理不当或由于训练安排不当、局部负荷过大等原因造成的长期微细损伤积累所致。

②损伤程度。一是轻度损伤:不影响日常生活,未丧失运动能力,尚能进行运动和训练,仅在运动时感觉不适。二是中度损伤:部分运动能力丧失,大部分的训练内容不能有效完成。解剖结构中有较为明显的可逆性损害,预后尚好,但取决于后续治疗和继续训练的相互关系。三是重度损伤:运动能力丧失,完全不能训练,需要介入医疗。解剖结构有较大破坏,其预后取决于损伤结构的特性和良好的康复治疗。

从统计情况来看(见表4.1和图4.8),本研究26名大学生短跑运动员中共有22名存在损伤情况,运动损伤的发生率高达84.62%。损伤的类型多以急性为主;损伤种类主要为踝关节扭伤(45.45%)、股后肌群拉伤(27.27%)、膝关节损伤(9.09%)和腰肌损伤(18.18%);损伤程度情况统计中,轻度损伤比例最高(50.00%),中度损伤次之(40.91%),重度损伤最低(9.09%)。结合相关文献的梳理,不管是高水平运动员,还是大学生运动员或是青少年运动员,短跑的下肢损伤发生率较高,急性踝关节扭伤和股后肌群拉伤是发生率较高的运动损伤,其次是腰肌损伤和膝关节损伤。

表4.1 大学生短跑运动员损伤情况(n=22)

序号	运动员	损伤性质	损伤类型	损伤程度
1	段×	膝关节前交叉韧带损伤	急性	中度
2	刘××	踝关节扭伤	急性	中度
3	常××	腰肌劳损	慢性	中度
4	高××	踝关节扭伤	急性	中度
5	赵××	踝关节扭伤	急性	重度
6	孙××	踝关节扭伤	急性	中度
7	胡××	腰肌拉伤	急性	轻度
8	刘××	腰肌劳损	慢性	轻度
9	王××	股后肌群拉伤	急性	中度

续表

序号	运动员	损伤性质	损伤类型	损伤程度
10	何×	股后肌群拉伤	急性	轻度
11	刘××	股后肌群拉伤	急性	轻度
12	贾××	股后肌群拉伤	急性	轻度
13	黄××	股后肌群拉伤	急性	中度
14	李×	膝外侧副韧带损伤	急性	轻度
15	任××	腰肌拉伤	急性	轻度
16	石×	踝关节扭伤	急性	轻度
17	李××	踝关节扭伤	急性	轻度
18	刘××	踝关节扭伤	急性	轻度
19	张××	慢性踝关节外侧不稳	慢性	轻度
20	张××	踝关节扭伤	急性	中度
21	王××	股后肌群拉伤	急性	中度
22	齐×	踝关节扭伤	急性	重度

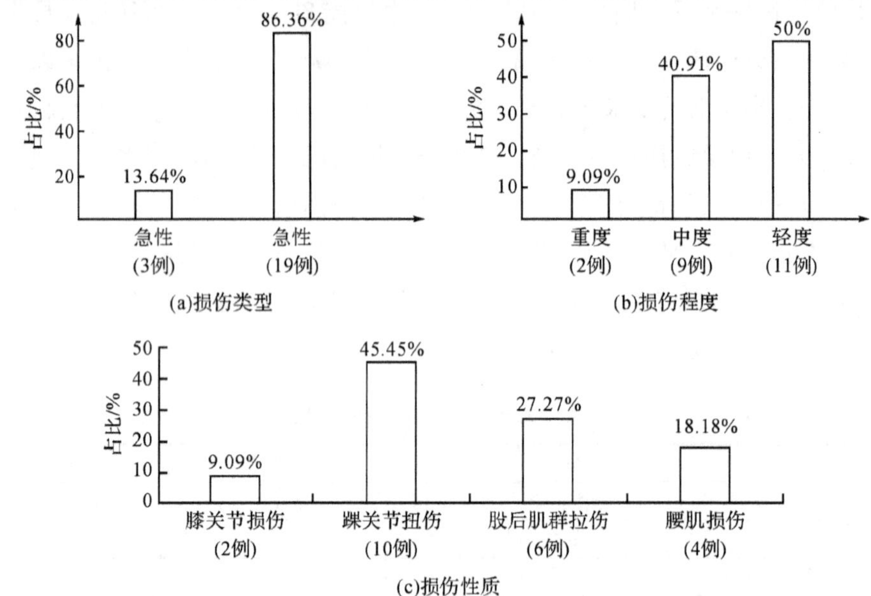

图 4.8 大学生短跑运动员运动损伤情况

4.4.1.3 损伤风险因素的确定和评估

(1)风险因素动态链模型

如前所述,短跑运动员绝大多数损伤都发生在训练或比赛中,他们在训练和比赛的各个阶段和各个环节都有可能面临各种各样的损伤风险因素,但各种风险因素的发生概率和所造成的影响是不尽相同的。为了更好地了解各种风险因素之间的相互作用及其对运动损伤的影响度，Meeuwisse(1994)建立了一个运动损伤动态链模型，在此模型中运动损伤的发生被看作是依次递进的关系。Meeuwisse将各种风险因素分为三大类："内部因素"(如年龄、性别、身体形态等)会增加运动员运动损伤的发生倾向；在此基础上，"外部因素"的出现(如保护措施、环境、器械等)则使运动员成为"运动损伤易发人群"；仅仅有"内部因素"和"外部因素"还不足以引发运动损伤，Meeuwisse将动态链模型的最后一个环节称为"刺激因素"(如心理因素、训练比赛安排不当等)，"刺激因素"的出现会直接导致损伤的发生。这也支持了"风险因素的确定及评估的前提是从多视角确定损伤风险源"(杨宋华，2018)的观点。

郑亮亮和钟亚平(2013)借鉴Meeuwisse的运动损伤动态链模型，并将运动损伤的预警融入其中，建立了田径运动员损伤风险因素预警动态链模型。当运动员处于"运动损伤易发人群"时出现第一次预警，当运动员处于"潜在伤病发生征兆"时出现第二次预警；预警第一次出现时提示运动员要提高损伤预防的意识和警觉性，预警第二次出现时则提示运动员存在较高的损伤风险，发生损伤的可能性较大。本研究借鉴Meeuwisse和郑亮亮等的研究成果，根据短跑的生物力学分析并结合相关文献的梳理，建立了大学生短跑运动员运动损伤风险因素动态链模型(见图4.9)。

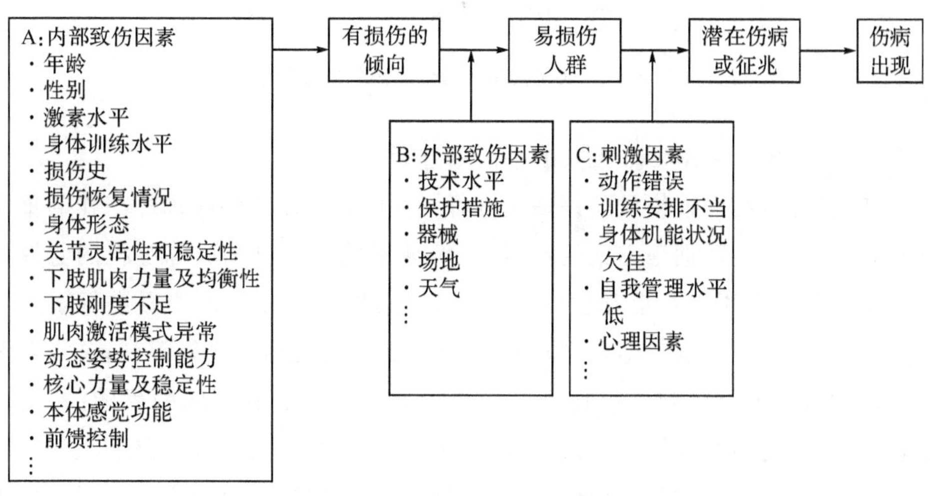

图4.9 大学生短跑运动员运动损伤风险因素动态链模型

(2)风险因素分类

大学生短跑运动员运动损伤的风险因素不管是内部、外部还是刺激因素，总体上都可以分为两大类，即可控的风险因素(通过训练可以改变)和不可控风险因素(通过训练难以改变)。而在可控的风险因素中又可以分为神经肌肉功能因素和技术水平因素两大类(图 4.10)，如前所述，运动员所表现出的专项技术会受到神经肌肉功能及其控制能力的影响和限制，特别是在强调“神经”训练中的短跑中(Gamble,2015)。因此，提高大学生神经肌肉功能及其控制能力对于促进运动技术的发展和降低损伤风险方面具有重要的影响。

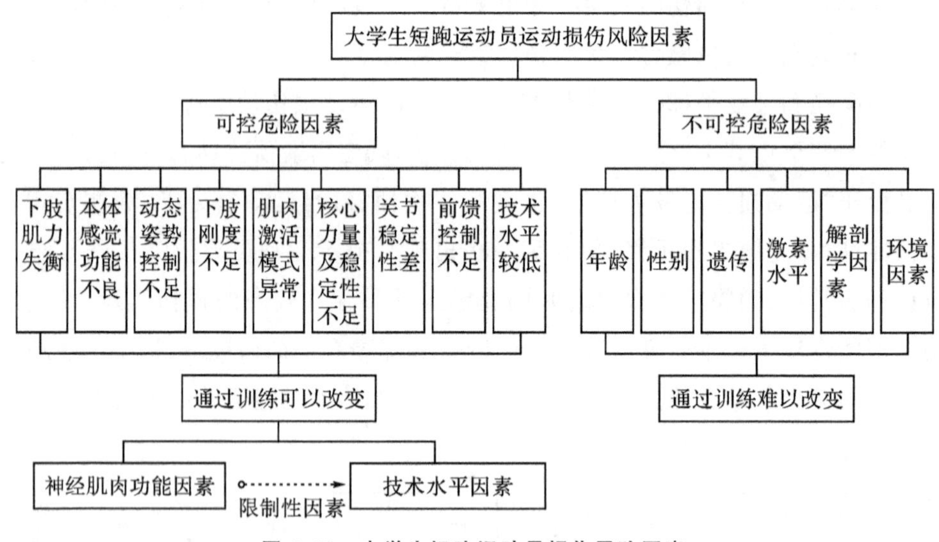

图 4.10　大学生短跑运动员损伤风险因素

(3)风险因素评估工具或手段的选择

如前所述，运动损伤风险评估是进行风险因素控制与预防训练工作的重要标尺，对于损伤预防训练方案的制定、训练效果的评价以及训练过程的监控具有重要的指导作用。在运动医学中，运动员康复训练之前首先要进行康复评定，主要包括两方面的内容:一是对损伤所引起的功能障碍进行评估;二是对康复训练的效果进行评定。损伤后不同阶段的康复评定有不同的目的:初期评定，主要在康复训练开始时进行，目的在于了解运动功能损害的范围及程度，作为制定康复方案的依据;中期评定，在康复训练中期进行，目的主要在于评价康复效果，判断康复进程，必要时也可以作为修改康复方案的依据;期末评定，在康复训练结束时进行，作为判断康复效果、安排日常训练以及确定是否完全康复的依据，对于防止损伤的复发有很大的意义。

与康复评定不同的是，本研究中的损伤预防训练方案的主要目的不在于康复而在于预防，通过对损伤风险指标的初期评估和期末评估以评价损伤预防训练方案的实践效果。且 26 名大学生短跑运动员在招募时已经排除了损伤可能对评估测试结果的影响（参与实验之前至少 6 个月内无重大损伤或影响测试结果的疼痛或运动障碍），因此本研究中损伤风险的初期评估的主要目的在于为期末评估建立一个对比参照，以更好地验证实践效果。如前所述，与大学生短跑运动员运动损伤有关的风险因素涉及很多方面。对所有相关因素进行评估既无必要，也不现实。因此，损伤风险评估时按照可操作性和针对性的原则选择相应的测试工具进行，测试工具和手段的选择依据及其测试的可靠性和有效性在前文已经详细介绍，这里就不再一一赘述了。

4.4.1.3 训练目标设置

大学生短跑运动员运动损伤预防训练方案的目标是降低可以通过训练改变的风险，这是损伤预防训练方案的总目标，核心目标就是提高运动员的神经肌肉功能及其控制能力（见图 4.11 和图 4.12）。同时，总目标应该具有灵活性和可调整性，同时也应具有针对性和阶段性（水祎舟，2016）。在运动损伤预防训练过程中，不同阶段中训练任务也有所不同，同时还要兼顾运动员专项课的训练内容。因此，练习目标会有一定的差异性和倾向性，具体表现在损伤预防训练的阶段性特征、针对性特征、全面性特征和专项训练需求等方面。另外，运动员训练过程中目标肌肉的拉伸和放松也会对损伤预防训练的效果产生重要的影响。尽管研究者对肌肉柔韧性与运动损伤之间因果关系的探讨还未达成一致，但两者之间存在相关性是确定的（Gabbe，Bennell，Finch，et al.，2010），关节活动范围的扩大可以降低肌肉损伤的发生风险、损伤的严重程度，减少持续时间（王安利，2013）。因此，将目标肌肉的拉伸和放松作为运动损伤预防训练方案的辅助性目标是非常重要且必要的。

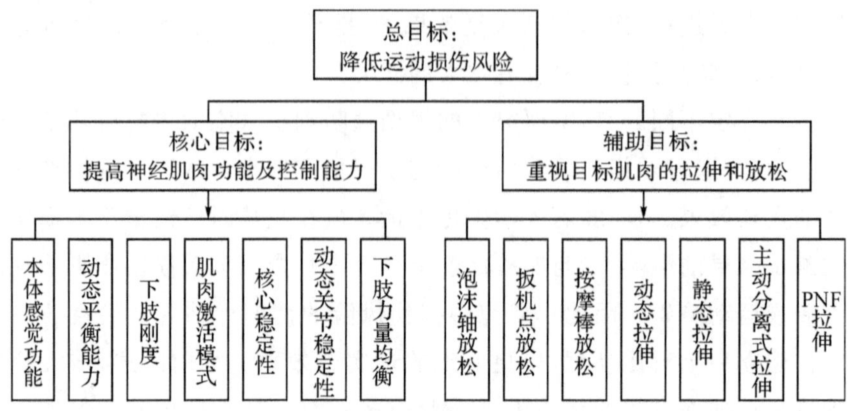

图 4.11　大学生短跑运动员运动损伤预防训练方案的目标结构

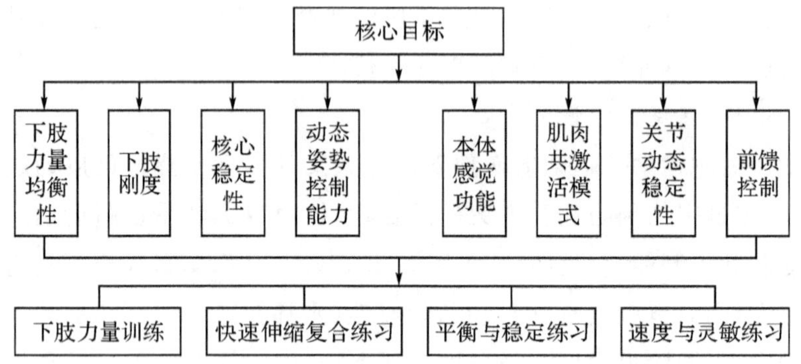

图 4.12　大学生短跑运动员运动损伤预防训练方案的核心目标与内容结构

4.4.2　实践操作要素

4.4.2.1　空间要素

(1)练习内容的选择

运动损伤预防训练方案的目标为练习内容的选择提供了有效依据,而练习的具体内容又是训练目标的真实体现,同时也是为实现训练目标所采取的具体形式,直接指向"练什么"的问题。在以上基础上通过对大学生短跑运动员运动损伤预防训练方案的设计依据进行分析,并结合专家访谈法和文献资料法设计练习内容,主要包括 4 个练习模块:快速伸缩复合训练、平衡与稳定性训练、速度与灵敏性训练和下肢力量训练。其中,练习动作和手段是多种多样的,为了保证练习动作的有效性和针对性,本研究在上述工作的基础上进行了两轮专家问卷调查，以确定最终的练习动作。

①第一轮专家问卷的筛选。第一轮专家调查结果：本轮共发放问卷 11 份，回收 11 份，其中有效问卷 11 份。通过第一轮对回收问卷的整理分析，多数专家对于问卷调查表中练习动作设计的结构和内容表示认可，通过 SPSS 22.0 对专家的调查结果进行描述性统计和非参数检验，从表 4.2 和表 4.3 中可知除“团身跳跃进阶”“提踵进阶”“圆点训练进阶”外其他指标的均值均大于等于 4，且变异系数均小于 0.25，因此第一轮问卷后删除以上 3 项。另外，第一轮问卷的一致性检验中肯德尔和谐系数为 0.47(>0.4)，且 R^2 值为 0.00，说明专家意见的协调程度和专家咨询的可信度较高。

表 4.2　第一轮问卷统计分析

指标名称	均值	标准差	变异系数
横向跳跃进阶	4.00	0.49	0.12
纵向跳跃进阶	4.17	0.62	0.15
团身跳跃进阶	3.72	0.58	0.16
弓箭步跳进阶	4.11	0.58	0.14
旋转跳跃进阶	4.33	0.69	0.16
提踵进阶	3.94	0.64	0.16
双腿蹲进阶	4.22	0.65	0.15
单腿蹲进阶	4.17	0.38	0.09
分腿蹲进阶	4.61	0.50	0.11
髋主导的硬拉进阶	4.44	0.51	0.11
膝主导的仰卧弯腿进阶	4.67	0.49	0.10
躯干侧链动作进阶	4.22	0.43	0.10
躯干前链动作进阶	4.22	0.43	0.10
躯干后链动作进阶	4.11	0.32	0.08
直立跪姿动作进阶	4.22	0.43	0.10
平衡垫站立进阶	4.28	0.46	0.11
起跑反应进阶	4.56	0.51	0.11
阻力跑进阶	4.17	0.38	0.09
绳梯进阶	4.33	0.49	0.11
跳绳进阶	4.33	0.49	0.11
圆点训练进阶(如:8 字形训练)	3.89	0.47	0.12
锥桶训练进阶	4.17	0.38	0.09

表 4.3　第一轮问卷的一致性检验

专家人数/人	指标数	协调系数	χ^2 值	R^2 值
11	22	0.47	146.15	0.00

②第二轮专家问卷的筛选。第二轮专家调查结果：本轮共发放问卷 14 份，回收 14 份，其中有效问卷 14 份。通过 SPSS22.0 对第二轮专家的调查结果进行描述性统计和非参数检验，从表 4.4 和表 4.5 中可知所有指标的均值均大于等于 4，且变异系数均小于 0.25。另外，第二轮问卷的一致性检验中肯德尔和谐系数为 0.46（>0.4），且 R^2 值为 0.00，说明专家意见的协调程度和专家咨询的可信度较高。

表 4.4　第二轮问卷统计分析

指标名称	均值	标准差	变异系数
横向跳跃进阶	4.00	0.49	0.12
纵向跳跃进阶	4.11	0.68	0.17
弓箭步跳进阶	4.00	0.59	0.15
旋转跳跃进阶	4.28	0.75	0.18
双腿蹲进阶	4.17	0.71	0.17
单腿蹲进阶	4.17	0.38	0.09
分腿蹲进阶	4.17	0.38	0.09
髋主导的硬拉进阶	4.39	0.50	0.11
膝主导的仰卧弯腿进阶	4.39	0.50	0.11
躯干侧链动作进阶	4.17	0.38	0.09
躯干前链动作进阶	4.17	0.38	0.09
躯干后链动作进阶	4.06	0.24	0.06
直立跪姿动作进阶	4.17	0.38	0.09
平衡垫站立进阶	4.28	0.46	0.11
起跑反应进阶	4.39	0.50	0.11
阻力跑进阶	4.17	0.38	0.09
绳梯进阶	4.28	0.46	0.11
跳绳进阶	4.22	0.43	0.10
锥桶训练进阶	4.22	0.43	0.10

表 4.5　第二轮问卷的一致性检验

专家人数/人	指标数	协调系数	χ^2 值	R^2 值
14	19	0.46	163.49	0.00

(2)练习方法与负荷安排

练习方法是为实现训练任务和目标所选择的途径与方法。运用正确的练习方法有助于提高训练任务的完成质量，有利于实现运动员竞技水平发展进程的有效控制。重复训练法、间歇训练法、循环训练法和比赛训练法等都是比较常用的训练方法。损伤预防训练方案中每个练习模块的练习主要采用重复训练法和间歇训练法，根据练习模块的具体内容选择适当的训练方法。模块之间的练习主要采用循环练习法，可以有效地累积练习负荷的"痕迹"，交替刺激身体的不同部位，能延缓神经肌肉疲劳的产生。具体的组织形式为"流水式"的分配形式，运动员按照顺序，一站接一站地进行单个练习(田麦久，2012)。

练习负荷包括练习的负荷量和负荷强度两个方面，分别反映了负荷对机体刺激量和刺激深度的大小。练习的次数、时间、距离和重量等一般是评价负荷量的指标；练习的速度、远度、高度、难度以及负重情况等一般是评价负荷强度的指标。在运动训练中，随着运动员能力的提高，需要循序渐进地增加负荷，主要形式有直线式、阶梯式、破浪式和跳跃式。损伤预防训练方案安排在正式训练课之前，总体负荷量度不大。另外，运动损伤预防训练方案的主要任务是提高运动员的神经肌肉功能及其控制能力，动作的质量是练习标准，整体负荷量度也不宜太大。因此，损伤预防训练方案负荷量度的增加主要按照阶梯式的形式进行。

快速伸缩复合训练从本质上讲属于无氧运动，磷酸肌酸是其主要的供能系统，使肌肉在一次爆发性运动前储存最大的能量(王雄，2014)。运动员需要预先拉长肌肉、充分利用肌肉储存的弹性势能和牵张反射以最快的速度和最大的努力完成动作才能保证练习效果。训练强调动作的质量和速度，需要运动员在神经系统高度兴奋的情况下尽最大的努力去完成，因此，运动员在练习中次与次之间、组与组之间都需要达到完全和充分的恢复。此外，快速伸缩复合训练主要通过改变触地时间(触地时间越短负荷强度越大)、提高落地前的高度或远度，改变触地面积（双脚或单脚）等方式来提高动作的难度（孙南，熊西北，张英波，2011）。

速度灵敏性练习中要求运动员以最大速度或接近最大速度完成，且需要运动员使用正确的技术以提高运动能力的发挥水平。因此每组练习和每项练习之间都应该有足够的休息时间，可根据运动员现有的体能水平和灵敏素质的复杂性对休息时间进行调整。其负荷强度的改变主要体现在增加外部阻力、增加或改变运动方向和增加运动任务等方面，体能较差的运动员或接受较高难度和挑战度练习的运动员的休息时间需要长一些（Hoffman，2016）。另外，在运动员初级阶段中应注意引导运动员不要将过多的注意力集中于追求他们不能达到的速度，而是在保持和控制身体姿势的前提下如何以更快的速度完成练习。

考虑到平衡与稳定训练、下肢力量训练的动作速度较慢或稳定，多采用自由重物练习的方法，负荷量不大，可以根据具体的训练情况适当地控制间歇时间，在有限的时间内保证练习的质量。王安利（2013）认为，与器械练习相比，自由重物练习就是将可自由移动的物体应用于力量练习中的练习方法，强调的是运动员能在三维空间内完成克服自身体重或外部阻力的动作。选择自由重物练习的目的主要基于以下几点考虑：一是运动员训练时不受器械的限制；二是运动员在训练中本体感觉功能和肌肉运动知觉的反馈与实际运动中相似；三是训练的针对性较强，可以利用较少的器械完成不同的练习。另外，力量训练模块中还增加了针对股后肌群、臀大肌和大腿后测肌群的离心训练，例如哑铃深蹲和单腿蹲等动作。离心力量在体育运动中扮演着重要的角色，例如起跳落地后的缓冲能力、加速跑过程中的减速制动能力以及球类运动中不断改变身体运动方向的能力等等，都需要一定的离心力量作为支撑和基础。不仅如此，离心训练是改善肌肉力量和抗牵拉能力的有效方法之一，其对肌肉损伤的预防作用具有不可替代性。两个训练模块负荷强度的变化主要体现在增加外部阻力、减少支撑面的稳定性、减少感知觉信息的传入或增加外界干扰或刺激等方面，教练员可根据负荷强度适当地调整相应的间歇时间。在具体实践过程中，教练员也可根据运动员当天的身体情况对所有练习模块的负荷量和强度进行适当的调整。

表 4.6 大学生短跑运动员运动损伤训练方案练习内容训练原则

练习内容	总时间/min	动作数目/个	练习频率/(次·周$^{-1}$)	练习组数/组	练习次数	组间间歇
快速伸缩复合	10～15	2～3	2～3	≤5～8	触地 8～10 次/组	W/R=1∶5～1∶10（根据情况适当调整）
速度与灵敏	10～15	2～3	2～3	≤5～8	≤3～6 次/组	W/R=1∶4 或 1∶6（根据情况适当调整）
平衡与稳定	8～12	2～3	≥3	≤5～8	≥4 次/组或≥20s/组	W/R=1∶2（根据情况适当调整）
下肢力量	10～15	2～3	1～2	≤4～8	8～10 次/组	W/R=1∶2（根据负重适当调整）

注：根据相关文献资料（王雄，2014；Verstegen，Williams，2015；Hoffman，2016）进行整理；W/R：代表练习与休息时间比（work-to-rest ratio）。

表 4.7 大学生短跑运动员运动损伤训练方案练习内容的负荷控制要素

练习内容	练习负荷控制要素	
	动作速度	负荷强度
快速伸缩复合	快或最快	改变触地时间和触地面积；提高落地前高度；自由体重/负重
速度与灵敏	快或最快	自由体重/负重；增加或改变运动方向；增加动作任务
平衡与稳定	慢或稳定	自由体重/负重；减少支撑面的稳定性或大小；增加外界干扰或刺激
下肢力量	慢或稳定	自由体重/负重；减少支撑面的稳定性；增加动作任务

4.4.2.2 时间要素

(1)训练阶段安排

人类动作学习和掌握可大致经历三个阶段：认知阶段（前期阶段）、联系阶段和自动阶段。认知阶段也叫前期阶段，此阶段中练习者为了了解动作的基本协调方式特征，需要进行大量反复的练习。主要特征表现为：动作粗糙、缓慢和不稳定，完成动作在时间和空间上都不准确。随着学习的深入，在许多因素的共同作用下（以往的经验、先天能力等）逐渐进入联系阶段，主要特征表现为：对动作形式有了比较清晰的了解，开始对动作细节方面进行修正，动作表现变得更加准确、连贯和稳定；大量重复的练习之后逐渐进入自动阶段，主要特征表现为：学习者常把焦点放在动作上，而非动作任务的认知方面，且学习者的自我控制能力得到有效发展，能够及时发现并纠正出现的动作错误（张英波，2003）。基于此，运动损伤预防训练方案也分为三个进阶阶段，分别为基础性阶段、提高性阶段和强化性阶段（见图 4.13）。

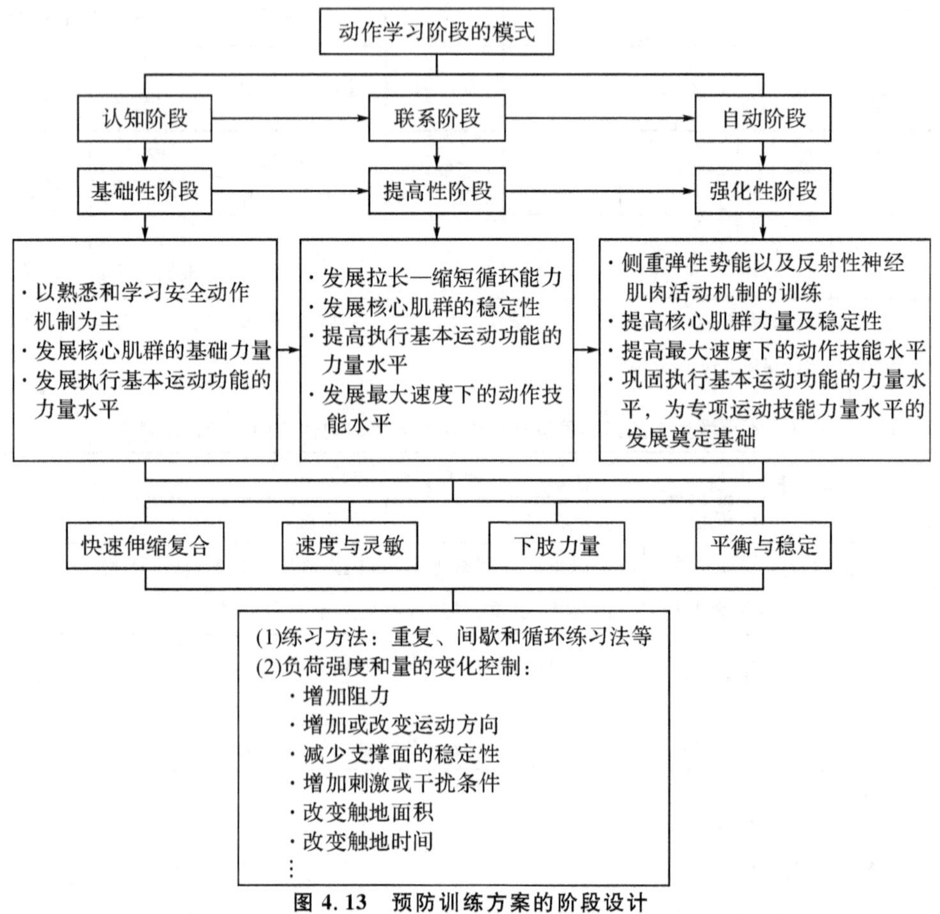

图 4.13　预防训练方案的阶段设计

第一阶段为基础性阶段，大都以克服自身体重为主。速度灵敏性练习中多以单一方向训练为主。快速伸缩复合练习中障碍跳的高度较低，主要的练习目的有二：一是发展拉长—缩短循环能力；二是以熟悉和学习安全动作机制为主（如避免膝关节外翻或强调软着地）。平衡稳定性练习多以稳定的平面练习为主，主要是激活核心深层肌群，发展核心肌群的基础力量和稳定性；下肢力量练习中负荷量也多以克服自身体重为主，以发展运动员执行基本运动功能的能力为主。第二阶段为提高性阶段，第三阶段为强化性阶段，通过增加负荷重量、增加或改变运动方向、增加运动平面的不稳定性、减少支撑点及增加训练任务等方式提高和强化运动员的神经肌肉控制能力。大学生短跑运动员运动损伤预防训练方案时间和空间要素的组成也充分体现了运动训练的一般原则:专项性原则、渐进负荷原则、难易结合原则和周期性原则等,遵循一定训练规律设计和组织的训练方案是实现训练目标的重要保障,也是指导训练实践活动的重要前提。

(2)训练模块的选择

国内外大多数的损伤训练方案在30min至120min之间变化,时间过长的话难以控制,且最近的研究表明少于30min的损伤预防训练方案也同样有效。基于以上考虑,本研究的损伤预防训练方案确定为30～40min。且多数研究表明,损伤预防训练方案可以安排在正式训练课之前或作为正式训练课的一部分(贾蒙蒙,吴卫兵,伍勰,等,2018),通过对专家访谈建议的整理,本研究将损伤预防训练方案安排在运动员正式训练课之前进行。结合专家访谈结果和对文献材料的整理分析,每周安排2～3次非连续性的损伤预防训练方案是较为合理的。

一个完整的训练过程(见图4.14)主要包括准备期、比赛期和恢复期,不同训练阶段根据其不同的生物学基础,通过对负荷量和负荷强度的调控、一般训练和专项训练的调控形成较为稳定的周期结构。准备期又分为一般准备和专门准备两个阶段,主要的训练任务是:提高一般训练水平,改进技术环节;提高专项技术水平,并逐步过渡到完整技术。比赛期的主要训练任务是:发展专项素质和竞技状态,并以最佳的竞技状态参加重要比赛;恢复期的主要训练任务:积极进行恢复以消除生理和心理上的疲劳。总体来说,为了达到不同训练阶段的目的,大学生短跑运动员的训练主要包括以下几种:速度和速度耐力的训练、一般身体训练、力量训练。一般身体训练是专项训练的补充,包括有氧能力练习、柔韧性练习、核心区练习、股后肌群练习等,弥补专项训练对身体刺激的不足(姜自立, 李庆,2018);力量训练一般将负重练习和各种跳跃练习、专项跑练习相结合,以促进肌肉力量向短跑专项运动表现的迁移和转化。技术训练则是通过一些短跑的专门性练习发展运动员的速度节奏以及协调、放松的技术水平,一般会穿插安排在速度、速度耐力以及力量训练中。不同训练课中,损伤预防训练方案的模块组合也有一定的倾向性,且鉴于损伤预防训练方案的安排时间(30～40min),每次训练课安排两个练习模块。一般来说,训练模块的选择和安排主要依据以下几个原则。

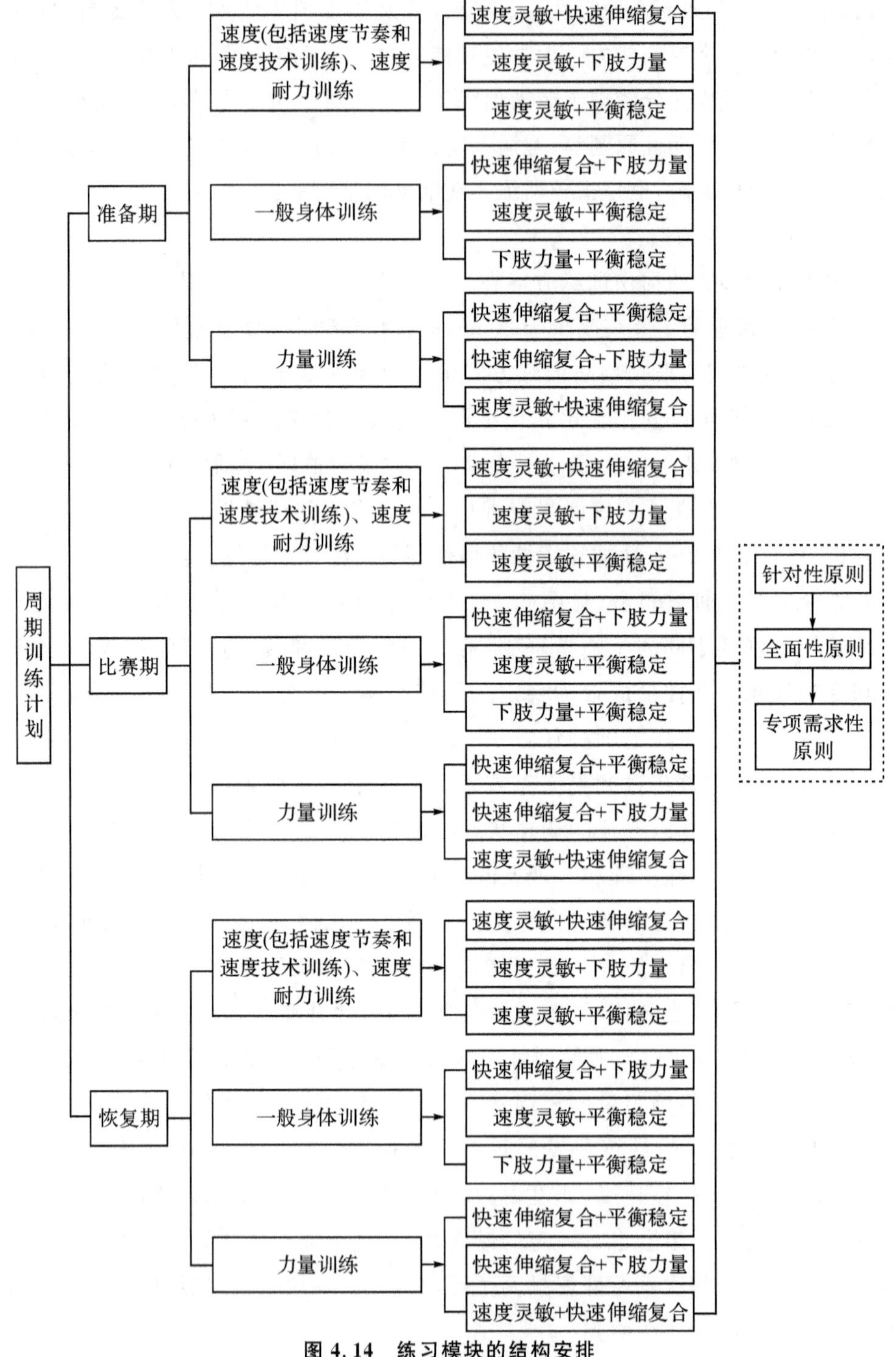

图 4.14　练习模块的结构安排

①针对性原则。运动程序理论认为,当执行者为了做出与实际运动环境相适应的特定动作时,必须从记忆中提取相应的运动程序和附加的特定的运动参数(Schmidt,1988)。如前所述,强调动作质量的损伤预防训练有助于促进感觉运动系统正常功能的发挥,且随着动作熟练度的提高,大脑皮层中的感觉痕迹就越容易形成,有利于运动员预先调整以应对外界环境的变化或干扰。因此,练习模块的选择要针对训练课的内容进行。

②全面性原则。如文献综述中所述,研究表明训练方案包含的练习内容越全面,其干预效果越明显,但是目前还没有充分的证据证明哪一组成部分更为重要或更有必要(Padua,2006)。尽管如此,练习内容的全面性和多样性是影响损伤预防训练方案效果的重要因素之一,运动员练习中所获得的感知信息越多,越有利于感觉运动系统的发展。因此在具体训练安排时要尽量兼顾各个练习模块。

③专项需求性原则。运动项目特点是损伤预防训练方案设计的主要依据之一,充分认识项目特点是提高训练方案有效性的重要前提。短跑的特点是工作时间短、强度大,要求运动员神经反应快、灵活性(田佳,2008;孙南,熊西北,张英波,2011)。其中速度能力是第一要素,且“拉长—缩短循环”是肌肉的主要工作形式。因此,速度灵敏与快速伸缩复合练习的模块安排比例稍高些。

4.4.3 评价反馈要素

如前所述,通过初期损伤风险指标和期末损伤风险指标的对比作为评价训练效果的依据?借助核心稳定性测试、等速肌力测试、本体感觉功能测试、动态姿势控制能力测试、肌电测试和下肢生物力学测试获得下肢膝关节和踝关节的屈伸比、膝关节和踝关节的被动感觉阈值、动态姿势平衡能力、核心肌群稳定能力、膝关节和踝关节共激活指数、下肢三关节在三个运动平面的角度以及地面反作用力等指标的变化情况,可以更全面地评价运动损伤预防训练方案对损伤风险因素的影响。训练方案的训练效果评价要素主要包括即时评价、阶段性评价和结果性评价,鉴于本研究中大学生短跑运动员运动损伤预防训练方案的干预时间较短(8周),进行即时评价和阶段性评价不仅造成时间和经济上的浪费,也是一项难以控制和完成的工作,其意义和作用不大。因此,在整个训练方案的设计和实施中,总共包括两次损伤风险指标的评估,即训练方案实施前的评估(初期评估)和训练方案实施结束后的评估(期末评估)。

5 运动损伤预防训练方案的实证研究

5.1 动态姿势控制能力测试的结果与分析

5.1.1 实验设计

实验目的：检验大学生短跑运动员损伤预防训练方案的实施效果，即评价损伤预防训练方案对降低损伤风险的作用。

实验时间：2018 年 4 月底至 6 月底，共 8 周，每周 3 次（周一、周三、周五）。

实验对象：山东体育学院 26 名大学生短跑运动员，具体的信息见表 4.1。

实验前的准备：运动员基本情况统计、SEBT 测试、本体感觉测试、核心稳定性测试、等速肌力测试、下肢生物力学测试和肌电测试，并进行独立样本t检验。

实验实施：结合专家访谈和文献资料的相关依据，将损伤预防训练方案安排在正式训练课之前的准备部分进行，实验组进行 8 周的干预，对照组在此时间段内按照日常安排进行（详见表 5.1 和附录 H）。

本研究中，短跑受试者每周共 3 次训练课（周一、周三和周五），每次训练课时长 120min。根据大学生短跑运动员的训练课任务，相应地安排损伤预防训练课的练习模块，周一的损伤预防训练方案包括速度灵敏性和快速伸缩复合练习模块，周三的损伤预防训练方案包括平衡稳定性和快速伸缩复合练习模块，周五的损伤预防训练方案包括速度灵敏性和下肢力量练习模块（详见图 5.1）。当然，练习模块的组合和安排是基于短跑项目和训练课任务考虑的，并不是一成不变的固定搭配，具体实践中可根据实际情况做相应的调整。

表 5.1 8 周实验安排

<table>
<tr><th></th><th>准备部分(40min 左右)</th><th>基本部分(65min 左右)</th><th>结束部分(15min 左右)</th></tr>
<tr><td>实验组</td><td>1. 热身(5min)
2. 拉伸(动静态结合,8～10min)
3. 损伤预防训练方案(25～27min)</td><td rowspan="2">第一阶段(2 周):
周一:速度训练、速度耐力训练
周三:力量训练
周五:速度训练、速度耐力训练
第二阶段(3 周):
周一:速度训练、速度耐力训练
周三:力量训练
周五:速度训练、速度耐力训练
第三阶段(3 周):
周一:速度训练、速度耐力训练
周三:力量训练或一般耐力训练
周五:速度训练、速度耐力训练</td><td rowspan="2">第一步:
软组织再生(泡沫轴及扳机点)
注意事项:泡沫轴放在肌肉软组织处激活和放松时,一般从肌肉始端过渡到终端;如感觉疼痛可以通过深呼吸放松
第二步:
拉伸放松(以静态拉伸为主)
注意事项:拉伸顺序一般自下而上、从大到小进行,保持 10～60s 为最佳的拉伸时间</td></tr>
<tr><td>对照组</td><td>1. 热身(5min)
2. 拉伸(动静态结合,8～10min)
3. 跑类小游戏(10min)
4. 专门性辅助练习(15～17min)</td></tr>
<tr><td>备注</td><td>实验组和对照组热身和拉伸的练习动作和练习时间一致,其中实验组由 A 教练员带领完成,对照组由 B 教练员带领</td><td>统一由 B 教练员带领完成</td><td>统一由 B 教练员带领完成</td></tr>
</table>

注:A 教练员:笔者,同时有一名体能方向的研究生辅助;B 教练员:短跑训练队的主教练员,同时有一名实习研究生辅助。

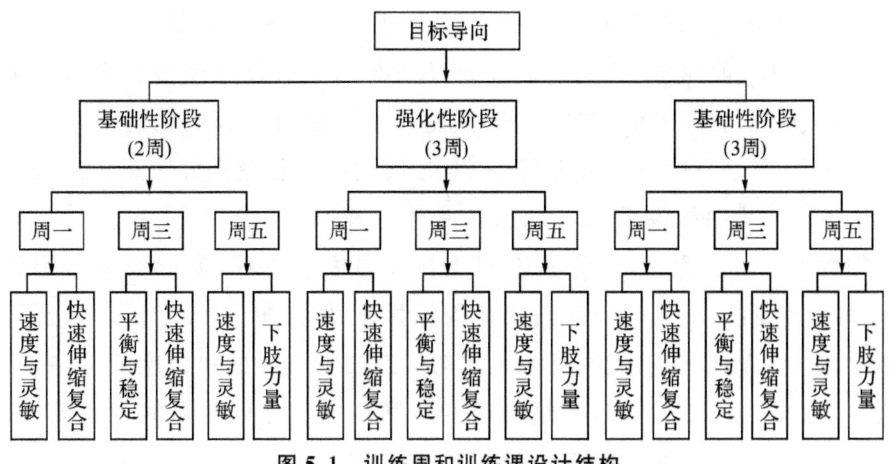

图 5.1 训练周和训练课设计结构

考虑到速度灵敏性对运动员神经系统的要求较高，因此放在训练开始运动员体力充沛、精神饱满的时候进行，一般放在前面。平衡稳定性训练放在快速伸缩复合训练之前，有利于激活“发力区”的功能，提高整体运动链的工作效率，为更好地发展运动员拉长—收缩循环能力做好准备（具体的训练方案和训练计划见附录 F 和附录 G）。

实验控制：实验组和对照组除了每周的 3 次干预训练，不接受其他与损伤预防相关的训练；正式训练课的准备部分实验组由笔者带领 1 名研究生同学协助完成，对照组则由教练员带领完成，训练的总时长保持一致。基本部分和结束部分两组由教练员统一安排。

实验期间：严格记录两组运动员的训练情况，包括参与训练课的次数、缺勤次数，运动员实验期间至少需要完成 16 次课，剔除低于 16 次课的运动员的数据。另外，实验期要记录运动员的突发情况。

实验结束后统一对两组运动员进行相关测试，获取后测指标以评价损伤预防训练方案的实践效果。

5.1.2 测试结果

单因素协方差分析是利用线性回归的方法，寻找两组的因变量与协变量之间的数量关系，求出协变量（前测成绩）相等时的修正后均值，然后用方差分析比较修正均值之间的差异。单因素协方差分析的使用有三个假设条件：①因变量与协变量之间的线性关系在各个分组都成立；②各组的回归系数近似相等，即各组回归线应该是平行的（条件①中的两组直线斜率近似相等，即“交互项组别×前测成绩”无显著性差异）；③两个假设条件检验之前必须保证各组协变量（前测成绩）均无显著性差异。且在数据分析之前对不符合正态分布和等方差齐性的变量进行 log 对数转化以保证数据分布正态或接近正态（游永豪，祁国鹰，温爱玲，2010；王德洪，隗金水，2007）。从表 5.2 至表 5.5 的数据中可以看出，不管是左腿支撑还是右腿支撑，实验组和对照组星形偏移平衡测试（SEBT）的前测成绩均无显著性差异（$p \geqslant 0.26$）。星形偏移平衡测试中后测成绩随前测成绩变化的散点图与直线的拟合度 R^2 均在 0.60 以上（$\geqslant 0.60$）。由此可知，每组的因变量和协变量之间是呈线性关系的，满足条件①。另外，左腿支撑或右腿支撑下两组“交互项组别×前测成绩”的显

著性检验 p 值均大于0.05,交互项不显著,进一步说明了两组的回归线是近乎平行的,满足假设条件②。综上,星形偏移平衡测试的数据满足进行协方差分析的前提假设条件。

表 5.2 左腿支撑右腿 SEBT 的前测成绩检验情况($n=25$)

测试方向	实验组($n=13$)	对照组($n=12$)	p 值
前	89.50±3.01	88.98±3.84	0.73
外前	74.51±4.58	77.58±7.15	0.26
外	78.33±8.71	81.00±8.42	0.51
外后	90.24±5.93	88.76±7.04	0.62
后	97.91±6.46	97.16±5.67	0.79
内后	101.51±6.02	103.98±7.85	0.44
内	93.03±4.42	95.57±7.43	0.35
内前	94.53±6.07	93.71±6.78	0.78
总分	89.95±3.13	90.84±3.98	0.58

表 5.3 左腿支撑右腿成绩协方差分析假设条件的检验情况($n=25$)

测试方向	条件 1(线性假设)		条件 2(平行性假设)
前	实验组:$R^2=0.89$	对照组:$R^2=0.89$	交互项 $p=0.62$
外前	实验组:$R^2=0.83$	对照组:$R^2=0.97$	交互项 $p=0.97$
外	实验组:$R^2=0.90$	对照组:$R^2=0.97$	交互项 $p=0.56$
外后	实验组:$R^2=0.88$	对照组:$R^2=0.93$	交互项 $p=0.67$
后	实验组:$R^2=0.67$	对照组:$R^2=0.60$	交互项 $p=0.92$
内后	实验组:$R^2=0.71$	对照组:$R^2=0.97$	交互项 $p=0.85$
内	实验组:$R^2=0.60$	对照组:$R^2=0.83$	交互项 $p=0.84$
内前	实验组:$R^2=0.98$	对照组:$R^2=0.90$	交互项 $p=0.54$
总分	实验组:$R^2=0.81$	对照组:$R^2=0.98$	交互项 $p=0.91$

注:R^2代表后测成绩随前测成绩变化的散点图与直线的拟合度,越接近1,拟合效果越好。

表 5.4　右腿支撑左腿 SEBT 的前测成绩检验情况(n=25)

测试方向	实验组(n=13)	对照组(n=12)	p 值
前	85.99±4.52	85.11±5.93	0.71
外前	76.48±6.40	74.14±7.55	0.47
外	82.03±10.16	82.31±15.08	0.96
外后	91.74±8.00	90.16±8.40	0.67
后	99.33±3.48	98.67±8.56	0.81
内后	104.17±5.58	103.13±14.05	0.82
内	95.48±5.91	92.85±9.57	0.46
内前	93.46±6.45	91.78±4.87	0.54
总分	90.91±4.75	89.43±7.79	0.60

表 5.5　右腿支撑左腿成绩协方差分析假设条件的检验情况(n=25)

测试方向	条件 1(线性假设)		条件 2(平行性假设)
前	实验组:R^2=0.76	对照组:R^2=0.96	交互项 p=0.94
外前	实验组:R^2=0.97	对照组:R^2=0.95	交互项 p=0.81
外	实验组:R^2=0.87	对照组:R^2=0.95	交互项 p=0.44
外后	实验组:R^2=0.94	对照组:R^2=0.96	交互项 p=0.49
后	实验组:R^2=0.73	对照组:R^2=0.98	交互项 p=0.85
内后	实验组:R^2=0.68	对照组:R^2=0.82	交互项 p=0.78
内	实验组:R^2=0.91	对照组:R^2=0.91	交互项 p=0.60
内前	实验组:R^2=0.94	对照组:R^2=0.85	交互项 p=0.87
总分	实验组:R^2=0.94	对照组:R^2=0.98	交互项 p=0.35

注:R^2代表后测成绩随前测成绩变化的散点图与直线的拟合度,越接近 1,拟合效果越好。

表 5.6 的数据显示了左腿支撑下右腿星形偏移平衡测试成绩(%腿长)的协方差分析结果:两组在校正后的外、后、内后、内方向上的成绩以及总分有显著性差异(p≤0.03),实验组显著高于对照组;其他方向上的测试成绩无显著差异(p≥0.07),但总体来说实验组修正后的均值均高于对照组。

表 5.6 左腿支撑右腿 SEBT 成绩的协方差分析结果(M±SD)

测试方向	实验组(n=13)	对照组(n=12)	差值	p 值
前	89.96[a]±0.32	88.98[a]±0.39	0.98±0.50	0.07
外前	77.63[a]±0.52	76.79[a]±0.65	0.84±0.84	0.33
外	87.10[a]±0.64	84.20[a]±0.78	2.90*±1.02	0.01*
外后	96.55[a]±0.56	94.81[a]±0.69	1.74±0.89	0.07
后	108.61[a]±1.20	104.02[a]±1.48	4.59*±1.90	0.03*
内后	112.51[a]±0.81	107.53[a]±0.99	4.98*±1.30	0.00*
内	106.33[a]±0.84	103.14[a]±1.07	3.19*±1.35	0.03*
内前	98.42[a]±0.43	97.14[a]±1.28	1.28±0.68	0.08
总分	97.17[a]±0.35	94.46[a]±0.43	2.71*±0.56	0.00*

注:a 代表协变量修正之后的因变量的均值;差值=实验组-对照组;* 表示均值差值在 0.05 水平上较显著;$p\leqslant 0.05$ 表示有显著性差异;$p<0.01$ 表示有非常显著的差异。

表 5.7 的数据显示了右腿支撑下左腿星形偏移平衡测试成绩(%腿长)的协方差分析结果:两组在校正后的前、外、外后、后、内后、内方向上的成绩以及总分有显著性差异($p\leqslant 0.04$),实验组显著高于对照组;其他方向上的测试成绩无显著差异($p\geqslant 0.06$),但总体来说实验组修正后的均值均高于对照组。

表 5.7 右腿支撑左腿 SEBT 成绩的协方差分析结果(M±SD)

测试方向	实验组(n=13)	对照组(n=12)	差值	p 值
前	90.96[a]±0.55	89.07[a]±0.67	1.89*±0.87	0.04*
外前	79.49[a]±0.38	78.25[a]±0.48	1.24±0.62	0.06
外	90.66[a]±0.81	87.54[a]±0.99	3.12*±1.28	0.03*
外后	97.74[a]±0.47	95.90[a]±0.57	1.84*±0.74	0.02*
后	106.06[a]±0.51	103.51[a]±0.63	2.55*±0.81	0.00*
内后	113.61[a]±1.06	109.06[a]±1.30	4.55*±1.68	0.02*
内	104.97[a]±0.63	102.45[a]±0.77	2.52*±1.00	0.02*
内前	98.75[a]±0.60	96.85[a]±0.73	1.90±0.96	0.06
总分	97.76[a]±0.31	95.33[a]±0.38	2.42*±0.49	0.00*

注:a 代表协变量修正之后的因变量的均值;差值=实验组-对照组;* 表示均值差值在 0.05 水平上较显著;$p\leqslant 0.05$ 表示有显著性差异;$p<0.01$ 表示有非常显著的差异。

5.1.3 分析与讨论

如前所述，星形偏移平衡测试(SEBT)是评估受试者的动态平衡性、筛查下肢功能缺陷的常用工具。从某种角度而言，对于人体平衡稳定性的评价，尤其是单腿姿势控制的情况下动态平衡测试更优于静态平衡测试。人体维持动态平衡依靠踝关节，若以髋关节为主则容易摔倒。从力学角度出发，影响人体平衡能力的主要因素包括：人体重心的高低、支撑面的面积和支撑面的稳定性；人体维持平衡的生理机制十分复杂，目前并没有较为清晰的解释。研究者普遍认为机体平衡能力主要依赖神经系统各种感知信息的协调以及对运动效应器的控制(刘汉良，尤春景，黄晓琳，等，2004；陈海霞，宁宁，2006；刘阳，2007)。视觉主要提供与周围环境和运动方向有关的信息；本体感觉主要提供身体各环节的空间位置和肌紧张状态的信息；而前庭觉主要提供与人体加速度运动有关的信息以及头部位置改变的信息等，主要通过第 4 对颅神经进入脑干(刘崇，任立峰，史建伟，等，2009)。神经系统和运动系统的正常功能是产生平衡反应的基础，主要包括以下几个方面：①感知觉信息(视觉、前庭觉、本体感觉等)；②神经系统三级运动控制水平和关联区域的整合作用；③适应外界环境变化的所需的肌张力；④肌肉力量力和耐力；⑤关节正常的灵活性(王玉龙，2000；缪鸿石，2000；金冬梅，燕铁斌，2002)。如前所述，视觉、本体感觉和前庭觉信息在三级运动控制水平和关联区域内被整合加工，经 γ 运动神经纤维的传出冲动调整梭内肌纤维的紧张，而经过 α 运动神经纤维的传出冲动主要调整骨骼肌的收缩以维持身体重心的平衡。目前对于形成平衡觉的传入通路和传出通路较为清晰，大脑皮层中枢关于平衡觉的定位尚未确定，与各级中枢之间的联系和相互作用还需在后续研究中论证。

尽管如此，人体的平衡机制首先是形成平衡觉。SEBT 测试中单脚站立支撑时，通过视觉、本体感觉和前庭觉的传入而感知身体所在的位置与地心引力、周围环境的关系，经过中枢神经系统的整合加工后，经锥体束传出神经冲动指挥下肢关节和躯干的协调参与，以维持身体重心，使之与两侧臀部和单脚支撑面垂直，保持身体的平衡与稳定(Dault，Haart，Geurts，et al.，2004)。而如上所述，正常的平衡反应除了稳定的平衡感觉输入外，躯干和下肢的肌力和张力也是必要的条件之一。中枢神经系统对传入的感觉信息进行整合分析后下达传出指令,不断调整肌肉骨骼系统,及时纠正身体的偏移以维持稳定和平衡,而这正是 SEBT 测试的主要机制:单腿站立支撑时以及对侧腿伸远的过程中控制身体重心,调整身体的姿势稳定(屈萍,2011)。

众多研究已证实了核心训练对平衡稳定能力的促进作用,但有研究认为核心训练必须将力量和平衡稳定性相结合才能达到较好的效果(Handzel,2003)。通过强化稳定躯干部位的深层肌肉以及非优势侧肢体的运动能力,刺激本体感觉功能和神经肌肉控制能力,以增加身体对外界压力和肌紧张的忍受力,使身体在运动中的平衡能力、控制能力以及动力链上力量的传导能力得到改善和提高。损伤预防训练方案中稳定支撑面和非稳定支撑面练习的进阶动作中通过增加外部阻力来提高动作的难度和强度,皆在通过利用身体重心的变化、动态支撑、躯干部位旋转等动作启动“踝关节”和“髋关节”的平衡控制机制,既锻炼了核心部位的力量和耐力,又提高了关节位置的感知能力,使反射和肌张力调节回路的传导能力得到进一步的加强,进而使本体感觉功能、关节控制能力以及肌肉间的协调能力得到发展(屈萍,2011)。有研究者发现,机体经过稳定和不稳定的交替训练后可以使身体达到“外部干扰—身体平衡适应”,即身体平衡机能可以通过不稳定条件下的适应性学习来获得(Blenkinsop, Pain, Hiley, 2017;Finnegan, Bruce, Skelton, et al. ,2017)。此外,训练方案中 BOSU 球上的闭链动作较多(如俯桥、臀桥和侧桥),通过调整身体姿势或改变重心轨迹以完成支撑和维持平衡,这对姿势控制和力量控制能力的要求更高,能使本体感觉能力和下肢力量以及支撑能力得到一定程度的发展(Handzel,2003),有利于维持激烈运动中下肢的动态稳定性,降低下肢发生损伤的风险。平衡垫上还增加了一些反应性练习,即要求受试者在保持平衡的同时与同伴完成抛接球动作。站立在不稳定支撑面上时踝关节周围的肌肉活动受到中枢神经系统对来自视觉、本体感觉和前提觉的处理和调控;而运动员站在平衡垫上做抛接球动作时,视觉的运用将不断刺激运动中动态和瞬间静态平衡机制,进一步提高了本体感觉的灵敏性以及神经肌肉对感觉信息的综合处理能力。另外,在上述练习中还有左右交替性动作和转体动作,这有助于改善和提高前庭器官的功能以及左右大脑的协调发展。总体来说,损伤预防训练方案中的平衡稳定性训练能充分发展运动员的前庭、视觉和本体感觉功能,提高神经系统对外界感觉信息的综合处理能力以及与肌肉力量、耐力、抗外部干扰和动作敏捷等之间的协调能力,从而使机体的平衡稳定能力得到有效发展(屈萍,2011)。正因为如此,平衡稳定性训练的效果能在星形偏移平衡测试中体现。如表 5.6 和表 5.7 所示,左腿支撑或右腿支撑下实验组总分的修正均值显著高于对照组,左腿支撑下外、后、内后、内方向上的修正值也显著高于对照组,右腿支撑下前、外、外后、后、内后和内方向上的修正值也显著高于对照组;尽管其他方向上无显著性差异,但左右腿测试中的修正后的均值均高于对照组,说明上述练习内容能显著提高参与者的平衡稳定能力,有效地改善姿势控制障碍,降低下肢损伤的发生风险。因为在此前的损伤风险因素分析中核心力量不足以及由此受到影响的姿势控制能力缺陷被证明与下肢损伤有关(前交叉韧带损伤和踝关节扭伤、髌股关节疼痛等)。研究者认为,平衡能力差是田径运动员踝关节发生损伤的重要风险因素(Knight, Holmes, Chander, et. ,2016),运动员动、静态平衡能力得到提高后踝关节发生扭伤的风险会有所降低(Chaiwanichsiri, Lorprayoon, Noomanoch,2005;Rasool, George,2007)。另外,左右腿测试中后、内后和内方向上的测试成绩是共有的显著性测试方向,支持了前人的研究假设:Plisky 等,Hertel 等研究认为,为提高时间利用率和降低 I 型错误的概率,可以选择灵敏性相对较高的测试方向作为 SEBT 的简化版。结合以上研究结果,内后和内方向上的灵敏性得到了一致认可,其他方向上测试的灵敏性还需要后续的研究和探讨。

研究认为,与静态测试任务相比,动态测试任务更需要受试者较大肌肉力量、关节活动范围(Chaiwanichsiri, Lorprayoon, Noomanoch,2005)和更适当的肌肉募集方式以及时机(Borghuis, Lemmink,2008),这在上述关于影响正常平衡反应的影响因素中也有所提及。损伤训练方案中增加了力量和快速伸缩复合练习,在强调平衡稳定的基础上平衡发展股前和股后肌群的力量和神经肌肉发展,以提高关节的稳定性。此外,在快速伸缩复合练习中增加了从双腿到单腿、从稳定到不稳定、从单一方向到多方向运动的进阶动作,加之练习高度重视技术的正确性以及身体姿势的保持,不仅能增加髋部肌群激活的幅度,还能改善下肢的生物力学模式,降低下肢损伤的风险(Myer, Ford, Mclean, et al. ,2006;Myer, Ford, Brent, et al. ,2006)。在损伤训练方案的准备和结束部分,都增加了相应的拉伸练习,有助于增加身体和关节的柔韧性,减少运动损伤的急性效应(张秀云,2008)。虽然动态测试任务的完成质量受到很多因素的影响,但核心肌群的激活程度、本体感觉功能和下肢力学特征的改善与下肢力量和关节活动度相比，与 SEBT 成绩的相关性更高些(Filipa, Byrnes, Paterno, et al. ,2010)。总体来说，本研究中的损伤预防训练方案能显著提高短跑运动员的动态平衡能力，改善姿势控制障碍以提高神经肌肉控制能力，降低下肢损伤的风险。

5.2 核心稳定性测试的结果与分析

5.2.1 测试结果

从表 5.8 和表 5.9 的数据可知，两组运动员核心稳定性的前测成绩无显著性差异($p\geqslant 0.07$)，测试数据符合协方差使用的线性假设($R^2\geqslant 0.30$)和平行性假设($p\geqslant 0.75$)条件。表 5.10 显示了协方差分析的统计结果：干预结束后实验组和对照组躯干屈肌、背肌和两侧肌群的耐力无显著性差异($p\geqslant 0.14$)。尽管如此，实验组修正后的躯干屈肌、躯干伸肌和左侧肌群的测试成绩高于对照组。

表 5.8 核心稳定性的前测成绩检验

测试指标	实验组($n=13$)	对照组($n=12$)	p 值
躯干屈肌	114.60±10.52	121.75±11.19	0.11
躯干伸肌	90.04±4.25	92.94±3.32	0.07
躯干左侧肌群	59.60±7.93	61.13±8.17	0.64
躯干右侧肌群	71.69±12.51	72.15±10.25	0.92

表 5.9 核心稳定性测试协方差假设条件检验($n=25$)

测试指标	条件 1(线性假设)		条件 2(平行性假设)
躯干屈肌	实验组：$R^2=0.36$	对照组：$R^2=0.34$	$p=0.89$
躯干伸肌	实验组：$R^2=0.35$	对照组：$R^2=0.30$	$p=0.98$
躯干左侧	实验组：$R^2=0.55$	对照组：$R^2=0.58$	$p=0.75$
躯干右侧	实验组：$R^2=0.58$	对照组：$R^2=0.46$	$p=0.98$

注：R^2 代表后测成绩随前测成绩变化的散点图与直线的拟合度，越接近 1，拟合效果越好。

表 5.10　核心稳定性测试的协方差分析结果

测试方向	实验组($n=13$)	对照组($n=12$)	差值	p 值
躯干屈肌	121.91[a]±2.58	119.17[a]±2.70	2.75±3.83	0.49
躯干伸肌	98.10[a]±2.16	93.08[a]±2.26	5.02±3.24	0.14
躯干左侧肌群	68.39[a]±1.38	65.59[a]±1.44	2.79±2.00	0.18
躯干右侧肌群	75.67[a]±1.95	77.22[a]±2.03	−1.54±2.82	0.59

注:a代表协变量修正之后的因变量的均值;差值=实验组－对照组;＊表示均值差值在0.05水平上较显著;$p\leqslant 0.05$ 表示有显著性差异;$p<0.01$ 表示有非常显著的差异。

5.2.2　分析与讨论

如前所述,短跑是在高速下完成技术动作的,身体的晃动和重心的起伏都会对跑速造成不同程度的影响。因此,核心区的稳定性和核心力量也是短跑运动员必须具备的重要力量之一(孙南,熊西北,张英波,2011)。目前文献提及的核心稳定性测试主要包括神经肌肉控制能力和协调能力测试、Biodex平衡系统测试、星形偏移平衡测试、核心区耐力测试和萨尔曼测试等,以此间接测试和评价受试者的核心力量及稳定性水平(Kinzey, Armstrong, 1998;McGill, Childs, Liebenson,1999;Hertel, Miller, Denegar,2000;Faries, Greenwood,2007;Borghuis, Hof, Lemmink,2008;Kahle, Gribble,2009)。考虑到测试工具和测试手段选择的针对性和可操作性原则,本研究选择McGill设计核心稳定区耐力测试作为主要的测试方法,星形偏移平衡测试作为可借鉴的参考指标。损伤预防训练方案中平衡与稳定练习对核心区稳定性的影响作用已在上述星形偏移平衡测试指标分析中有所涉及,这里就不再进行赘述。

核心区作为产生和传递技术动作力量的核心区域,是机体动力链中的中心环节,其稳定性对于肢体活动的有效性和协调性至关重要。一般来说,机体的核心稳定性主要通过以下几种练习实现:核心肌群力量练习、核心肌群运动感觉练习和本体感受功能训练(王安利,2013)。核心力量的增加一方面有助于运动员在不断变化的运动中做出快速的反应;另一方面有利于运动员在比赛中更好地控制身体的加速、减速和稳定,为身体平衡能力和肌肉感知觉的发展奠定良好的基础(国家体育总局干部训练中心,2007)。平衡与稳定训练作用于人体之后,可以使机体深层的小肌肉群有机会获得对刺激的适应性作用,其无论是在质的方面还是量的方面都给予了运动员新的刺激。运动员通过动员更多的运动机能单位,增强身体的平衡与稳定能力,能提高机体的神经肌肉控制能力和能量传递效率,使"沉睡"的肌纤维发挥其应有的力量和功能,从而使各肌群最大限度地协调做功以提高运动的整体效能(屈萍,2011)。这种刺激一适应的变化对于短跑运动员来说是至关重要的,不仅能维持运动员在高速跑过程中身体重心的稳定,还能通过对深层肌肉群的刺激成为挖掘运动员最大运动潜能的突破口。另外,稳定性训练有利于提高对支配慢肌运动单位的募集能力,使其在完成速度和爆发力动作之前能充分发挥控制和调节的功能(王安利,2013)。

根据表 5.10 的数据可知,干预结束之后实验组和对照组并无显著性差异,但实验组除躯干右侧肌群耐力外其余测试指标修正后的均值均高于对照组。分析其产生的原因有二:一是平衡与稳定训练带给运动员新的刺激至运动员体内机能发生变化的过程需要一定时间和一定量的积累,运动损伤预防训练方案中平衡与稳定模块安排的频率较低,刺激的深度不够,可能还无法引起运动员的功能适应。二是核心肌群耐力测试和星形偏移平衡测试都可作为评价运动员核心稳定性的指标进行相关研究,但需要注意的是星形偏移平衡测试重在对运动员动态平衡能力的筛查与评价,其对核心稳定性的测试与前者相比针对性不是很强。因此,星形偏移平衡测试指标的变化并不能完全反映运动员核心稳定性的变化。另外,运动损伤预防训练方案中所有模块练习都注重动作的质量,良好的姿势控制要求贯穿训练的全过程,这也可能是星形偏移平衡测试指标变化较核心稳定性测试敏感的原因之一。尽管如此,本研究中平衡与稳定练习对运动员核心稳定性的作用仍是值得肯定的,协方差分析后实验组躯干屈肌、躯干伸肌和躯干左侧肌群的耐力测试均值高于对照组,均值差值≥2.70s,躯干右侧肌群的耐力测试低于对照组,均值差值仅为 1.54s。总体来说,实验组干预结束后其核心区稳定性要好于对照组(如图 5.2 所示)。

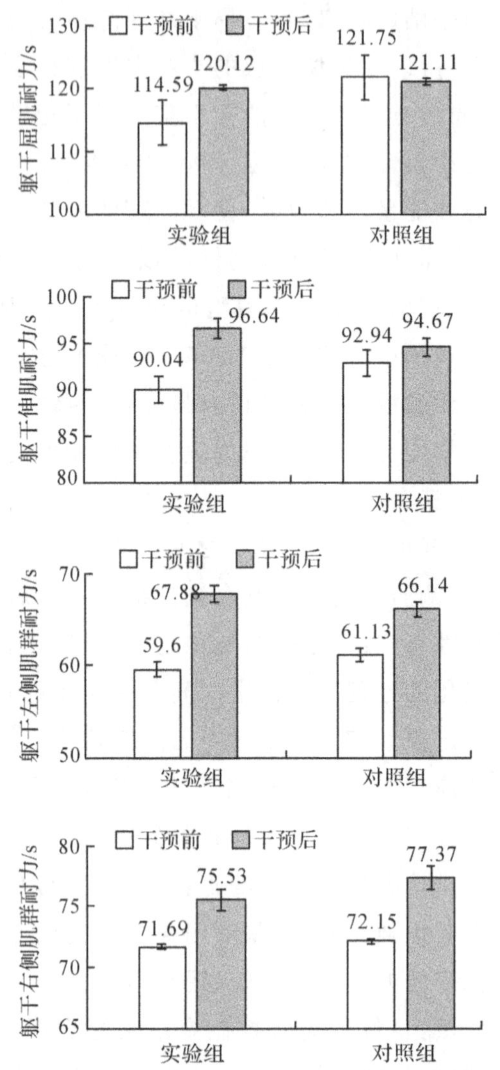

图 5.2 实验组和对照组运动员核心稳定性测试成绩对比

5.3 本体感觉功能测试的结果与分析

5.3.1 膝关节被动感觉阈值测试结果的比较

从表 5.11 和 5.12 的数据可知,两组膝关节被动运动感觉阈值的前测成绩无显著性差异($p\geqslant0.44$),测试数据符合协方差使用的线性假设($R^2\geqslant0.61$)和平行性假设($p\geqslant0.67$)条件。表 5.13 显示了协方差分析的统计结果:干预结束后实验组和对照组膝关节左右侧屈、伸方向上的被动运动感觉阈值测试无显著性差异($p\geqslant0.07$)。尽管如此,实验组修正后的膝关节被动感觉阈值均值低于对照组,被动感觉阈值变小,说明干预后实验组膝关节的本体感觉灵敏度有所提高。

表 5.11 膝关节被动运动感觉阈值的前测成绩检验(TDPM)

测试方向	实验组($n=13$)	对照组($n=12$)	p 值
左膝屈	1.97±0.67	1.90±0.62	0.81
左膝伸	2.08±1.03	1.78±0.63	0.44
右膝屈	1.93±0.45	1.92±0.98	0.99
右膝伸	1.89±0.65	1.84±0.84	0.87

表 5.12 膝关节被动运动感觉阈值测试协方差假设条件检验($n=25$)

测试方向	条件 1(线性假设)		条件 2(平行性假设)
左膝屈	实验组:$R^2=0.62$	对照组:$R^2=0.71$	$p=0.74$
左膝伸	实验组:$R^2=0.85$	对照组:$R^2=0.61$	$p=0.67$
右膝屈	实验组:$R^2=0.75$	对照组:$R^2=0.85$	$p=0.91$
右膝伸	实验组:$R^2=0.85$	对照组:$R^2=0.88$	$p=0.69$

注:R^2代表后测成绩随前测成绩变化的散点图与直线的拟合度,越接近 1,拟合效果越好。

表 5.13 膝关节被动运动感觉阈测试的协方差分析结果(TDPM)

测试方向	实验组($n=13$)	对照组($n=12$)	差值	p 值
左膝屈	1.59^a±0.09	1.72^a±0.09	−0.13±0.13	0.33
左膝伸	1.71^a±0.10	1.99^a±0.10	−0.28±0.15	0.07
右膝屈	1.83^a±0.08	1.90^a±0.08	−0.07±0.11	0.55
右膝伸	1.77^a±0.07	1.92^a±0.07	−0.15±0.10	0.15

注:a 代表协变量修正之后的因变量的均值;差值=实验组−对照组;* 表示均值差值在 0.05 水平上较显著;$p\leqslant0.05$ 表示有显著性差异;$p<0.01$ 表示有非常显著的差异。

5.3.2 踝关节被动感觉阈值测试结果的比较

从表 5.14 和表 5.15 的数据可知,两组踝关节被动运动感觉阈值的前测成绩均无显著性差异($p\geqslant0.81$),测试数据符合协方差使用的线性假设($R^2\geqslant$

0.74)和平行性假设($p\geq0.33$)条件。表 5.16 显示了协方差分析的统计结果：干预结束后实验组和对照组踝关节左右侧屈、伸方向上的被动运动感觉阈值测试无显著性差异($p\geq0.64$)，但实验组修正后的均值略低于对照组；踝关节左右侧内翻、外翻方向上的被动运动感觉阈值测试存在显著性差异($p\leq0.04$)，实验组修正后的均值显著低于对照组，说明干预后实验组踝关节内翻和外翻方向上的本体感觉灵敏度有较为明显的提高。

表 5.14　踝关节被动运动感觉阈值的前测成绩的检验(TDPM)

测试方向	实验组($n=13$)	对照组($n=12$)	p 值
左踝屈	1.70±0.48	1.66±0.39	0.81
左踝伸	2.02±0.71	2.06±0.50	0.88
左踝内翻	4.41±4.13	4.63±3.37	0.90
左踝外翻	3.82±1.67	4.10±3.16	0.81
右踝屈	1.80±0.78	1.84±0.84	0.92
右踝伸	1.79±0.68	1.83±0.71	0.90
右踝内翻	3.56±1.71	3.40±1.84	0.84
右踝外翻	3.81±2.50	3.60±2.16	0.84

表 5.15　踝关节被动运动感觉阈测试协方差假设条件检验($n=25$)

方向		条件 1(线性假设)		条件 2(平行性假设)
左侧踝	屈	实验组：$R^2=0.91$	对照组：$R^2=0.74$	交互项 $p=0.94$
	伸	实验组：$R^2=0.96$	对照组：$R^2=0.86$	交互项 $p=0.73$
	内翻	实验组：$R^2=0.98$	对照组：$R^2=0.98$	交互项 $p=0.46$
	外翻	实验组：$R^2=0.86$	对照组：$R^2=0.98$	交互项 $p=0.33$
右侧踝	屈	实验组：$R^2=0.86$	对照组：$R^2=0.88$	交互项 $p=0.64$
	伸	实验组：$R^2=0.88$	对照组：$R^2=0.87$	交互项 $p=0.79$
	内翻	实验组：$R^2=0.96$	对照组：$R^2=0.97$	交互项 $p=0.63$
	外翻	实验组：$R^2=0.97$	对照组：$R^2=0.94$	交互项 $p=0.54$

注：R^2代表后测成绩随前测成绩变化的散点图与直线的拟合度，越接近 1，拟合效果越好。

表 5.16　踝关节被动运动感觉阈测试的协方差分析结果(TDPM)

测试方向		实验组(n=13)	对照组(n=12)	差值	p 值
左侧踝	屈	1.66[a]±0.05	1.71[a]±0.05	−0.05±0.07	0.44
	伸	1.98[a]±0.05	2.12[a]±0.05	−0.14±0.07	0.07
	内翻	3.69[a]±0.11	4.07[a]±0.11	−0.38*±0.16	0.03*
	外翻	3.51[a]±0.14	3.95[a]±0.14	−0.43*±0.20	0.04*
右侧踝	屈	1.75[a]±0.08	1.88[a]±0.08	−0.13±0.11	0.25
	伸	1.80[a]±0.05	1.91[a]±0.05	−0.11±0.07	0.17
	内翻	3.14[a]±0.09	3.53[a]±0.11	−0.39*±0.13	0.01*
	外翻	3.36[a]±0.12	3.76[a]±0.12	−0.40*±0.17	0.04*

注:a 代表协变量修正之后的因变量的均值;差值=实验组−对照组;*表示均值差值在 0.05 级别上较显著;$p \leqslant 0.05$ 表示有显著性差异;$p < 0.01$ 表示有非常显著性差异。

5.3.3　分析与讨论

Sherrington 和 Charles(1906)认为,本体感觉是指由本体感受器将感知的信息传导至中枢神经系统,从而产生的有意识的肌肉感觉、平衡觉以及关节稳定度。静态和动态是其主要的两种状态,静态的本体感觉有助于我们感知肢体间彼此的存在位置,而动态的本体感觉则能通过感觉运动系统调节人体运动的速度和方向(Riemann,Lephart,2002)。关节运动稳定性的控制需要来自本体感受器的信息传入,经过中枢神经系统的反馈过程来促进目标动作的产生以及协调各肌群的协同收缩,以维持关节的动态稳定性(Lephart,Fu,2000)。这些本体感受器主要存在于肌肉、关节和皮肤中,分别感受肌肉被牵拉的程度、肌肉收缩的程度以及关节伸展的程度(Grigg,1994)。机械性感受器因所处的位置不同,其作用也不尽相同(占飞,陈世益,2000),位于肌肉中的感受器主要在关节正常的活动范围内发挥作用,位于关节内感受器主要对高负重、关节活动末端(Freeman,1965)以及高速运动情况较为敏感(Wilkerson,Nitz,1994)。因此一般情况下,在关节正常的活动范围内,主要依靠肌肉中的机械性本体感受器功能(Docherty, Moore, Arnold,1998)。从本体感受器的分布可以看出,它可以通过增强关节囊的张力、肌肉收缩的反应速度和肌肉力量、皮肤对外界刺激的敏感性等来增加关节动态稳定性(马校军,2010)。

正常动作反应的进行往往依赖于"感知信息"的准确性和完整性,而当运动员发生运动损伤之后,位于关节、肌肉、肌腱和皮肤中的机械性本体感受器功能受损,导致部分传入神经受阻,引发感知障碍。机械性本体感受器与视觉和前庭感觉的传入信息相比,其对神经肌肉控制的影响更大(Hewett, Paterno, Myer,2002),当机械性本体感受器受损时产生的反馈信息也相应地减少,引起肌组织的改变及动作模式和生物力学的变化,使运动员更容易发生二次损伤或反复损伤(Lephart,Pincivero,Giraldo,et al.,1997)。同样地,机械性本体感受器功能的破坏也会影响前馈机制,使关节周围肌肉的预激活水平和肌肉反应时下降(朱政, 陈佩杰, 黄强民,2007),降低神经肌肉控制能力。因此,运动员损伤后本体感觉功能的重建和神经肌肉功能的恢复是运动员彻底恢复的必要前提(Lephart, Pincivero, Giraldo, et al.,1997)。如上所述,感觉运动系统的目的就是使身体能安全地适应运动,而感知信息的整合以及协调运动产生的前提是恰当的神经整合输入(Hewett, Paterno, Myer, 2002)。本体感觉的信息传入对神经肌肉控制的主要作用有两个:一是调整机体对外界环境变化的适应;二是提供必要的关节位置觉和肌肉力觉,以参与感觉运动中枢高级指令的整合过程,实现对骨骼和肌肉活动的有效调节(Cordo, Bevan, Gurfinkel, et al.,1995)。本体感受的缺失被认为是平衡能力和关节位置觉感知能力减弱的重要原因(Laskowski,Newcomer-Aney,Smith, 1997),容易形成反复损伤的恶性循环(如图 5.3 所示)。本体感觉是关节功能稳定性建立和维持的重要组成部分,因此,提高本体感觉的正常功能及其敏感性是损伤预防的第一步。

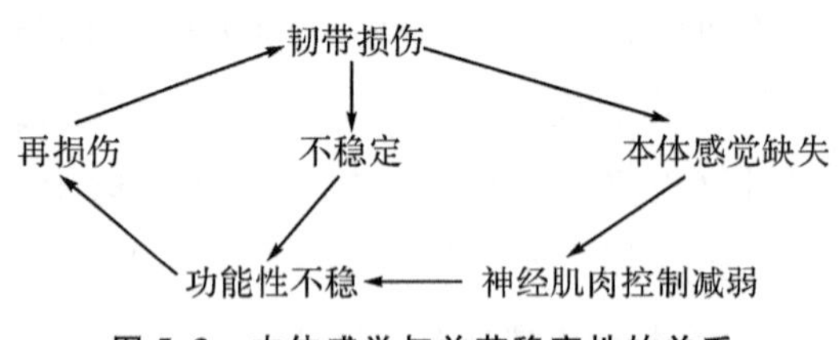

图 5.3　本体感觉与关节稳定性的关系

根据目前的研究结果(马校军,2010;骆丽, 孙武东, 赵祥虎,等,2017;卢岩岩,许学猛,刘文刚,等,2018)来看,改善本体感觉功能的训练方法主要有以下四种:一是肌肉力量练习,主要训练本体感受器的适应性;二是运用平衡训练器械来改善下肢本体感觉功能和敏感性;三是加强肢体的协调性和敏捷性训练;四是给予外在的支撑(如护具)以提高皮肤感受器的刺激。研究表明,膝关节炎患者的本体感觉与膝关节屈肌、伸肌肌力呈负相关,随着肌力的下降,本体感觉水平也会出现下降,这可能是造成膝关节稳定性和平衡能力下降的主要原因之一(卢岩岩,许学猛,刘文刚,等,2018)。还有研究发现,前交叉韧带重建术后的患者股四头肌力与本体感觉的恢复呈正相关趋势,肌力训练与本体感觉训练之间可能存在相互促进的作用(谷莉,周谋望,陈亚平,等,2007)。肌肉力量的提高可以通过增强关节周围软组织的韧性以及软骨对机械性应力的敏感性,达到提高本体感觉功能的目的,并且有部分研究者认为本体感觉的恢复对于提高肌肉力量来说是重要且必需的(Liu-Ambrose,Taunton,Macintyre,et al.,2010;Konishi,Fukubayashi,Takeshita,2010)。本研究的损伤预防训练方案中有针对下肢力量的闭链练习,重视下肢关节周围肌群的协调发展,使其维持关节稳定性的协同作用得到提高,且在练习中强调技术动作的正确性更有利于促进感觉信息传入的完整性和正确性。此外,训练方案中的快速伸缩复合练习通过各种形式的跳跃练习能显著提高掌趾和踝关节肌肉的退让超等长收缩能力,能很好地增强踝关节力量(杨晓兰,2001);快速伸缩复合练习不仅能促进肌肉力量的增长,还能提高肌梭感受器的敏感性。牵张反射是快速伸缩复合练习的生理学原理,主要是指肌肉受到外部牵拉刺激后的非自主反应,当感受到快速牵拉时肌肉的反射性活动也会加强(田野,2003)。左右、前后方向的不断变化,不仅能提高肌肉在一定负荷内拉伸的能力,还能提高反应速度和快速变向的能力,使肌梭感受器的敏感性得到发展(何鹏飞,董范,姜自立,2017)。

训练方案中的平衡稳定性训练如上所述通过稳定和非稳定支撑面并结合不同的任务练习能充分提高运动员的本体感觉灵敏性和神经系统对感觉信息的综合处理能力以及与肌肉力量、抗外部干扰、动作敏捷等之间的协调能力,从而使机体维持关节稳定性的能力得到发展。加强平衡功能和肌力协调性训练可以促进本体感受器对压力与负荷信息传导的灵敏性,是恢复神经系统对关节控制和实现对运动协调控制的重要训练手段(马校军,2010)。研究表明,神经肌肉控制及本体感觉训练、肌肉力量、协调性练习可以增进骨骼肌肉系统的能力,促进其产生适当的反馈至中枢神经系统,以提高关节的动态稳定性(Partin,Stone,Ryan,et al.,1994)。训练方案中的绳梯、跳绳等速度灵敏性练习,有助于提高运动员的时空定位能力、对感觉信息的反应能力、肌肉表现与时间和空间的节奏能力等(何鹏飞,董范,姜自立,2017)。另外,绳梯跑中的前进、后退和侧向练习有利于发展前后、左右方向上的身体控制能力和提高膝关节和踝关节的本体感觉(Daneshjoo,Mokhtar,Rahnama,et al.,2012)。总体来看,损伤预防训练方案中的练习内容遵循提高本体感觉功能,改善神经肌肉控制能力的两大类方法学参数,且已经得到相关研究的证实(Myer,Faigenbaum,Ford,et al.,2011):第一类为机体的整体控制能力,例如机体的位移、起伏、加速以及全身肌肉协调等,主要通过小脑、前庭分析器和视觉来调节;第二类为躯干和肢体的平衡,主要依靠中枢神经系统通过肌梭、腱梭、韧带、关节囊、皮肤感觉之间的协调作用,完成对局部关节、肌肉张力的调节来实现的(马校军,2010)。

基于上述依据,损伤预防训练方案的干预效果能通过本体感觉测试得出。被动运动(速度)的感觉阈测试(TDPM)作为本体感觉测试的一种测试方法应用广泛,具有较好的重测信度。从表5.13的数据可知,实验组左膝和右膝在屈、伸两个方向上的感觉阈值与对照组无显著性差异,但实验组修正后的均值均低于对照组,说明干预训练后实验组膝关节的本体感觉功能较对照组有所改善和提高,本体感受器的敏感性得到一定程度的提高。从表5.16的数据可知,实验组左踝和右踝在跖屈和背屈方向上感觉阈值与对照组无显著性差异,但实验组修正后的均值均低于对照组;实验组左踝和右踝在内翻和外翻方向上的感觉阈值显著低于对照组,说明干预训练后实验组踝关节的本体感觉功能得到提高,尤其是内翻和外翻方向上的本体感觉敏感性的提高更为明显,这与前人的研究结果类似。另外,上述干预效果也能通过前面的星形偏移平衡测试结果得到体现,因为平衡测试也是本体感觉测量的方法的一种,研究表明本体感觉对站立姿势控制的贡献要大于视觉和前庭系统(van Deursen,Simoneau,1999)。

虽然TDPM测试中有些方向上的感觉阈值无显著性改变,但仍不能否认损伤预防训练方案对提高膝关节和踝关节本体感觉的积极作用。出现上述研究结果的原因有二:一是8周的干预时间可能还不足以产生“剂量—反应”关系和累积效应,但也有研究表明4周的干预时间就可以使本体感觉得到显著改善(Chong,Ambrose,Carzoli,et al.,2001),笔者推测可能与本体感觉的测量方法与受试者有关。因为本体感觉的测量方法有很多种,不同的测量方法可能会引起测试结果的不同。另外,前人研究中的受试者多数为已经发生损伤的患者,而本研究的受试者主要为健康人群，测试结果不同也在情理之中。二是TDPM测试中只有踝关节内翻和外翻方向上的感觉阈值有显著性差异，这可能与短跑运动员的下肢损伤的显著特征有关。距下关节内翻是短跑运动中支撑初期的必要动作，用以缓冲支撑反作用力，减少制动力量（Ryan，Maclean，Taunton，2006）。而距下关节内翻往往伴随着胫骨内旋和膝关节屈曲，不管是其中的某一动作或是组合都会对下肢生物力学造成不良的动态影响，过度内翻还会引起下肢关节肌肉和韧带的损伤。这可能是本体感觉测试中踝关节内翻、外翻方向上指标比较敏感的原因。

5.4 等速肌力测试的结果与分析

5.4.1 测试结果

使用BIODEX应用软件导出等速肌力数据，选择膝关节和髋关节在60°/s和240°/s测试时屈、伸运动中的峰值肌力矩，计算屈肌与伸肌峰值力矩。鉴于文献综述对短跑运动员下肢损伤肌力特征的总结与分析，本研究选择以往研究者（Orchard，Marsden，Lord，et al.，1997；Croisier，2004；Rasool，George，2007）使用较多的几个指标：①膝关节和髋关节不同速度下标准化屈、伸峰值力矩（Nm/BW）；②不同速度下髋、膝关节屈肌/伸肌峰值力矩之比。

5.4.1.1 膝关节相对力矩峰值的比较

从表5.17和表5.18的数据可知，不同运动速度下两组膝关节相对力矩峰值的前测成绩均无显著性差异（$p \geq 0.17$），测试数据符合协方差使用的线性假设（$R^2 \geq 0.46$）和平行性假设（$p \geq 0.21$）条件。表5.19显示了协方差分析的统计结果：膝关节运动速度为60°/s时，干预结束后实验组和对照组左、右侧屈肌的相对峰值力矩无显著性差异（$p \geq 0.10$）；膝关节运动速度为240°/s时，干预结束后实验组和对照组右侧屈肌的相对峰值力矩有显著性差异（$p = 0.04$），左侧屈、伸肌和右侧伸肌的相对力矩峰值无显著性差异（$p \geq 0.07$），说明干预结束后膝关节屈肌的相对力矩峰值得到一定程度的提高。另外，如表5.17至表5.19所示，实验组和对照组左膝和右膝的伸膝力矩均大于屈膝力矩，且随着关节运动速度的增加，伸膝力矩和屈膝力矩都有减小的趋势，这与前人的研究结果相一致。

表 5.17 膝关节相对力矩峰值的前测成绩检验

测试项目		实验组(n=13)	对照组(n=12)	p 值
60°/s	左膝屈肌	1.47±0.44	1.60±0.21	0.65
	左膝伸肌	2.78±0.52	2.79±0.52	0.99
	右膝屈肌	1.55±0.41	1.47±0.19	0.67
	右膝伸肌	2.83±0.44	3.00±0.61	0.52
240°/s	左膝屈肌	0.92±0.38	0.78±0.55	0.63
	左膝伸肌	1.52±0.32	1.73±0.17	0.17
	右膝屈肌	1.03±0.20	1.04±0.40	0.92
	右膝伸肌	1.55±0.30	1.53±0.18	0.95

表 5.18 膝关节相对力矩峰值协方差假设条件检验(n=25)

测试项目		条件 1(线性假设)		条件 2(平行性假设)
60°/s	左膝屈肌	实验组 R^2=0.74	对照组 R^2=0.79	交互项 p=0.90
	左膝伸肌	实验组 R^2=0.62	对照组 R^2=0.59	交互项 p=0.64
	右膝屈肌	实验组 R^2=0.96	对照组 R^2=0.87	交互项 p=0.21
	右膝伸肌	实验组 R^2=0.46	对照组 R^2=0.84	交互项 p=0.80
240°/s	左膝屈肌	实验组 R^2=0.57	对照组 R^2=0.64	交互项 p=0.81
	左膝伸肌	实验组 R^2=0.59	对照组 R^2=0.80	交互项 p=0.79
	右膝屈肌	实验组 R^2=0.80	对照组 R^2=0.50	交互项 p=0.96
	右膝伸肌	实验组 R^2=0.83	对照组 R^2=0.96	交互项 p=0.93

注:R^2代表后测成绩随前测成绩变化的散点图与直线的拟合度,越接近 1,拟合效果越好。

表 5.19 膝关节相对力矩峰值的协方差分析结果

测试项目		实验组(n=13)	对照组(n=12)	差值	p 值
60°/s	左膝屈肌	1.75[a]±0.06	1.63[a]±0.07	0.12±0.10	0.24
	左膝伸肌	2.84[a]±0.09	3.10[a]±0.11	−0.26±0.14	0.10
	右膝屈肌	1.74[a]±0.03	1.69[a]±0.04	0.05±0.04	0.28
	右膝伸肌	2.83[a]±0.60	2.86[a]±0.12	−0.03±0.15	0.84

续表

测试项目		实验组(n=13)	对照组(n=12)	差值	p 值
240°/s	左膝屈肌	1.35[a]±0.05	1.18[a]±0.06	0.17±0.08	0.07
	左膝伸肌	1.80[a]±0.06	1.84[a]±0.07	−0.04±0.09	0.69
	右膝屈肌	1.43[a]±0.06	1.26[a]±0.07	0.17 * ±0.08	0.04 *
	右膝伸肌	1.74[a]±0.04	1.80[a]±0.04	−0.06±0.06	0.33

注:a 代表协变量修正之后的因变量的均值;差值=实验组−对照组;* 表示均值差值在 0.05 水平上较显著;$p \leqslant 0.05$ 表示有显著性差异;$p<0.01$ 表示有非常显著的差异。

5.4.1.2　膝关节屈伸与伸肌比值的比较

从表 5.20 和表 5.21 的数据可知,不同运动速度下两组膝关节左右侧屈肌/伸肌比值的前测成绩均无显著性差异($p \geqslant 0.30$),测试数据符合协方差使用的线性假设($R^2 \geqslant 0.41$)和平行性假设($p \geqslant 0.35$)条件。表 5.22 显示了协方差分析的统计结果:膝关节运动速度为 60°/s 时,干预结束后实验组和对照组右侧屈肌/伸肌的比值无显著性差异($p \geqslant 0.13$),但实验组修正后的均值高于对照组;膝关节运动速度为 240°/s 时,干预结束后实验组和对照组左侧和右侧屈肌/伸肌的比值有显著性差异($p \leqslant 0.04$)。

表 5.20　膝关节屈肌/伸肌比值的前测成绩检验

测试项目		实验组(n=13)	实验组(n=12)	p 值
60°/s	左膝屈伸比	0.53±0.18	0.57±0.19	0.65
	右膝屈伸比	0.55±0.94	0.50±0.06	0.30
240°/s	左膝屈伸比	0.61±0.27	0.45±0.30	0.32
	右膝屈伸比	0.67±0.28	0.68±0.16	0.95

5.21　膝关节屈肌/伸肌的协方差假设条件检验(n=25)

测试项目		条件 1(线性假设)		条件 2(平行性假设)
60°/s	左膝屈伸比	实验组:R^2=0.52	对照组:R^2=0.84	交互项 p=0.35
	右膝屈伸比	实验组:R^2=0.41	对照组:R^2=0.75	交互项 p=0.72
240°/s	左膝屈伸比	实验组:R^2=0.77	对照组:R^2=0.94	交互项 p=0.90
	右膝屈伸比	实验组:R^2线性=0.52	对照组:R^2线性=0.94	交互项 p=0.37

注:R^2代表后测成绩随前测成绩变化的散点图与直线的拟合度,越接近 1,拟合效果越好。

表 5.22　膝关节屈肌/伸肌比的协方差分析结果

测试项目		实验组($n=13$)	对照组($n=12$)	差值	p 值
60°/s	左膝比值	0.63[a]±0.37	0.53[a]±0.05	0.10±0.06	0.13
	右膝比值	0.64[a]±0.03	0.59[a]±0.03	0.05±0.04	0.27
240°/s	左膝比值	0.79[a]±0.04	0.62[a]±0.05	0.18*±0.06	0.02*
	右膝比值	0.82[a]±0.04	0.70[a]±0.04	0.12*±0.05	0.04*

注：a 代表协变量修正之后的因变量的均值；差值=实验组－对照组；* 表示均值差值在 0.05 水平上较显著；$p\leqslant 0.05$ 表示有显著性差异；$p<0.01$ 表示有非常显著的差异。

5.4.1.3　髋关节相对力矩峰值成绩的比较

从表 5.23 和表 5.24 的数据可知，不同运动速度下两组髋关节相对力矩峰值的前测成绩均无显著性差异($p\geqslant 0.54$)，测试数据符合协方差使用的线性假设($R^2\geqslant 0.53$)和平行性假设($p\geqslant 0.18$)条件。表 5.25 显示了协方差分析的统计结果：髋关节运动速度为 60°/s 时，干预结束后实验组和对照组左、右侧屈肌和伸肌的相对峰值力矩无显著性差异($p\geqslant 0.41$)；髋关节运动速度为 240°/s 时，干预结束后实验组和对照组右髋伸肌的相对峰值力矩有显著性差异($p=0.01$)，实验组显著高于对照组；左髋屈、伸肌和右髋伸肌的相对力矩峰值无显著性差异($p\geqslant 0.10$)。另外如表 5.25 所示，实验组和对照组左髋和右髋的伸膝力矩均大于屈膝力矩，且随着关节运动速度的增加，伸髋力矩和屈髋力矩都有减小的趋势，与前人的研究结果相一致(魏书涛，2011)。

表 5.23　髋关节相对力矩峰值的前测成绩检验

测试项目		实验组($n=13$)	对照组($n=12$)	p 值
60°/s	左髋屈肌	2.09±0.40	2.07±0.34	0.88
	左髋伸肌	3.15±0.95	3.05±0.93	0.80
	右髋屈肌	1.93±0.23	1.99±0.19	0.54
	右髋伸肌	3.22±0.98	3.10±0.65	0.73
240°/s	左髋屈肌	1.72±0.20	1.69±0.23	0.77
	左髋伸肌	2.26±0.40	2.33±0.44	0.66
	右髋屈肌	1.70±0.13	1.70±0.93	0.96
	右髋伸肌	2.51±0.63	2.46±0.42	0.81

表 5.24 髋关节相对力矩峰值协方差假设条件检验($n=25$)

测试项目		条件 1(线性假设)		条件 2(平行性假设)
60°/s	左髋屈肌	实验组 $R^2=0.66$	对照组 $R^2=0.64$	交互项 $p=0.18$
	左髋伸肌	实验组 $R^2=0.74$	对照组 $R^2=0.78$	交互项 $p=0.41$
	右髋屈肌	实验组 $R^2=0.68$	对照组 $R^2=0.55$	交互项 $p=0.89$
	右髋伸肌	实验组 $R^2=0.82$	对照组 $R^2=0.80$	交互项 $p=0.89$
240°/s	左髋屈肌	实验组 $R^2=0.56$	对照组 $R^2=0.87$	交互项 $p=0.95$
	左髋伸肌	实验组 $R^2=0.71$	对照组 $R^2=0.88$	交互项 $p=0.54$
	右髋屈肌	实验组 $R^2=0.53$	对照组 $R^2=0.80$	交互项 $p=0.80$
	右髋伸肌	实验组 $R^2=0.88$	对照组 $R^2=0.92$	交互项 $p=0.85$

注:R^2代表后测成绩随前测成绩变化的散点图与直线的拟合度,越接近 1,拟合效果越好。

表 5.25 髋关节相对力矩峰值的协方差分析结果

测试项目		实验组($n=13$)	对照组($n=12$)	差值	p 值
60°/s	左髋屈肌	$2.14^a\pm0.06$	$2.18^a\pm0.06$	-0.04 ± 0.08	0.65
	左髋伸肌	$3.46^a\pm0.13$	$3.29^a\pm0.13$	0.17 ± 0.18	0.37
	右髋屈肌	$2.25^a\pm0.08$	$2.33^a\pm0.08$	-0.08 ± 0.12	0.48
	右髋伸肌	$3.83^a\pm0.09$	$3.72^a\pm0.09$	0.11 ± 0.12	0.41
240°/s	左髋屈肌	$2.03^a\pm0.04$	$2.07^a\pm0.04$	-0.04 ± 0.06	0.40
	左髋伸肌	$2.88^a\pm0.06$	$2.73^a\pm0.06$	0.15 ± 0.09	0.10
	右髋屈肌	$2.05^a\pm0.03$	$2.07^a\pm0.03$	-0.02 ± 0.04	0.57
	右髋伸肌	3.05 ± 0.05	$2.88^a\pm0.05$	$0.17\pm0.06^*$	0.01^*

注:a 代表协变量修正之后的因变量的均值;差值=实验组-对照组;* 表示均值差值在 0.05 水平上较显著;$p\leqslant0.05$ 表示有显著性差异;$p<0.01$ 表示有非常显著的差异。

5.4.1.4 髋关节屈肌与伸肌比值的比较

从表 5.26 和表 5.27 的数据可知,不同运动速度下两组髋关节左右侧屈肌/伸肌比值的前测成绩均无显著性差异($p\geqslant0.44$),测试数据符合协方差使用的线性假设($R^2\geqslant0.51$)和平行性假设($p\geqslant0.32$)条件。表 5.28 显示了协方差分析的统计结果:髋关节运动速度为 60°/s 时,干预结束后实验组和对照组左、右侧屈肌/伸肌的比值无显著性差异($p\geqslant0.26$),但实验组修正后的均值均低于对照组;髋关节运动速度为240°/s时,干预结束后实验组和对照组左侧和右侧屈肌/伸肌的比值有显著性差异($p=0.04$),实验组修正后的均值显著低于对照组。

表5.26 髋关节屈肌/伸肌比值的前测成绩检验

测试项目		实验组($n=13$)	实验组($n=12$)	p 值
60°/s	左髋屈伸比	0.69±0.14	0.72±0.19	0.67
	右髋屈伸比	0.65±0.16	0.67±0.17	0.77
240°/s	左髋屈伸比	0.78±0.17	0.74±0.11	0.44
	右髋屈伸比	0.70±0.13	0.71±0.12	0.96

表5.27 髋关节屈肌/伸肌的协方差假设条件检验($n=25$)

测试项目		条件1(线性假设)		条件2(平行性假设)
60°/s	左髋屈伸比	实验组:$R^2=0.71$	对照组:$R^2=0.52$	交互项 $p=0.45$
	右髋屈伸比	实验组:$R^2=0.67$	对照组:$R^2=0.51$	交互项 $p=0.98$
240°/s	左髋屈伸比	实验组:$R^2=0.83$	对照组:$R^2=0.84$	交互项 $p=0.32$
	右髋屈伸比	实验组:$R^2=0.55$	对照组:$R^2=0.86$	交互项 $p=0.64$

注:R^2代表后测成绩随前测成绩变化的散点图与直线的拟合度,越接近1,拟合效果越好。

表5.28 髋关节屈肌/伸肌比的协方差分析结果

测试项目		实验组($n=13$)	对照组($n=12$)	差值	p 值
60°/s	左髋比值	$0.65^{a}\pm0.07$	$0.70^{a}\pm0.05$	-0.05 ± 0.05	0.31
	右髋比值	$0.60^{a}\pm0.03$	$0.64^{a}\pm0.03$	-0.04 ± 0.04	0.26
240°/s	左髋比值	$0.72^{a}\pm0.02$	$0.78^{a}\pm0.02$	$-0.06^{*}\pm0.03$	0.04^{*}
	右髋比值	$0.68^{a}\pm0.02$	$0.73^{a}\pm0.02$	$-0.05^{*}\pm0.02$	0.04^{*}

注:a代表协变量修正之后的因变量的均值;差值=实验组-对照组;*表示均值差值在0.05级别上较显著;$p\leqslant0.05$表示有显著性差异;$p<0.01$表示有非常显著的差异。

5.4.2 分析与讨论

肌肉作为关节运动的动力,是关节正常运动的基本条件之一。强有力的肌肉可以代偿韧带的功能,以更好地维持关节稳定性。Herzog等(2003)通过构建动物的肌无力模型得出:肌肉的健康状态是预防关节损伤的关键。等速肌力测试作为肌力定量检查的工具在康复和训练中得到广泛的应用,在评定肌肉功能方面具有较高的敏感度(夏晴,王立新,范利华,2011)。目前常用的等速肌力测试评价指标主要包括:峰力矩(PT)、峰力矩体质量比(PT/BW)、峰力矩角度(PTA)、屈伸肌峰力矩比(F/E)、平均功(AP)、总功 (TW)等(俞泳,何红晨,何成奇,2010),主要用于评价受试者的肌力、耐力、爆发力等情况。而在以上众多评价指标中峰力矩、峰力矩体质量比和屈伸肌峰力矩比值是训练和医学康复中的常用指标(鞠秀奎,2016)。

在运动训练方面,国外研究(Alexander,1989;Guskiewicz,Lephart, Burkholder,1993)表明,髋和膝关节的相对力矩峰值(N·m/kg)与短跑能力呈中度相关。国内研究(姜迪,袁鹏,郭文俊,2012)表明肩关节、髋关节、膝关节快速运动下相对力矩峰值和膝关节在120°/s的相对力矩峰值对短跑运动成绩的影响最大。短跑是一项爆发式的运动项目,快速肌力与短跑过程中肌肉收缩的速度更接近,此外,而膝关节在120°/s的相对力矩峰值与短跑运动成绩的关联度较高则说明在短跑运动中小腿折叠的速度非常重要,小腿折叠速度较慢会增大摆动腿的转动惯量,使大腿沿髋关节摆动速度降低影响跑速,因此王海等(2005)认为使膝关节屈的大腿后群肌的力量薄弱是制约我国短跑运动成绩的主要因素之一(尤其是女性运动员)。陈野等(2007)通过对短跑优秀运动员个案的分析发现,伸髋肌力的提高以及伸髋与屈髋肌群的协调发展是短跑运动员成功的关键。姜自立和李庆(2018)也指出,"髋部"是短跑运动员的"发动机",在下肢三大关节附属肌群中,髋部周围的肌群对速度的影响最大,但是与世界优秀运动员相比,我国短跑运动员伸髋力量和伸髋的速度明显不足。在医学康复方面,国外学者一致认为屈伸肌峰力矩比值较小是发生下肢损伤的重要危险因素(例如膝关节损伤、腘绳肌拉伤等),而屈伸肌峰值力矩比达到相对平衡是公认的损伤后康复和预防再次损伤的目标(Croisier,2004;Sole,Hamrén,Milosavljevic,et al.,2007;Myer,Ford,Barber-Foss,et al., 2009;Caine,Purcell,Maffulli,2014;)。研究指出,运动员下肢左、右侧肌力的比值为0.9~1.1时,对下肢损伤的预防以及动作的协调发展有积极的作用(Dauty,Menu,Fouasson-Chailloux,et al.,2014;Skou,Wise,Lewis,et al.,2016)。综上,本研究选择膝关节和髋关节屈伸肌的相对力矩峰值和屈伸肌峰值力矩比值作为评价损伤预防训练方案干预效果的指标之一。

从表 5.19 和表 5.25 可知，膝关节和髋关节伸肌肌群的峰值力矩大于屈肌肌群，且慢速测试下肌力大于快速测试，与前人的研究结果一致。可能的原因有二：一是根据解剖学和各关节肌肉分布特征，下肢髋关节和膝关节的伸肌肌群在维持人体姿势和进行体育运动中起着主导性作用，故伸肌肌群大于屈肌肌群（鞠秀奎，2016）。二是从生理学机制的角度出发，肌纤维的兴奋和收缩需要一定的时间，运动速度越快，肌肉收缩的时间就越短，募集的肌纤维数量有限，产生的肌力较小。且肌肉在快速收缩时收缩元中的横桥断开和结合都会消耗和损失一定的肌力，同时速度的增加会使收缩元和结缔组织中的流体黏滞性增加，导致慢速测试下肌力大于快速测试的结果（Simola，Raunoá，Raeder，Wiewelhove，et al.，2016）。另外，结合表 5.19 的数据来看，损伤预防训练干预后，实验组膝关节快速测试下屈肌肌力的增长较为明显，快速测试下右膝屈肌峰力矩显著高于对照组，左侧屈肌峰力矩虽无显著性差异，但实验组修正后的均值均高于对照组。慢速测试下实验组和对照组左右侧屈肌峰力矩无显著性差异，但实验组修正后的均值高于对照组；实验组和对照组的慢速和快速测试下左右侧伸肌肌群的差距不明显。这可以通过表 5.22 的数据得到进一步的证明：干预后实验组慢速和快速测试下膝关节左右侧屈伸峰值力矩比显著高于对照组。

如前所述，腘绳肌与股四头肌的肌力失衡是诱发腘绳肌运动性拉伤以及膝关节损伤的重要危险因素，也有研究者认为腘绳肌力量和募集能力的不足是下肢损伤的潜在机制（Myer，Ford，BarberFoss，et al.，2009），因为肌肉力量作为神经肌肉控制的重要组成部分对关节的动态稳定性和损伤预防的发生起着重要的影响作用（Lephart，Henry，1995；Miles，Ives，Vincent，1997）。已有研究表明优秀运动员膝关节等长收缩时屈肌与伸肌的峰值力矩比大约为 0.6（Knapik，1980；Coombs，Garbutt，2002），比值过小容易引起膝关节损伤。这一结果得到了其他研究者的支持：Yeung 等（2009）认为短跑运动员膝关节屈肌/伸肌力量比低于 0.6 时，股后肌群拉伤的危险性将增加 17 倍。以技术动作为导向的快速伸缩复合训练和辅助性的下肢力量训练被众多研究者应用到临床实践中，并取得了良好的应用效果。也有研究者发现强调动作规范的快速伸缩训练（如脚踝弹跳、弓箭步跳、障碍跳等）和下肢力量练习（特别是对腘绳肌进行有针对性的力量训练)可以有效提高膝关节的屈伸肌比值(Clark,Bryant,Culgan,et al.,2005;Holcomb,Rubley,Lee,et al.,2007;Iga,George,Lees,et al.,2010;Arnason,Andersen,Holme,et al.,2010;Mendiguchia,Martinez-Ruiz,Morin,et al.,2016),且在随后的训练和比赛中有效地降低了腘绳肌损伤的发生率。而对技术动作的准确要求(如落地时膝盖不要超过脚尖、落地要软着陆、臀部后坐)有利于改善运动员下肢的生物力学缺陷,提高膝关节落地的安全性和稳定性,降低膝关节损伤的发生风险(Yeung,Suen,Yeung,2009;何鹏飞,董范,姜自立,2017;赵响,詹建国,许滨,2017)。另外,Waxman 等(2016),Meierbachtol 等(2018)还发现腘绳肌外侧的激活程度也可以通过以上训练干预得到提高,跳跃能力和肢体协调系数也都有不同程度的改善。而且以上两种训练组合的效果要优于单一训练方法的效果(Fatouros,Jamurtas,Leontsini,et al.,2000),这也间接支持了前人的研究结果,即训练方案包括的内容越全面,干预效果越明显(Silverman,Tyson,Krampitz,1992;Sugimoto,Myer,Bush,et al.,2012)。本方案的下肢力量训练中包括了深蹲、箭步蹲、单腿蹲、硬拉等练习,充分发展臀大肌、腘绳肌和股四头肌等主要发力肌群的力量,能促使骨骼、肌肉、韧带、肌腱获得适应(Fleck, Falkel,1986;Kraemer,Duncan,Volek,1998)。在此基础上,增加了针对发展腘绳肌的练习(例如:瑞士球腿弯举练习)以提高股后肌群的基础力量。此外,快速伸缩复合练习中横向和纵向方向上的跳跃练习在落地—起跳—再落地—再起跳的过程中,腿部肌肉不断地进行拉长—收缩运动,这对于提高运动员的腿部力量、最大力量以及爆发力有较为显著的效果,一般认为最大力量的提高可通过提高肌肉和肌腱之间协调性,使肌肉产生兴奋的速度加快,进而提高肌肉产生最大力量的速率来实现(Kravitz,Akalan,Nowicki,et al.,2003)。爆发力的提高可能归结于肌肉弹性势能的增加和神经功能的适应性变化,而弹性势能的增加可能是由于肌肉拉长—缩短过程中受到刺激后牵张反射的能力得到提高(Fatouros,Jamurtas,Leontsini,et al.,2000);也可能由于主动肌和对抗肌之间协调性的改善从而提高运动员对拉长—缩短循环工作的节奏的适应性(王安利,2013)。就神经肌肉控制角度来讲,这种肌肉、肌腱间协调性的增加和肌肉拉长—收缩能力的提高比骨骼肌机能和技术的提高更为重要(Attene,Iuliano,Cagno,et al.,2015)。

另外，快速伸缩复合训练的进阶动作中还增加了连续跳箱练习[①]，与以上跳跃练习相比，连续跳箱练习对机体的刺激更大，运动员选择跳箱的高度越高、自身体重越大、从箱上跳下的速度越快，下肢承受的刺激强度也就越大，下肢在制动后向上或向前快速起跳的过程中为了有效地克服阻力，肌肉组织的兴奋性会大大提高，募集的运动单位的数量和质量显著增加，对提高机体的快速力量作用较为明显。因此，连续跳箱等快速伸缩复合练习不仅能提高股后肌群的力量，还能增加离心收缩时肌肉同步收缩的能力，有利于降低下肢损伤的风险（罗炯，2005；田彤，2008）。

在以上练习内容的基础上，快速伸缩复合练习中非常重视言语反馈和指导以发展正确的落地技术。因为研究发现，不同的落地策略和方式对下肢关节缓冲地面冲击力的能力有显著性的影响：落地缓冲动作中下肢屈曲角度不充分时，踝关节相对吸收更多能量，容易引发运动损伤（Schmitz，Kulas，Perrin，et al.，2007）；而下肢屈曲充分时，则髋关节吸收更多能量（Zhang，Bates，Dufek，2000）。练习时强调正确的技术，一方面，通过改变落地技术（增加屈膝、屈髋角度）可以有效缓冲地面冲击力（Yeow，Lee，Goh，2010）；另一方面，增加臀大肌和股后肌群的激活程度（Meierbachtol，Rohman，Paur，et al.，2017），使其维持关节稳定性的能力提高。综合上述内容可解释膝关节等速肌力测试的结果，同理，髋关节等速肌力测试的结果也可从以上论述中找到解释。表 5.25 中，实验组干预结束后髋关节慢速和快速测试下伸肌肌力的增长较为明显，快速测试下右髋伸肌峰力矩显著高于对照组，其他测试项目虽无显著性差异，但实验组修正后的均值均高于对照组。实验组和对照组的慢速和快速测试下左右侧屈肌肌群的差距不明显。这可以通过表 5.28 的数据得到进一步的证明：实验组在快速测试下髋关节左、右侧屈伸峰值力矩比显著低于对照组，其他测试虽无显著性差异，但实验组慢速和快速下髋关节屈伸峰值力矩比的均值均低于对照组。使髋关节屈的肌群是股四头肌、髂腰肌、缝匠肌和阔筋膜张肌等，使髋关节伸的肌群是臀大肌、腘绳肌和大收肌，因此髋关节屈伸肌峰值力矩比值与膝关节屈伸肌峰值力矩比是相反的。实

① 就一般水平的二级运动员在弹性势能有效利用方面，适宜的高度不能超过 40cm（宋佩成，范年春，杨易军，2012）。

验组干预后膝关节屈肌与伸肌峰值力矩比的增加代表中髋关节屈肌与伸肌峰值力矩比的减小,两者的变化趋势基本一致。另外,针对髋关节屈伸比值的研究要少于膝关节,目前还没有确切的文献指出短跑运动员髋关节屈伸比值的合理范围。姜迪等(2012)通过等速肌力测试发现女子短跑运动员髋关节屈伸比为0.7左右,本研究中干预后实验组髋关节修正后的屈伸比值为0.60~0.72,对照组则为0.64~0.78,略高于实验组,提示对照组要适当增加伸肌力量。研究表明,20世纪80年代后短跑技术的本质被认为是以髋为轴的快速摆动,有两层含义:一是提高运动员屈髋或伸髋肌群的力量和速度力量;二是保持屈髋肌群和伸髋肌群的协同发展,两种力量需维持在一定的比例范围内。亦有研究者认为快速伸髋的能力对跑速的影响远远超过快速伸膝的能力(陈野,谭燕秋,姜迪,等,2007;姜迪,袁鹏,郭文俊,2012),注重发展髋关节肌肉力量的摆动技术日益受到重视。综上,不管是从训练的角度出发还是从损伤预防的角度出发,保持合理的屈、伸肌力量比对短跑运动员的发展是非常重要的,这也间接证明了以动作技术为导向的快速伸缩复合训练、力量训练、速度灵敏训练组合的必要性。

需要注意的是,受时间和条件的限制,本研究的等速肌力测试只测试了髋关节和膝关节向心收缩时的屈、伸肌峰值力矩及其比值,尽管有研究也证实了此收缩形式下屈伸肌的比值对短跑运动员下肢损伤的研究具有一定的意义(魏书涛,2011;姜迪,袁鹏,郭文俊,2012),但仍不能否认其指标选择缺少一定的全面性。曹峰锐(2017)认为,"腘绳肌离心收缩的力矩/股四头肌向心收缩的力矩"是评价腘绳肌拉伤后膝关节功能恢复情况的黄金指标,其理想的比值应大于1。因此,后续研究应丰富等速肌力测试中的观察指标,使其对短跑运动员下肢损伤的预防和康复后的评定工作提供更为全面和有效的参考。

5.5 下肢生物力学测试的结果与分析

5.5.1 运动学参数

5.5.1.1 足与地面接触时刻

从表5.29和表5.30的数据可知,足与地面接触时,实验组和对照组的前测成绩均没有显著性差异($p \geqslant 0.68$),测试数据符合协方差使用的线性假设($R^2 \geqslant$

0.64)和平行性假设($p \geq 0.14$)条件。表5.31显示了协方差分析的统计结果:干预结束后实验组膝关节内收角度(+)显著高于对照组($p=0.00$),间接可以说明干预后实验组膝关节外展角度(-)小于对照组,其他测试指标无显著性差异。

表5.29 足与地面接触时刻运动学测试指标的前测成绩检验($n=25$)

指标		实验组($n=13$)	对照组($n=12$)	p值
髋关节	屈曲/伸展(°)	54.25±10.42	53.51±6.33	0.84
	内收/外展(°)	-6.86±2.43	-6.98±1.81	0.89
	内旋/外旋(°)	11.85±4.24	12.41±3.02	0.71
膝关节	屈曲/伸展(°)	-38.07±4.94	-37.93±3.21	0.94
	内收/外展(°)	9.69±2.88	9.78±1.82	0.93
	内旋/外旋(°)	-13.66±5.08	-12.90±3.78	0.68
踝关节	背屈/跖屈(°)	70.30±8.44	71.39±7.99	0.74
	内收/外展(°)	9.09±5.32	9.84±3.97	0.70
	内翻/外翻(°)	-13.93±2.58	-13.57±2.23	0.71

注:髋关节屈、膝关节伸、踝关节背屈为正(+),髋关节伸、膝关节屈、踝关节跖屈为负(-);髋关节、膝关节和踝关节内收为正(+),髋关节、膝关节和踝关节外展为负(-);髋关节和膝关节内旋、踝关节外翻为正(+),髋关节和膝关节外旋、踝关节内翻为负(-)。

表5.30 足与地面接触时刻运动学测试指标的协方差假设条件检验($n=25$)

测试指标		线性假设		平行性假设
髋关节	屈曲/伸展(°)	实验组 $R^2=0.89$	对照组 $R^2=0.97$	交互项 $p=0.75$
	内收/外展(°)	实验组 $R^2=0.92$	对照组 $R^2=0.94$	交互项 $p=0.55$
	内旋/外旋(°)	实验组 $R^2=0.98$	对照组 $R^2=0.97$	交互项 $p=0.23$
膝关节	屈曲/伸展(°)	实验组 $R^2=0.94$	对照组 $R^2=0.64$	交互项 $p=0.82$
	内收/外展(°)	实验组 $R^2=0.98$	对照组 $R^2=0.83$	交互项 $p=0.33$
	内旋/外旋(°)	实验组 $R^2=0.98$	对照组 $R^2=0.96$	交互项 $p=0.68$
踝关节	背屈/跖屈(°)	实验组 $R^2=0.96$	对照组 $R^2=0.98$	交互项 $p=0.84$
	内收/外展(°)	实验组 $R^2=0.96$	对照组 $R^2=0.93$	交互项 $p=0.14$
	内翻/外翻(°)	实验组 $R^2=0.88$	对照组 $R^2=0.87$	交互项 $p=0.77$

注:R^2代表后测成绩随前测成绩变化的散点图与直线的拟合度,越接近1,拟合效果越好。

表 5.31 足与地面接触时刻运动学测试指标的协方差分析情况($n=25$)

指标		实验组($n=13$)	对照组($n=12$)	差值的绝对值	p 值
髋关节	屈曲/伸展(°)	56.48[a]±0.64	56.05[a]±0.67	| 0.43±0.92 |	0.65
	内收/外展(°)	−5.50[a]±0.16	−5.95[a]±0.16	| −0.45±0.22 |	0.06
	内旋/外旋(°)	10.17[a]±0.17	10.66[a]±0.17	| −0.48±0.25 |	0.06
膝关节	屈曲/伸展(°)	−39.91[a]±0.49	−38.60[a]±0.51	| −1.31±0.71 |	0.08
	内收/外展(°)	12.08[a]±0.22	11.01[a]±0.23	| 1.07*±0.31 |	0.00*
	内旋/外旋(°)	−14.42[a]±0.13	−14.59[a]±0.13	| 0.17±0.19 |	0.36
踝关节	背屈/跖屈(°)	73.42[a]±0.41	72.63[a]±0.43	| 0.79±0.59 |	0.20
	内收/外展(°)	10.52[a]±0.32	10.18[a]±0.33	| 0.34±0.46 |	0.47
	内翻/外翻(°)	−14.47[a]±0.25	−14.24[a]±0.26	| −0.23±0.36 |	0.54

注:a 代表协变量修正之后的因变量的均值;差值=实验组−对照组;* 表示均值差值在 0.05 水平上较显著;$p\leqslant0.05$ 表示有显著性差异;$p<0.01$ 表示有非常显著的差异;$p>0.05$ 表示无显著性差异。

5.5.1.2 最大碰撞时刻

从表 5.32 和表 5.33 的数据可知,最大碰撞时刻实验组和对照组的前测成绩均无显著性差异($p\geqslant0.57$),测试数据符合协方差使用的线性假设($R^2\geqslant0.80$)和平行性假设($p\geqslant0.18$)条件。表 5.34 显示了协方差分析的统计结果:干预结束后实验组膝关节内收角度(+)和屈曲角度(−)显著高于对照组($p=0.04$),而内收角度的增加可以间接说明干预后实验组膝关节外展角度(−)小于对照组,其他测试指标无显著性差异。

表 5.32 最大碰撞时刻运动学测试指标的前测成绩检验($n=25$)

指标		实验组($n=13$)	对照组($n=12$)	p 值
髋关节	屈曲/伸展(°)	65.58±8.94	65.91±4.16	0.91
	内收/外展(°)	−5.63±2.29	−5.88±1.66	0.75
	内旋/外旋(°)	15.96±3.92	16.36±1.66	0.75
膝关节	屈曲/伸展(°)	−66.58±4.30	−67.68±6.19	0.61
	内收/外展(°)	14.12±2.71	13.55±2.33	0.58
	内旋/外旋(°)	−10.57±3.15	−11.18±3.26	0.64

续表

指标		实验组(n=13)	对照组(n=12)	p值
踝关节	背屈/跖屈(°)	94.76±4.69	95.73±3.54	0.57
	内收/外展(°)	5.07±1.45	5.32±1.77	0.70
	内翻/外翻(°)	−8.65±4.21	−8.98±3.01	0.83

注:髋关节屈、膝关节伸、踝关节背屈为正(+),髋关节伸、膝关节屈、踝关节跖屈为负(−);髋关节、膝关节和踝关节内收为正(+),髋关节、膝关节和踝关节外展为负(−);髋关节和膝关节内旋、踝关节外翻为正(+),髋关节和膝关节外旋、踝关节内翻为负(−)。

表 5.33 最大碰撞时刻运动学测试指标的协方差假设条件检验(n=25)

测试指标		线性假设		平行性假设
髋关节	屈曲/伸展(°)	实验组 R^2=0.97	对照组 R^2=0.93	交互项 p=0.51
	内收/外展(°)	实验组 R^2=0.97	对照组 R^2=0.96	交互项 p=0.86
	内旋/外旋(°)	实验组 R^2=0.95	对照组 R^2=0.80	交互项 p=0.67
膝关节	屈曲/伸展(°)	实验组 R^2=0.97	对照组 R^2=0.96	交互项 p=0.40
	内收/外展(°)	实验组 R^2=0.91	对照组 R^2=0.97	交互项 p=0.54
	内旋/外旋(°)	实验组 R^2=0.94	对照组 R^2=0.95	交互项 p=0.55
踝关节	背屈/跖屈(°)	实验组 R^2=0.94	对照组 R^2=0.92	交互项 p=0.92
	内收/外展(°)	实验组 R^2=0.94	对照组 R^2=0.85	交互项 p=0.40
	内翻/外翻(°)	实验组 R^2=0.92	对照组 R^2=0.91	交互项 p=0.18

注:R^2代表后测成绩随前测成绩变化的散点图与直线的拟合度,越接近1,拟合效果越好。

表 5.34 最大碰撞时刻运动学测试指标的协方差分析情况(n=25)

指标		实验组(n=13)	对照组(n=12)	差值的绝对值	p值
髋关节	屈曲/伸展(°)	67.99[a]±0.34	67.12[a]±0.67	| 0.87±0.49 |	0.09
	内收/外展(°)	−4.99[a]±0.11	−5.10[a]±0.11	| 0.12±0.16 |	0.48
	内旋/外旋(°)	14.08[a]±0.23	14.38[a]±0.24	| −0.30±0.33 |	0.36
膝关节	屈曲/伸展(°)	−69.76[a]±0.30	−68.84[a]±0.31	| −0.92*±0.43 |	0.04*
	内收/外展(°)	15.87[a]±0.19	15.27[a]±0.20	| −0.60*±0.27 |	0.04*
	内旋/外旋(°)	−12.01[a]±0.13	−12.09[a]±0.13	| −0.08±0.18 |	0.67

续表

指标		实验组(n=13)	对照组(n=12)	差值的绝对值	p 值
踝关节	背屈/跖屈(°)	97.23[a]±0.36	96.55[a]±0.37	| 0.68±0.52 |	0.21
	内收/外展(°)	5.66[a]±0.14	5.54[a]±0.15	| 0.12±0.20 |	0.57
	内翻/外翻(°)	−9.72[a]±0.15	−9.60[a]±0.15	| −0.12±0.21 |	0.57

注：a 代表协变量修正之后的因变量的均值；差值＝实验组－对照组；* 表示均值差值在 0.05 水平上较显著；$p \leqslant 0.05$ 表示有显著性差异；$p < 0.01$ 表示有非常显著的差异。

5.5.1.3 最大膝关节屈角时刻

从表 5.35 和表 5.36 的数据可知，最大膝关节屈角时，实验组和对照组的前测成绩均无显著性差异($p \geqslant 0.66$)，测试数据符合协方差使用的线性假设($R^2 \geqslant 0.76$)和平行性假设($p \geqslant 0.14$)条件。表 5.37 显示了协方差分析的统计结果：干预结束后实验组髋关节屈曲角度(＋)、膝关节屈曲角度(－)和膝关节内收角度(＋)显著高于对照组($p \leqslant 0.05$)，而内收角度显著提高则间接可以说明干预后实验组膝关节外展角度(－)小于对照组，其他测试指标无显著性差异。

表 5.35 最大膝关节屈角时刻运动学测试指标的前测成绩检验(n=25)

指标		实验组(n=13)	对照组(n=12)	p 值
髋关节	屈曲/伸展(°)	77.94±4.81	78.23±4.82	0.88
	内收/外展(°)	−4.37±0.26	−4.27±0.27	0.94
	内旋/外旋(°)	22.77±7.49	22.16±6.81	0.83
膝关节	屈曲/伸展(°)	−104.41±7.38	−105.04±8.08	0.84
	内收/外展(°)	20.32±4.92	20.89±4.13	0.75
	内旋/外旋(°)	−4.13±3.19	−4.57±1.42	0.66
踝关节	背屈/跖屈(°)	110.09±3.00	109.72±3.33	0.77
	内收/外展(°)	2.40±1.30	2.62±1.61	0.72
	内翻/外翻(°)	−8.97±2.91	−9.35±1.75	0.70

注：髋关节屈、膝关节伸、踝关节背屈为正(＋)，髋关节伸、膝关节屈、踝关节跖屈为负(－)；髋关节、膝关节和踝关节内收为正(＋)，髋关节、膝关节和踝关节外展为负(－)；髋关节和膝关节内旋、踝关节外翻为正(＋)，髋关节和膝关节外旋、踝关节内翻为负(－)。

表 5.36 最大膝关节屈角时刻运动学测试指标的协方差假设条件检验(n=25)

测试指标		线性假设		平行性假设
髋关节	屈曲/伸展(°)	实验组 R^2=0.97	对照组 R^2=0.93	交互项 p=0.68
	内收/外展(°)	实验组 R^2=0.92	对照组 R^2=0.98	交互项 p=0.17
	内旋/外旋(°)	实验组 R^2=0.96	对照组 R^2=0.97	交互项 p=0.69
膝关节	屈曲/伸展(°)	实验组 R^2=0.96	对照组 R^2=0.87	交互项 p=0.14
	内收/外展(°)	实验组 R^2=0.76	对照组 R^2=0.96	交互项 p=0.76
	内旋/外旋(°)	实验组 R^2=0.97	对照组 R^2=0.84	交互项 p=0.89
踝关节	背屈/跖屈(°)	实验组 R^2=0.76	对照组 R^2=0.85	交互项 p=0.92
	内收/外展(°)	实验组 R^2=0.83	对照组 R^2=0.85	交互项 p=0.77
	内翻/外翻(°)	实验组 R^2=0.97	对照组 R^2=0.95	交互项 p=0.82

注:R^2代表后测成绩随前测成绩变化的散点图与直线的拟合度,越接近1,拟合效果越好。

表 5.37 最大膝关节屈角时刻运动学测试指标的协方差分析结果(n=25)

指标		实验组(n=13)	对照组(n=12)	差值的绝对值	p 值
髋关节	屈曲/伸展(°)	79.57[a]±0.24	78.84[a]±0.25	∣0.73*±0.35∣	0.05*
	内收/外展(°)	−4.26[a]±0.14	−4.02[a]±0.14	∣−0.24±0.20∣	0.24
	内旋/外旋(°)	20.53[a]±0.27	20.94[a]±0.17	∣−0.41±0.38∣	0.30
膝关节	屈曲/伸展(°)	−107.37[a]±0.44	−106.01[a]±0.45	∣−1.36*±0.63∣	0.04*
	内收/外展(°)	22.39[a]±0.21	21.74[a]±0.22	∣0.66*±0.31∣	0.04*
	内旋/外旋(°)	−4.81[a]±0.18	−4.58[a]±0.19	∣−0.23±0.26∣	0.38
踝关节	背屈/跖屈(°)	112.36[a]±0.44	111.23[a]±0.46	∣1.13±0.64∣	0.09
	内收/外展(°)	3.13[a]±0.14	2.78[a]±0.15	∣0.35±0.21∣	0.10
	内翻/外翻(°)	−9.63[a]±0.10	−9.35[a]±0.11	∣−0.28±0.15∣	0.07

注:a代表协变量修正之后的因变量的均值;差值=实验组−对照组;*表示均值差值在0.05水平上较显著;$p \leqslant 0.05$表示有显著性差异;$p<0.01$表示有非常显著的差异。

5.5.2 动力学参数

5.5.2.1 足与地面接触时刻

从表5.38和表5.39的数据可知,足与地面接触时,实验组和对照组的前测成绩均无显著性差异($p \geq 0.36$),测试数据符合协方差使用的线性假设($R^2 \geq 0.88$)和平行性假设($p \geq 0.36$)条件。表5.40显示了协方差分析的统计结果:干预结束后实验组前后方向和垂直方向上的地面反作用力与对照组相比无显著性差异($p \geq 0.06$),但实验组前后方向和垂直方向上的地面反作用力修正后的均值均小于对照组。

5.5.2.2 最大碰撞时刻

从表5.38、表5.39的数据可知,最大碰撞时,实验组和对照组的前测成绩均无显著性差异($p \geq 0.17$),测试数据符合协方差使用的线性假设($R^2 \geq 0.79$)和平行性假设($p \geq 0.59$)条件。表5.40显示了协方差分析的统计结果:干预结束后实验组前后方向和垂直方向上的地面反作用力与对照组相比无显著性差异($p \geq 0.16$),但实验组前后方向和垂直方向上的地面反作用力修正后的均值略小于对照组。

5.5.2.3 最大膝关节屈角时刻

从表5.38和表5.39的数据可知,最大膝关节屈角时刻实验组和对照组的前测成绩均无显著性差异($p \geq 0.28$),测试数据符合协方差使用的线性假设($R^2 \geq 0.66$)和平行性假设($p \geq 0.89$)条件。表5.40显示了协方差分析的统计结果:干预结束后实验组垂直方向上的地面反作用力显著小于对照组($p=0.04$),前后方向上的地面反作用力与对照组相比无显著性差异($p=0.36$),但实验组修正后的均值略小于对照组。

表5.38 动力学测试指标的前测成绩检验($n=25$)

测试指标(BW)		实验组($n=13$)	对照组($n=12$)	p 值
足与地面接触时刻	x 轴地面反作用力	0.30±0.15	0.32±0.08	0.79
	z 轴地面反作用力	0.74±0.48	0.66±0.30	0.36
最大碰撞时刻	x 轴地面反作用力	0.17±0.15	0.24±0.10	0.17
	z 轴地面反作用力	2.66±0.43	2.74±0.46	0.67
最大膝关节屈角时刻	x 轴地面反作用力	0.20±0.12	0.19±0.07	0.86
	z 轴地面反作用力	2.94±0.36	2.81±0.20	0.28

注:x 轴表示前后方向上的地面反作用力,正方向向前;z 轴表示垂直方向上的地面反作用力,正方向向上。地面反作用力的计算公式=力值(N)/体重(kg)×重力系数(N/kg),代表自身体重的倍数。其他同表30。

表 5.39　动力学测试指标的协方差假设条件检验结果($n=25$)

测试指标(BW)		线性假设		平行性假设
足与地面接触时刻	x 轴地面反作用力	实验组 $R^2=0.98$	对照组 $R^2=0.97$	交互项 $p=0.36$
	z 轴地面反作用力	实验组 $R^2=0.88$	对照组 $R^2=0.92$	交互项 $p=0.82$
最大碰撞时刻	x 轴地面反作用力	实验组 $R^2=0.98$	对照组 $R^2=0.94$	交互项 $p=0.59$
	z 轴地面反作用力	实验组 $R^2=0.79$	对照组 $R^2=0.90$	交互项 $p=0.94$
最大膝关节屈角时刻	x 轴地面反作用力	实验组 $R^2=0.92$	对照组 $R^2=0.72$	交互项 $p=0.96$
	z 轴地面反作用力	实验组 $R^2=0.70$	对照组 $R^2=0.66$	交互项 $p=0.89$

注:R^2代表后测成绩随前测成绩变化的散点图与直线的拟合度,越接近 1,拟合效果越好。

表 5.40　动力学测试指标的协方差分析结果($n=25$)

测试指标(BW)		实验组($n=13$)	对照组($n=12$)	差值的绝对值	p 值
足与地面接触时刻	x 轴地面反作用力	$0.28^a \pm 0.00$	$0.29^a \pm 0.00$	$\|-0.01 \pm 0.01\|$	0.06
	z 轴地面反作用力	$0.52^a \pm 0.02$	$0.57^a \pm 0.02$	$\|-0.05 \pm 0.03\|$	0.20
最大碰撞时刻	x 轴地面反作用力	$0.18^a \pm 0.01$	$0.20^a \pm 0.01$	$\|-0.02 \pm 0.01\|$	0.16
	z 轴地面反作用力	$2.59^a \pm 0.40$	$2.63^a \pm 0.42$	$\|-0.04 \pm 0.06\|$	0.48
最大膝关节屈角时刻	x 轴地面反作用力	$0.16^a \pm 0.09$	$0.17^a \pm 0.01$	$\|-0.01 \pm 0.01\|$	0.36
	z 轴地面反作用力	$2.30^a \pm 0.04$	$2.44^a \pm 0.05$	$\|-0.14^* \pm 0.07\|$	0.04^*

注:a 代表协变量修正之后的因变量的均值;差值=实验组－对照组;* 表示均值差值在 0.05 水平上较显著;$p \leqslant 0.05$ 表示有显著性差异;$p<0.01$ 表示有非常显著差异。

5.5.3　分析与讨论

5.5.3.1 运动学参数变化的分析与讨论

着地时刻,膝关节无论是做内翻动作还是做外翻动作,对于下肢来说都是一个不稳定的位置,已被证明与下肢损伤的发生有关,而且主要发生在足触底后的瞬间(Hewett,Myer,Ford,et al.,2005;Ryan,Maclean,Taunton,2006)。如前所述,短跑运动员主要的下肢损伤也多发生在这一时刻。从解剖学上来讲,膝关节是下肢多块肌肉的起止点,膝关节的动作和功能会间接影响整条动力链的功能(鲁智勇,2016),例如,运动员下肢着地时膝关节过度外翻动作会引起整个下肢的动态外翻(如图 5.3 所示),大大增加下肢损伤的风险(Hewett,Myer,Ford,et al.,2005)。不仅如此,鲁智勇(2016)还发现男女在完成侧切跑动作时,髋、膝、踝关节在不同运动平面上的运动参数均存在明显差异,其中髋和膝关节的屈曲角度较为突出。从生物力学机制上来说,屈髋屈膝的角度越小,对关节产生的应力也就越大,且较小的屈髋角度会增加膝关节的负荷,将膝关节周围的韧带和肌肉置于较为危险的因素之下。另外,研究还显示,髋关节内旋角度也存在性别差异，落地支撑阶段冠状面内髋关节内旋角度增加会影响膝关节角度的适应性变化，直接导致膝关节额状面内的应力增加，从而增加膝关节韧带损伤的风险。这一结果也在其他研究中得到证实：Lephart 等(2005)研究表明，女性运动员在落地时有较大的髋内旋角度，而髋内旋角度的增加会导致膝关节外翻和外旋角度的增加，使膝关节发生损伤的风险增加。但是从人体生物力学结构来讲，髋关节内旋角度存在的差异对于膝关节的影响较小，损伤风险相对较低。除了上述参数差异外，踝关节的运动学参数也具有一定的研究价值。鲁智勇(2016)还发现男女在完成侧切跑动作时，髋、膝、踝关节在不同运动平面上。与男性运动员相比，女性运动员脚触地时刻踝关节跖屈角度和内翻角度小于男性运动员，而外翻角度却大于男性运动员。Wright 等(2000)研究发现，着地时刻踝关节跖屈角度增大会增加踝关节扭伤的风险。脚踝外翻与胫骨内旋动作之间可能存在一定的线性关系(Bellchamber，Bogert，2000)，踝外翻和胫骨内旋动作的同时出现会成倍增加下肢危险姿势(动态外翻)的出现(Hewett，Myer，Ford，et al.，2005)。虽然踝关节内旋角度也存在一定的差异，但从临床角度来讲对下肢损伤的影响不大(鲁智勇，2016)。上述性别差异所导致的运动学参数的不同，反映了男女下肢神经肌肉控制能力的不同。性别差异也给了我们一定的启示：提高运动员的神经肌肉控制能力以改善下肢发力的生物力学模式，提高动作生物力学的合理性(Pollard，Sigward，Ota，et al.，2006)。

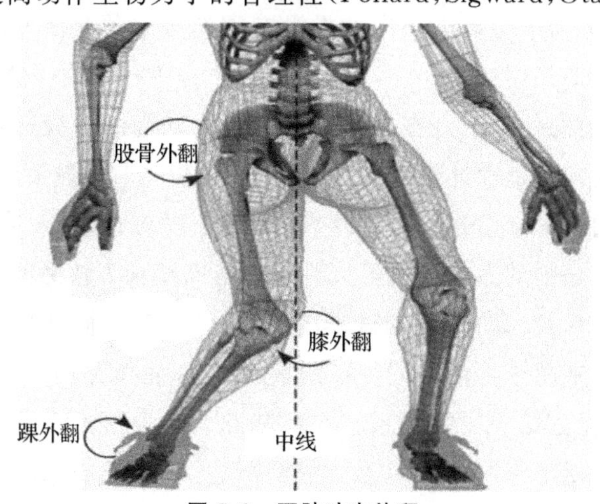

图 5.3 下肢动态外翻

(胫骨远端远离中线，股骨远端靠近中线)

研究证实，以技术动作为导向的快速伸缩复合训练和力量训练的组合干预通过提高神经肌肉控制能力能使运动员双膝内翻和外翻动作在落地时减少50%(Kubo,Morimoto,Komuro,et al.,2007)，有效提高了运动员落地动作的安全性。人体足部在接触地面时，腘绳肌和股四头肌能被激活40%～80%，两者收缩模式的同步性能有效保护膝关节对抗过度前移、膝外翻和下肢动态外翻的负荷。腘绳肌力量以及激活的不足可能直接限制肌肉共激活保护关节和韧带的作用，这种潜在的关节肌肉控制不足可能导致“韧带主导”或者“股四头肌主导”动作策略，这种主导策略在女性运动员中尤为明显(Neptune,Wright,Bogert,1999)。基于以上考虑，改善肌肉维持关节稳定性的功能会大大提高损伤预防训练方案的成效。

如前所述，以动作技术为导向的快速伸缩复合训练和下肢力量的训练的组合能有效改善运动员下肢生物力学缺陷，提高膝关节落地的安全性和稳定性。前馈(如预激活)和牵张反射(如后激活)快速拉伸—缩短循环动作的神经控制机制(Taube,Leukel,Gollhofer,2012)。从前馈机制的角度来说，Gollhofer和Kyröläinen(1991)认为肌肉的预激活可以解释为“预编程的神经元激活”(pre-programmed neuronal activation)，主要的功能就是使肌肉在最短的时间内产生较大的力。考虑到快速伸缩复合中的练习动作都是一种主动着地动作，并伴随可预见的运动控制，前馈控制可能更具有适应性价值(王瑞元,2012)。因为研究已证实，快速运动中运动员肌肉如果没有被充分地预激活，就会抑制其对关节和软组织的保护作用(Schenau,Bobbert,Haan,1997)。根据着地任务的模式和特征，主动着地的任务就是在触地瞬间通过主动屈膝屈髋进行缓冲，从而降低下肢各关节受到的地面冲击力。在此过程中，膝关节和髋关节周围相应肌肉的做功显著增加(Devita,Skelly,1992)。相比于被动着地，人体在下落着地过程中通过视觉和先前的运动经验可以判断下落高度和下落时间，有意识地调整下肢角度为触地后控制关节运动做准备(罗炯,2005)。而这种预判(即落地策略的选择)，主要来源于生活和训练中的重复练习，也就是前面所叙述的前馈与动作熟练度、动作记忆提取的关系。在此基础上强调落地技术的完成质量，当运动员的动作质量下降时停止练习。如前所述，研究发现，肌肉疲劳后会引起神经肌肉控制策略的改变，关节的位置觉、肌肉力觉与疲劳发生前相比均降低，且本体感觉下降的同时也伴随着下肢生物力学的改变(郑荣强，王予彬，2010；

张秋霞，张林，王国祥，2011）。而与疲劳前相比，疲劳后的肌肉最大收缩产生的力量会明显降低（Patrek，Kernozek，Willson，et al.，2011），这意味着机体将会选择一种相对不稳定的落地策略和方式。

在快速拉伸—缩短循环动作中前馈机制与牵张反射机制之前存在一定的相关性，牵张反射之前产生需产生较大的预激活才能使肌肉力量的潜能达到最大的发挥。前人研究已证实，着地动作之前肌肉被充分的预激活时，肌肉的刺激动力学（stimulation dynamics）和兴奋动力学（excitation dynamics）就会开始工作，使足部在触地之后的肌肉力量得到迅速提高（Linnamo，Strojnik，Komi，2006；Lesinski，Prieske，Beurskens，et al.，2017）。预激活可以通过调节肌肉潜能和关节刚度的方式来实现对对关节或软组织的保护功能（Paavo，Komi，Gollhofer，1977；Devita，Skelly，1992）。因此，前馈机制训练效果的好坏会影响落地后牵张反射的效果。通过统计结果可以看出，干预结束后实验组足与地面接触时刻、最大碰撞时刻和最大膝关节屈角时刻髋关节、膝关节的屈曲角度明显大于对照组，虽然踝关节跖屈/背屈角度无显著性差异，但实验组背屈角度修正后的均值均高于对照组（背屈角度高于对照组）；膝关节外展角度明显小于对照组；z 轴上三关节的角度与对照组相比无显著性差异，但髋关节内旋角度均小于对照组。说明干预后实验组的下肢生物力学特性得到改善，不仅提高了落地动作生物力学的合理性，而且还能促进下肢拉长—收缩能力的提高，这一研究结果与前人研究结果（何鹏飞，董范，姜自立，2017；赵响，詹建国，许滨，2017）类似。当然，落地动作安全性的提高也离不开其他练习（如平衡稳定性练习、下肢力量练习、速度灵敏性练习）带来的本体感觉、肌肉力量、姿势控制等方面的改善与提高（Myer，Ford，Palumbo，et al.，2005；Myer，Ford，Mclean，et al.，2006），而以上方面作为神经肌肉控制的主要组成部分，对关节的动态稳定性和损伤预防的发生起着至关重要的影响作用。

8 周干预后实验组落地前通过有意识地调整下肢角度选择较为安全的“软着陆”策略，说明前馈控制机制在反复练习中得到了一定的训练。这也验证了前人的研究结果：实践和技能的提高可以优化着地前的肌肉预激活策略，控制着地动作，防止下肢关节损伤。而对于牵张反射机制的有效利用方面，本训练方案中的快速伸缩复合练习动作随着由易到难的进阶，预激活的和牵张反射的活动和水平也会随之增加（Christoforidou，Patikas，Bassa，et al.，2017），加之前馈机制的训练能促进牵张反射的效果，因此拉长—收缩的能力提到提高（向洪，1992）。这在其他研究（Fleck，Falkel，1986；Attene，Iuliano，Cagno，et al. ，2015）中也得到证实：运动员下肢拉长—收缩能力得到提高后，动作表现也得到相应的提升。

除了上述依据，研究者还发现通过快速伸缩复合和下肢力量训练后下肢刚度有所增加（罗二凤，2018），这也有利于下肢生物力学的改善。如前所述，下肢刚度是指物体在受载时抵抗变形的能力，刚度大则变形小，刚度小则变形大，相当于弹簧质量模型中的弹性系数（刘宇，魏勇，2008）。对于人体而言，个体刚度决定于肌肉、肌腱、韧带、软骨和骨骼的整体（Latash，Zatsiorsky，1993）。研究也证实，人类的骨骼肌肉系统也具有弹簧般的性质，其刚度由肌肉的弹性性质和神经回馈系统决定，而且可以通过调整肌肉的活化和神经回馈的调节来控制刚度，以更好的身体姿势适应外界环境（Osu，Gomi，1999）。Granata 等（2002）研究发现，与男性相比，女性在落地时表现出更小的关节刚度，这或许也是女性下肢损伤高发的原因之一。下肢刚度的增加可以使关节和肌肉承担外界的负荷，并有效地将这种负荷转化为肌肉的弹性能储存起来，提高肌肉的弹性势能的储备能力，这对预防肌肉拉伤具有重要的实际意义（解浩东，罗炯，2018）。而下肢刚度过大则不利于力学负荷的吸收和弹性势能的增加，因为“刚度”和“柔度”是对立存在的，柔度是指物体弯曲变形的能力，柔度佳者易于弯曲，柔度差者不易弯曲（Needle，Baumeister，Kaminski，et al. ，2015）。鉴于此，快速伸缩复合训练中练习动作的选择要基于下肢存在“最优”刚度值的依据（Granata，Wilson，Padua，2002；Butler，Crowell，Davis，2003）。研究发现，下落高度超过 40cm 后，落地时地面冲击载荷进一步增大，此时神经—肌肉的抑制作用会使下肢减小，不仅造成弹性能量有效转化率的降低（罗炯，2005；宋佩成，范年春，杨易军，2012），而且可能会降低下肢关节的稳定性（袁鹏，许贻林，王丹，等，2018）。本研究中的练习动作最高高度都在 40cm 以下，另外在练习中始终强调正确的落地技术，即“软着陆”。既考虑到提高下肢刚度需要一定高度，又考虑到下肢力学负荷吸收和弹性势能储备所需的下肢柔度，因此在提高落地安全性的同时也能促进运动表现的提高。

此外，Padua 等（2005）研究发现，髋关节周围肌群力量的下降（尤其是臀中肌和臀大肌）与运动员触地初期膝关节外翻和外翻峰值有关，尤其是臀中肌力量是下落纵跳测试中是唯一能显著预测外翻初始和峰值角度的变量。Myer等(2008)发现,通过加强躯干和髋部控制的神经肌肉训练能有效改善髋关节周围肌群的力量以及募集能力,有助于提高运动员对下肢齐性的控制。另外,干预训练中的拉伸练习在提高下肢柔韧性的同时又能有效降低其对力量或爆发力表现的负面效应(张秀云,2008)。总体来说,本研究中的损伤预防训练方案能有效改善运动员下肢发力的生物力学模式,通过本体感觉、肌肉力量和姿势控制等方面的提高来促进运动员神经肌肉功能及其控制能力的发展与提升,从而降低损伤的发生风险。

5.5.3.2 动力学参数变化的分析与讨论

研究发现,短跨和跳跃运动员的大部分损伤都发生在着地时刻,因此推断地面反作用力与下肢损伤之间存在强烈的关系(Dufek,Bates,1991),且与未损伤的受试者相比,膝关节损伤患者落地时垂直地面反作用力增加了 20%(巩尊科,翟宏伟,陈伟,等,2010)。这在 Hreljac 和 Ferber(2006)的研究中也得到证实:垂直方向上的地面反作用力增加使跑步者处于更高的损伤风险中。尽管人体可以通过有意识地调整下肢落地姿势、运动学特征、神经肌肉反馈等形式选择较为安全的落地策略(傅维杰,刘宇,黄灵燕,2012),但在触地初期仍不能避免受到自身体重 2～7 倍的冲击力(Challis,Pain,2008),进而增加落地时损伤发生的风险(张希妮,傅维杰,夏锐,等,2017)。且已有研究表明,下肢损伤(如关节软骨损伤、韧带断裂等)与着地时的冲击力峰值和负载率息息相关(Wang,Peng,2013)。然而,也有研究者认为一定范围和程度的冲击力(人体生理承受范围内)会对机体特别是骨组织的重建产生积极的影响(张希妮,傅维杰,夏锐,等,2017)。尽管关于地面冲击力与运动损伤的因果关系尚未建立,但结合以上研究成果仍不能否认两者之间的相关性。

如上所述,训练方案中的快速伸缩复合练习和力量练习能有效提高运动员的下肢刚度,下肢刚度的增加能使下肢关节和肌肉承担较大的载荷,并能有效地将这种载荷转化为肌肉的弹性势能储存起来为后续的动作做准备(刘宇,魏勇,2008;罗二凤,2018)。此外,练习动作的选择上充分考虑下肢柔度(compliance)和下肢刚度的对立关系,若下肢刚度较小则无法有效地调整运动状态所产生的冲击与影响,势必会影响运动表现甚至引起运动损伤,而下肢刚度较大则可能与高水平的冲击力与载荷率有关,这可能会大大增加骨和关节损伤的风险(Granata,Wilson,Padua,2002;Butler,Crowell,Davis,2003)。如前所述,快速伸缩复合练习中下落高度最高小于≤30cm,既有利于提高运动员肌肉的抗拉伸能力及弹力,又有利于弹性势能的贮备能力(宋佩成,范年春,杨易军,2012)。另外,练习中重视和强调"软着陆"的落地技术有利于运动员落地后通过主动屈髋屈膝进行缓冲,从而降低下肢各关节受到的冲击力(田石榴,200)。之前的研究发现,落地缓冲下肢屈曲角度不充分时,踝关节相对吸收更多能量,容易引发运动损伤(Hoffman,2016),而下肢屈曲角度充分时,则髋关节和膝关节会吸收更多能量。同样,以上运动学和动力学特征的改善也得益于与平衡稳定、速度灵敏和拉伸训练组合的综合干预(Sherry,Best,2004)。

另外,前面所提到的前馈(如预激活)和牵张反射(如后激活)是快速拉伸—缩短循环动作的主要神经控制机制。"软着陆"落地策略的反复练习有利于提高动作熟练度,形成动作记忆,从而使运动员能更好地"自动"地利用该感觉痕迹对运动进行预先调整(李世明,Yi-Chung,Pai,等,2011)。根据前馈机制与牵张反射机制之间的相关性,前馈机制的有效训练会促进牵张反射的效果,加之练习动作的进阶有利于激活更多的运动单位参与肌肉的主动收缩过程(Kravitz,Akalan,Nowicki,et al.,2003)。此外,贾谊等(2017)发现,动作速度可能是影响中速神经系统对主动肌和拮抗肌控制策略的主要因素,且预激活和后激活水平的提高可以通过准备拮抗肌(腘绳肌和胫骨前肌)以提高肌肉的刚度来更好地对抗由更大的跑速所产生的较大的碰撞负荷(俞泳,何红晨,何成奇,2010)。因此,人体在主动落地时通过有意识地调整下肢角度实现对动作的控制,有利于募集相应的肌肉和细胞完成目标动作,这在一定程度上也支持和验证了"肌肉调谐"(Boyer,Nigg,2006)理论。

Boyer 和 Nigg(2006)提出了一种新的范例,认为在触地阶段肌肉可以通过"调谐"作用以减少相应软组织的振动,即"肌肉调谐"理论(muscle tuning),其主要目的是避免软组织与地面冲击力产生共振,降低下肢关节和肌腱所承受的负荷。具体表现为:机体可以通过肌肉适应来改变软组织的力学特性,从而在受到地面冲击时将振动能降至最低。Wakeling 和 Nigg(2001)指出,软组织的振动特性主要取决于肌肉、脂肪、结缔组织以及软组织中的脉管成分等。而 Epstein 和 Herzog(1999)则认为,肌肉特性对软组织振动特性的影响最大,主要包括肌肉长度、肌肉的收缩速度和产生力的能力,改变肌肉的力学特性能直接影响相关软组织的振动频率。下肢各主要软组织(例如股前头肌和股后肌群)因肌肉活化水平的不同,其固有频率在 10～60 Hz 范围内波动(Wakeling, Nigg, Rozitis, 2002)。研究发现,当地面冲击力的频率接近软组织的固有频率时,振幅会迅速增大,但是在两者振动之后冲击力的振幅会迅速下降至原先水平的 5%以下(Wakeling, Nigg, 2001)。这可能是因为神经—骨骼肌肉系统通过"肌肉调谐"来改变软组织的振动特性的结果,损伤的发生风险因此可能会得到一定程度的降低。傅维杰等(2012)研究发现,下肢各主要肌群在面对不同冲击力输入的情况下均被激活并产生相应的反馈。Wakeling 和 Tscharner (2004)还指出,肌肉的活化水平对软组织的振动表现影响最大,影响软组织的振动特性可以通过改变肌肉活动来实现,以避免可能产生的机械共振。因此,在适当的时间内通过改变肌肉活化的强度来实现肌肉调谐可能是避免机械共振的有效方法。训练方案中的各种落地动作以及非预期变向动作的反复练习,加之对正确技术动作的指导和反馈,这有助于提高参与者对存在潜在危险的动作或关节位置的意识,以使运动员在着地前有意识地调整下肢角度从而实现对动作的控制(yer, Faigenbaum, Chu, et al., 2011; Stroube, Myer, Brent, et al., 2013)。在这个预调整的过程中,下肢肌群被激活并产生相应的反馈,募集更多的运动单位参与主动收缩,而正是基于这种肌肉的预激活动,下肢刚度也都会随之进行相应的改变和调整,以便活化存在共振危险的软组织,以减少甚至避免发生与地面冲击力的共振(Nigg, 1997; Nigg, Wakeling, 2001)。这对跑跳项目更具有实践意义,跑跳过程中,以一个完整周期动作为例,其肌肉活动的过程是非常复杂的。主要包括以下几个方面:下肢的几何学位置、触地时刻的速度、下肢各关节负荷、下肢关节的刚度等(Faries, Greenwood, 2007)。研究发现,在预触地阶段,肌肉预激活的主要目的是为着地和后续动作的推进做好充分的准备。Boyer 和 Nigg(2004)研究发现,触地前的肌肉的预激活动会随着冲击力输入信息的改变而改变,一旦冲击力频率接近下肢主要软组织的固有频率时,肌肉预激活的程度就会明显增加;但当人体缺少预判时,也会影响肌肉预激活过程中的调节,可能会造成比较明显的共振效应。从这个角度出发,肌肉调谐对避免跑跳过程中下肢软组织与地面冲击力的共振效应,以及降低下肢负荷的作用具有重要的实际意义(刘崇,任立峰,史建伟,等,2009)。以上训练效应也能从表 4.47 中得到体现:8 周的损伤预防训练方案干预后,实验组垂直方向上的地面反作用力显著小于对照组，前后方向上的地面反作用力与对照组无显著性差异，但修正后的均值小于对照组。说明损伤预防训练方案通过提高运动员的神经肌肉控制能力，从而调整下肢动作控制策略，能有效减少地面冲击力的负面影响。

5.6 下肢肌电测试的结果与分析

5.6.1 测试结果

5.6.1.1 一个完整单步内膝关节的激活特征

从表 5.41 和表 5.42 的数据可知，一个完整单步内实验组和对照组股内外侧肌、股直肌、半腱肌和股二头肌的标准化平均肌电振幅以及膝关节共激活比的前测成绩均无显著性差异（$p \geq 0.61$），测试数据符合协方差使用的线性假设（$R^2 \geq 0.77$）和平行性假设（$p \geq 0.56$）条件。表 5.43 显示了协方差分析的统计结果：干预结束后实验组和对照组股前和股后肌群的标准化平均肌电振幅无显著性差异（$p \geq 0.08$），实验组膝关节共激活比值显著高于对照组（$p = 0.04$）。但从数值上来看干预结束后实验组股直肌、股内外侧肌的标准化平均肌电振幅（MVC%）其修正后均值均略小于对照组，而半腱肌和股二头肌的标准化平均肌电振幅（MVC%）其修正后的均值均略大于对照组。

表 5.41 膝关节肌肉的标准化平均肌电振幅和共激活比的前测成绩检验（$n=25$）

测试指标	实验组（$n=13$）	对照组（$n=12$）	p 值
股内侧肌（MVC%）	60.58±13.52	63.13±10.49	0.61
股外侧肌（MVC%）	60.47±17.51	58.97±12.79	0.81
股直肌（MVC%）	94.67±55.31	95.97±28.58	0.94
股二头侧肌（MVC%）	87.10±9.83	85.80±6.09	0.70
半腱肌（MVC%）	85.48±19.88	86.10±15.38	0.93
膝关节共激活比	0.80±0.18	0.79±0.11	0.89

注：膝关节肌肉共激活比表示为：$CR_{knee} = \frac{\text{腘绳肌}}{\text{股四头肌}}$。

表 5.42 协方差假设条件检验结果($n=25$)

测试指标	线性假设		平行性假设
股内侧肌(MVC%)	实验组 $R^2=0.77$	对照组 $R^2=0.82$	交互项 $p=0.56$
股外侧肌(MVC%)	实验组 $R^2=0.83$	对照组 $R^2=0.87$	交互项 $p=0.69$
股直肌(MVC%)	实验组 $R^2=0.80$	对照组 $R^2=0.80$	交互项 $p=0.97$
股二头侧肌(MVC%)	实验组 $R^2=0.96$	对照组 $R^2=0.92$	交互项 $p=0.87$
半腱肌(MVC%)	实验组 $R^2=0.96$	对照组 $R^2=0.98$	交互项 $p=0.58$
膝关节共激活比	实验组 $R^2=0.94$	对照组 $R^2=0.89$	交互项 $p=0.58$

注:R^2代表后测成绩随前测成绩变化的散点图与直线的拟合度,越接近1,拟合效果越好。

表 5.43 协方差分析结果($n=25$)

测试指标	实验组($n=13$)	对照组($n=12$)	差值	p 值
股内侧肌(MVC%)	$58.07^a\pm1.15$	$61.18^a\pm1.20$	-3.11 ± 1.67	0.08
股外侧肌(MVC%)	$58.43^a\pm1.51$	$59.68^a\pm1.58$	-1.25 ± 2.19	0.57
股直肌(MVC%)	$91.01^a\pm3.64$	$93.72^a\pm3.79$	-2.70 ± 5.25	0.61
股二头侧肌(MVC%)	$88.05^a\pm0.53$	$86.82^a\pm0.55$	1.24 ± 0.77	0.12
半腱肌(MVC%)	$88.85^a\pm0.92$	$86.66^a\pm0.96$	-0.02 ± 0.01	0.16
膝关节共激活比	$0.85^a\pm0.01$	$0.81^a\pm0.01$	$0.04^*\pm0.02$	0.04^*

注:a代表协变量修正之后的因变量的均值;差值=实验组-对照组;*表示均值差值在0.05水平上较显著;$p\leqslant0.05$表示有显著性差异;$p<0.01$表示有非常显著的差异。

5.6.1.2 一个完整单步内踝关节的激活特征

从表5.44和表5.45的数据可知,一个完整单步内实验组和对照组腓肠肌内侧头、外侧头和胫骨前肌的标准化平均肌电振幅以及踝关节共激活比的前测成绩均无显著性差异($p\geqslant0.60$),测试数据符合协方差使用的线性假设($R^2\geqslant0.60$)和平行性假设($p\geqslant0.28$)条件。表5.46显示了协方差分析的统计结果:干预结束后实验组和对照组腓肠肌内侧头、外侧头和胫骨前肌的标准化平均肌电振幅以及踝关节肌肉共激活比均无显著性差异($p\geqslant0.30$),但从数值上来看实验组干预后腓肠肌内外侧头和胫骨前肌的标准化平均肌电振幅修正后的均值均略小于对照组,而踝关节共激活比值略大于对照组。

表 5.44　踝关节肌肉的标准化平均肌电振幅和共激活比的前测成绩检验($n=25$)

测试指标	实验组($n=13$)	对照组($n=12$)	p 值
腓肠肌内侧头(MVC%)	74.58±19.17	74.23±12.35	0.96
腓肠肌外侧头(MVC%)	78.23±25.17	76.94±12.88	0.88
胫骨前肌(MVC%)	90.62±16.12	92.53±10.38	0.73
踝关节共激活比	1.15±0.34	1.20±0.16	0.65

注:踝关节肌肉共激活比表示为:$CR_{ankle}=\frac{胫骨前肌}{腓肠肌外侧头}$。

表 5.45　协方差假设条件的检验结果($n=25$)

测试指标	线性假设		平行性假设
腓肠肌内侧头(MVC%)	实验组 $R^2=0.95$	对照组 $R^2=0.80$	交互项 $p=0.28$
腓肠肌外侧头(MVC%)	实验组 $R^2=0.87$	对照组 $R^2=0.73$	交互项 $p=0.91$
胫骨前肌(MVC%)	实验组 $R^2=0.97$	对照组 $R^2=0.92$	交互项 $p=0.28$
踝关节共激活比	实验组 $R^2=0.97$	对照组 $R^2=0.60$	交互项 $p=0.97$

注:R^2代表后测成绩随前测成绩变化的散点图与直线的拟合度,越接近 1,拟合效果越好。

表 5.46　协方差分析结果($n=25$)

测试指标	实验组($n=13$)	对照组($n=12$)	差值	p 值
腓肠肌内侧头(MVC%)	73.36[a]±1.18	75.15[a]±1.22	−1.80±1.70	0.30
腓肠肌外侧头(MVC%)	71.79[a]±1.75	73.80[a]±1.82	−2.02±2.53	0.43
胫骨前肌(MVC%)	91.47[a]±1.23	92.30[a]±1.28	−0.84±1.11	0.46
踝关节共激活比	1.27[a]±0.32	1.25[a]±0.03	0.02±0.05	0.56

注:a 代表协变量修正之后的因变量的均值;差值=实验组−对照组;* 表示均值差值在 0.05 水平上较显著;$p\leqslant 0.05$ 表示有显著性差异;$p<0.01$ 表示有非常显著的差异。

5.6.2　分析与讨论

短跑运动时下肢主要肌群的肌电活动强度、时序特征与下肢损伤(例如:股后肌群损伤)的关系在国内外已有较多的研究(Kyröläinen,Komi,Belli,1999;张原,2008;Yu,Queen, Abbey,et al.,2008;Hamner, Seth, Delp,2010),异常的肌电活动参数可能与异常的关节运动模式有关。因此,研究者认为肌电活动的差异可以作为早期识别运动员是否具有运动损伤风险的依据(王秀汝,赵文汝,刘金敬,等,2004;Federolf,Bakker,2012)。在人体运动中,肢体协调运动的基本条件就是实现中枢神经系统对主动肌与拮抗肌的协同控制。一方面,中枢神经系统通过"交互抑制"(交互抑制是指当支配某一肌肉的运动神经元受到传入冲动的兴奋,而支配其拮抗肌的神经元则受到这种冲动的抑制的生理现象)作用来弱化拮抗肌的活动,以保证完成特定运动所需的关节收缩效率和关节净力矩(Gribble,Mullin,Cothros,et al.,2003)。另一方面,在主动肌收缩的同时,在中枢神经系统的调控下拮抗剂也参与一定的收缩活动,有利于维持动态运动中关节的稳定性和关节周围载荷的合理分布(Hansen,Hansen,Christensen,et al.,2002)。因此,交互抑制与共激活现象共同作用于对拮抗肌活动的控制过程中,并形成关节收缩效率和关节稳定性之间的对立统一关系(王乐军,陈景源,马爱迪,等,2017)。

肌肉的共激活(muscle co-activation)是指关节周围不同肌肉的同步收缩现象。由于肌肉的共激活与关节的稳定性紧密相关,因此对于损伤预防和康复方面有着重要的影响作用(贾谊,薛瑞婷,魏亮,2017)。研究表明,主动肌和拮抗肌的共激活作用不仅可以提高关节的稳定性,而且还能促进关节周围力量的合理分布(Baratta,Solomonow,Zhou,et al.,1988)。足触地之前当腘绳肌激活不充分或激活顺序不合时宜时,其对膝关节的保护功能将会被抑制,不足以抵抗足触地之后胫骨相对于股骨的前向移动,使膝关节损伤的风险随之上升。而就踝关节而言,快速助跑条件下较低的踝关节肌肉共激活比反映胫骨前肌的激活水平与腓肠肌外侧头的激活水平相比明显不足,这可能在会影响踝关节的稳定性。有研究者发现,胫骨前肌的激活水平与踝关节的动态稳定性呈正相关关系(Lin,Chen,Lin,2011)。因此,快速助跑下较低水平的胫骨前肌激活程度可能对踝关节不利(袁鹏,许贻林,王丹,等,2018)。另外,肌肉的共激活还是影响人体运动效率和运动成绩的主要原因。Basmajian(1977)研究表明,人体运动的学习和控制主要取决于中枢神经系统对运动神经元的抑制模式,即运动技能的熟练和提高,是通过选择性的抑制不必要的肌肉(拮抗肌)活动而不是通过激活更多的运动单位来实现的。在此基础上,后续研究者(DeLuca,Erim,2002)提出,中枢神经系统对运动单位的控制方式相对比较简单,只是负责激活特定的运动单位集合,即运动神经元池(the motoneuron pool)。然后根据各自输入和输出信息的不同产生特定的放电模式，但目前关于产生这种特定的放电模式的机理还没有形成较为一致的认识(鲁智勇，2016)。但不可否认的是研究运动条件下主动肌与拮抗肌共激活的特征，对运动训练、损伤预防及康复具有重要的实践价值和意义。肌肉的共激活目前已经广泛用于损伤康复和运动训练领域中并取得良好的应用效果，如踝关节损伤的危险因素分析、损伤康复情况的评估、下肢平衡能力评估等，主要研究的动作涉及步态、跳深、快速起跳、着地、急停变向和侧切跑等。

肌肉的共激活是反映主动肌和拮抗剂之间相互协调的指标，而这种肌肉间的协调关系也是影响肌肉收缩力量大小的主要因素之一，对人体运动过程中关节稳定性的维持具有重要意义(鲁智勇，2016)。另外，还有学者认为肌肉的共激活可以提高下肢关节刚度(Thomas，Swanik，Higginson，et al.，2013)。对于着地等动作，其重要的调节因素就是下肢刚度，是由足触地时刻身体环节构型(segmental configuraion)和神经肌肉激活的共同作用实现的(Horita，Komi，Nicol，et al.，2002；Hoffren，Ishikawa，Komi，2007)。人体在足触地之前和落地缓冲阶段主要是通过下肢关节周围主动肌和拮抗剂的共激活来实现对下肢刚度的调节(Kramer，Ritzmann，Gruber，et al.，2012)。着地动作中腘绳肌刚度较低的运动员与腘绳肌刚度较高的运动员相比表现出更低的胫骨前剪切力(Blackburn，Padua，Weinhold，et al.，2006)。如前所述，更大的下肢刚度代表着更好的关节稳定性和更低的损伤风险，却不能代表力学负荷很好地吸收和弹性势能更好地利用。因此，合理的肌肉激活策略对损伤的预防和运动表现的提高非常重要。

如前所述，平衡稳定性和协调灵敏类练习可以加强四肢与躯干之间的协调性，通过身体重心转化、动态支撑、躯干部位旋转等动作进阶中机体启动“踝关节”和“髋关节”平衡控制机制，使反射回应和肌张力调节回路的传导能力得到进一步的加强，进而使本体感觉功能、关节控制能力以及肌肉的协调能力得到发展。另外，以技术动作为导向的快速伸缩复合训练和力量练习在平衡下肢主动肌和拮抗肌力量发展的同时，利用前馈机制和反馈机制促进运动员落地策略的预调整(如预激活阶段提高腘绳肌的激活水平以调整下肢屈髋屈膝的角度)，提高对动作的神经肌肉控制能力。鉴于前馈和反馈机制之间的相关性，快速拉长—缩短动作练习中预激活可以通过增大 $\alpha-\gamma$ 共激活水平来增加肌梭的敏感性，从而更好地促进牵张反射的作用(Gottlieb，Agarwal，Jaeger，1981)，而牵张反射则作为一种补偿机制，主要用于增加拉长阶段中的肌肉刚度。因此，快速伸缩复合练习有利于提高中枢神经系统对预激活和后激活策略的协调能力，以促进对下肢肌肉和关节刚度的调节，从而实现对关节和软组织等的保护(Christoforidou，Patikas，Bassa，et al.，2017)。姜自立和李庆(2018)在其短跑运动损伤防范理念中提到，快速伸缩复合(多级跳和跳箱等练习)与下肢力量练习(深蹲、硬拉、单腿蹲、股后肌群训练)的组合在加强运动员髋部肌群力量提高的同时还能有效增加离心收缩时各肌肉同步收缩的能力。此外，还有学者研究证明，损伤预防训练方案中相应的力量训练内容(如快速伸缩复合、核心和下肢力量练习)中动作姿势控制的要求有利于提高各个关节的功能性和协调性，在提高关节周围肌肉共激活比方面具有良好的实践意义(鲁智勇，2016)。且研究者通过肌电测试发现，结合"负重"与"非稳定条件"的力量训练能显著提高主动肌、拮抗剂和辅助肌的募集程度进而提高神经肌肉的控制能力和人体稳定性能力。主动肌和拮抗肌力量的协同发展更有利短跑运动表现的提高，如前所述，短跑中以髋为轴快速摆动的技术含义就是在提高屈髋或伸髋速度、力量的基础上保持两者的协调发展，均衡的力量发展不仅有利于运动员步长和步频的提高，而且有利于更好地固定髋部，以使身体直接进入向前快速伸髋的运动(刘瑞东，陈小平，2016)。基于上述依据，损伤预防训练方案的干预效果可以通过表5.43和表5.46得到进一步的体现：8周干预后，实验组股后肌群的标准化平均振幅与对照组相比有所提高，而股前肌群的标准化平均肌电振幅有所减小，膝关节共激活显著高于对照组。虽然干预后实验组胫骨前肌、腓肠肌内外侧头的标准化肌电振幅均小于对照组，但实验组干预后腓肠肌外侧头较干预前的减小幅度要大于对照组，而胫骨前肌较干预前的提高幅度略大于对照组，因此实验组干预后踝关节共激活比略大于对照组。研究提示，膝关节肌肉共激活越接近甚至大于1，表示预激活阶段膝关节以腘绳肌为主导的激活模式，这对于预防膝关节损伤具有非常重要的意义(袁鹏，许贻林，王丹，等，2018)。鉴于肌肉共收缩系数是反映主动肌和拮抗肌相互协调的指标，肌肉共激活比的提高可能也在一定程度上支持和验证了"肌肉协调"理论。

对于肌肉的共激活现象，有研究者提出了主动肌和拮抗剂之间存在"共驱动"(common drive)机制。袁鹏等(2018)认为，主动肌和拮抗剂的激活水平受到中枢神经系统共激活机制的控制，当关节周围的主动肌和拮抗肌共同参与完成某一动作时，共驱动机制通过使两者作为一个整体来控制运动单位（DeLuca，Mambrito，1987），例如膝关节的共驱动机制就是通过合理量化腘绳肌和股四头肌的激活比，使胫骨的前向剪切力最小化，以更好地保护膝关节。研究认为，共激活机制存在较为明显的性别差异，因为女性运动员通常表现出与腘绳肌不匹配的股四头肌激活水平，这在前人的研究中也得到了证实（Hanson，Padua，Troy，et al.，2008），这也进一步说明了提高腘绳肌力量和激活水平的重要性。综上，本研究的损伤预防训练方案通过改善运动员下肢主动肌和拮抗剂的协调收缩能力，以促进神经肌肉控制能力和动态关节稳定性提高，从而降低运动损伤的发生风险。

6 研究结论与建议

6.1 研究结论

第一，大学生短跑运动员运动损伤预防训练方案的构成要素主要包括设计依据要素、实践操作要素和评价反馈要素。

第二，大学生短跑运动员运动损伤预防训练方案的设计依据要素主要包括专项需求、运动员主体的损伤特征、损伤风险因素的确定及评估和目标设置4个子要素；实践操作要素主要包括训练阶段划分、练习模块的选择、练习模块的组合等时间要素和练习内容设计、练习方法、练习负荷等空间要素；评价反馈要素主要包括阶段性评价和结果性评价两个子要素。

第三，大学生短跑运动员运动损伤预防训练方案主要包括快速伸缩复合、特定的下肢力量、速度与灵敏、平衡与稳定性4个练习模块，共19项练习动作，57种练习手段。依据针对性原则、全面性原则和专项需求性原则选择来安排练习模块，通过改变触地时间、落地前高度、触地面积、支撑面的稳定性、运动方向、外界干扰或刺激等有目的地控制训练阶段和练习负荷，逐步提高运动员的神经肌肉功能及其控制能力

第四，8周实验结束后，大学生短跑运动员部分运动损伤风险评估的指标得到了不同程度的改善与提高，主要表现在动态姿势控制能力、膝关节和踝关节的本体感觉功能、快速测试下髋关节和膝关节的屈伸比、膝关节和踝关节的激活模式以及下肢生物力学的合理性。

6.2 研究建议

第一，建议在今后的训练中，根据实际需要合理地安排运动损伤预防训练方案，并将其与专项训练适当结合，使其穿插在运动员正式训练中，在促进运动水平发展的同时尽可能地降低运动员的损伤发生风险。

第二，建议在今后的训练中，适当地延长干预时间以更好地发挥"剂量—反应关系"以及"累积效应"，一方面继续探讨损伤预防训练方案对风险评估指标的影响，另一方面尽可能地使其对运动员的积极效应最大化和持久化。

6.3 研究局限与展望

本研究中还存在一定的局限性。

第一，本研究中的测试对象均为大学生短跑二级运动员，且考虑到女性运动员人数较少以及研究条件的限制未进行性别差异的分析。因此，研究结果在不同年龄、不同性别、不同运动项目、不同运动水平的运动员以及不同人群中的适用性还未确定。

第二，本研究中因为客观条件(测试场地、测试仪器和实验室测试任务的安排等)的限制无法将肌电测试系统和三维动作捕捉系统同步进行研究，因此对测试动作的选择和分析较为局限。

第三，本研究中仅涉及与损伤风险相关的变量，缺乏对实际损伤发生率和受试者主观感受的观察和记录。且受研究条件的限制，生物力学和肌电指标只进行了优势侧的研究，虽然研究证明优势侧和和非优势侧下肢损伤的发病率并无差异，但优势侧和非优势侧与损伤风险相关的变量的差异仍存在一定的争议。另外，等速肌力测试中观察的指标的选择因时间和条件的限制也缺少一定的全面性。因此，本研究中相关测试指标的变化可能无法完全反映损伤预防训练方案的临床应用效果。

第三，本研究的干预时间为 8 周，尽管研究已表明有效的损伤预防训练方案的干预时间至少为 6 周，但鉴于其存在"剂量—反应关系"以及"累积效应"，8 周的干预时间可能还不足以引起一些测试参数的变化。另外，因为研究条件的限制缺乏对干预停止后训练效应保持性的测试。因此，尽管本研究中一些测试指标发生明显变化但可能还不能全面反映其对运动员的实际影响效果。

针对以上研究局限，首先，建议后续研究致力于对不同年龄、不同性别、不同运动项目、不同运动水平的运动员以及不同人群的相关研究，重点关注和探讨其在不同应用对象中损伤预防训练方案的最佳组成部分、最佳组合方式、相应的安排顺序、负荷安排及其评价手段等，以丰富和完善损伤预防训练方案的内容。其次，在技术和测试条件上期望突破测试动作选择和分析的局限性，尽可能地实现多种测试仪器的同步性、测试动作与专项运动环境的统一性、测试指标的对称性、测试指标的全面性，以更好地研究和探讨运动员实际运动过程中的各项参数变化。此外，后续研究中应注重受试者的实际损伤发生率及其主观感受的观察和记录，以更全面、客观地评价损伤预防训练方案的应用效果。最后，干预时间的长短也是未来研究的方向之一，在此基础上后续研究还需要开展纵向追踪调查以探讨干预时间与训练效应持久性之间的关系（即保持测试，retention test），以更好地指导损伤预防训练方案的实践应用。

参考文献

【外文文献】

[1]Aagaard P, Simonsen E B, Andersen J L, et al. ,2010. Antagonist muscle coactivation during isokinetic knee extension[J]. Scandinavian Journal of Medicine and Science in Sports (2):58-67.

[2]Adams K, O'Shea J P, O'Shea K L, et al. ,1992. The effect of six weeks of squat, plyometric and squat-plyometric training on power production [J]. Journal of Strength and Conditioning Research (1):36-41.

[3]Ahmed T A E,2015. Improving musculoskeletal fitness and the performance enhancement of basketball skills through neuromuscular training program[J]. Journal of Human Sport and Exercise (3): 795-804.

[4]Alexander G E, Crutcher M D,1990. Functional architecture of basal ganglia circuits: neural substrates of parallel processing[J]. Trends in Neurosciences (7):266-271.

[5]Alexander M J,1989. The relationship between muscle strength and sprint kinematics in elite sprinters[J]. Canadian Journal Of Sport Sciences (3): 148-157.

[6]Arnason A, Andersen T E, Holme I, et al. ,2010. Prevention of hamstring strains in elite soccer: an intervention study[J]. Scandinavian Journal of Medicine and Science in Sports (1):40-48.

[7]Asanuma H, Keller A,1991. Neuronal mechanisms of motor learning in mammals[J]. NeuroReport (5):217-224.

[8]Attene G, Iuliano E, Di C A, et al., 2015. Improving neuromuscular performance in young basketball players: plyometric vs. technique training [J]. Journal of Sports Medicine and Physical Fitness (1-2):1.

[9] Bahr R, Krosshaug T, 2005. Understanding injury mechanisms: a key component of preventing injuries in sport. [J]. British Journal of Sports Medicine (6):324.

[10]Baker V, Bennell K, Stillman B, et al., 2002. Abnormal knee joint position sense in individuals with patellofemoral pain syndrome[J]. Journal of Orthopaedic Research (2):208-214.

[11]Baratta R, Solomonow M, Zhou B H, et al., 1988. Muscular coactivation: the role of the antagonist musculature in maintaining knee stability [J]. American Journal of Sports Medicine (2):113-122.

[12]Basmajian J V, 1977. Motor learning and control: a working hypothesis [J]. Archives of Physical Medicine and Rehabilitation (1):38.

[13]Bauer, Tony, Thayer, et al., 1990. Comparison of training modalities for power development in the lower extremity[J]. Journal of Strength and Conditioning Research (4):115-121.

[14]Beijsterveldt, Port, Vereijken, et al., 2013. Risk factors for hamstring injuries in male soccer players: a systematic review of prospective studies [J]. Scandinavian Journal of Medicine and Science in Sports (3):10.

[15]Bellchamber T L, Bogert A J V D, 2000. Contributions of proximal and distal moments to axial tibial rotation during walking and running[J]. Journal of Biomechanics (11):1397-1403.

[16]Benazzo F, Mosconi M, Zanon G, 2000. The epidemiology and pathogenesis of traumatic injuries in track and held athletics[J]. Journal of Sports Traumatology and Related Research (3):132-140.

[17]Bennell K, Wajswelner H, Lew P, et al., 1998. Isokinetic strength testing does not predict hamstring injury in Australian rules footballers[J]. British Journal of Sports Medicine (4):309-314.

[18]Bennell K, 2008. Neuromuscular training reduces the risk of leg injuries in

female floorball players[J]. Australian Journal of Physiotherapy (4):282-283.

[19]Bernstein N,1967. The coordination and regulation of movement[M]. London:Pergamon.

[20]Besier T F, Lloyd D G, Ackland T R,2003. Muscle activation strategies at the knee during running and cutting maneuvers[J]. Medicine and Science in Sports and Exercise (1):119-127.

[21]Besier T F, Sturnieks D L, Alderson J A, et al. ,2003. Repeatability of gait data using a functional hip joint centre and a mean helical knee axis [J]. Journal of Biomechanics (8):1159-1168.

[22]Bien D P,2011. Rationale and implementation of anterior cruciate ligament injury prevention warm-up programs in female athletes[J]. Journal of Strength and Conditioning Research (1):271-285.

[23]Blackburn J T, Padua D A, Weinhold P S, et al. ,2006. Comparison of triceps surae structural stiffness and material modulus across sex[J]. Clinical Biomechanics (2):159-167.

[24]Blair S N, Kohl H W, Goodyear N N,1987. Rates and risks for running and exercise injuries: studies in three populations[J]. Research Quarterly for Exercise and Sport (3):221-228.

[25]Blenkinsop G M, Pain M T G, Hiley M J,2017. Balance control strategies during perturbed and unperturbed balance in standing and handstand [J]. Royal Society Open Science (7).

[26]Borghuis J, Hof A L, Lemmink K A,2008. The importance of sensory-motor control in providing core stability: implications for measurement and training[J]. Sports Medicine (11):893-916.

[27]Bouët V, Gahéry Y,2000. Muscular exercise improves knee position sense in humans[J]. Neuroscience Letters (2):143-146.

[28]Boyer K A, Nigg B M,2004. Muscle activity in the leg is tuned in response to impact force characteristics[J]. Journal of Biomechanics (10):1583-1588.

[29]Boyer K A, Nigg B M,2006. Muscle tuning during running: implications of an un-tuned landing[J]. Journal of Biomechanical Engineering (6):815-22.

[30]Bradley P S, Portas M D,2007. The relationship between preseason range of motion and muscle strain injury in elite soccer players[J]. Journal of Strength and Conditioning Research (4):1155-1159.

[31]Brazen D M, Todd M K, Ambegaonkar J P, et al. ,2010. The effect of fatigue on landing biomechanics in single-leg drop landings[J]. Clinical Journal of Sport Medicine (4):286-292.

[32]Brookham R L, Middlebrook E E, Grewal T J, et al. ,2011. The utility of an empirically derived co-activation ratio for muscle force prediction through optimization[J]. Journal of Biomechanics (8):1582-1587.

[33]Bulbulian R, Hargan M L,2000. The effect of activity history and current activity on static and dynamic postural balance in older adults[J]. Physiology and Behavior (3):319-325.

[34]Burkett L N,1970. Causative factors in hamstring strains[J]. Medicine and Science in Sports (1):39.

[35]Butler R J, Crowell C H, Davis I M,2003. Lower extremity stiffness: implications for performance and injury[J]. Clinical Biomechanics (6):511-517.

[36]Caine D, Purcell L, Maffulli N,2014. The child and adolescent athlete: a review of three potentially serious injuries[J]. Bmc Sports Science Medicine and Rehabilitation (1):22.

[37]Caraffa A, Cerulli G, Projetti M, et al. ,1996. Prevention of anterior cruciate ligament injuries in soccer[J]. Knee Surgery, Sports Traumatology, and Arthroscopy (4):19-21.

[38]Centomo H, Amarantini D, Martin L, et al. ,2008. Differences in the coordination of agonist and antagonist muscle groups in below-knee amputee and able-bodied children during dynamic exercise[J]. Journal of Electromyography and Kinesiology (3):487-494.

[39]Chaiwanichsiri D, Lorprayoon E, Noomanoch L, 2005. Star excursion balance training: effects on ankle functional stability after ankle sprain [J]. Journal of The American Medical Association (4):90-94.

[40]Challis J H, Pain M T G, 2008. Soft tissue motion influences skeletal loads during impacts[J]. Exercise and Sport Sciences Reviews (2):71-75.

[41]Chappell J D, Herman D C, Knight B S, et al., 2005. Effect of fatigue on knee kinetics and kinematics in stop-jump tasks[J]. American Journal of Sports Medicine (7):1022-1029.

[42]Chen H Y, Lee P V S, Goh J C H, 2011. An investigation of lower extremity energy dissipation strategies during single-leg and double-leg landing based on sagittal and frontal plane biomechanics[J]. Human Movement Science (3):624-635.

[43]Chong R K, Ambrose A, Carzoli J, et al., 2001. Source of improvement in balance control after a training program for ankle proprioception[J]. Perceptual and Motor Skills (1):265-272.

[44]Christoforidou A, Patikas D A, Bassa E, et al., 2017. Landing from different heights: biomechanical and neuromuscular strategies in trained gymnasts and untrained prepubescent girls[J]. Journal of Electromyography and Kinesiology (2):1-8.

[45]Clark R, Bryant A, Culgan J P, et al., 2005. The effects of eccentric hamstring strength training on dynamic jumping performance and isokinetic strength parameters: a pilot study on the implications for the prevention of hamstring injuries[J]. Physical Therapy in Sport (2):67-73.

[46]Clark RA, 2009. The effect of training status on inter-limb joint stiffness regulation during repeated maximal sprint[J]. Journal of Science and Medicine in Sport (3): 406-410.

[47]Clement D B, Taunton J E, Smart G W, 1984. Achilles tendinitis and peritendinitis: etiology and treatment[J]. American Journal of Sports Medicine (3):179-184.

[48]Collard D C M, Verhagen E A L M, Mechelen W V, et al., 2011. Eco-

nomic burden of physical activity-related injuries in dutch children aged 10-12[J]. British Journal of Sports Medicine (13):1058-1063.

[49]Coombs R, Garbutt G, 2002. Developments in the use of the hamstring/quadriceps ratio for the assessment of muscle balance[J]. Journal of Sports Science and Medicine (3):56-62.

[50]Cordo P, Bevan L, Gurfinkel V, et al., 1995. Proprioceptive coordination of discrete movement sequences: mechanism and generality[J]. Canadian Journal of Physiology and Pharmacology (2):305.

[51]Coughlan G, Caulfield B, 2007. A 4-week neuromuscular training program and gait patterns at the ankle joint[J]. Journal of Athletic Training (1): 51-59.

[52]Croisier J L, Crielaard J M, 2000. Hamstring muscle tear with recurrent complaints: an isokinetic profile[J]. Isokinetics and Exercise Science (3): 175-180.

[53]Croisier J L, Ganteaume S, Binet J, et al., 2008. Strength imbalances and prevention of hamstring injury in professional soccer players: a prospective study[J]. American Journal of Sports Medicine (8):1469-1475.

[54]Croisier J L, 2004. Factors associated with recurrent hamstring injuries [J]. Sports Medicine (10):681-695.

[55]Dadebo B, White J, George K P, 2004. A survey of flexibility training protocols and hamstring strains in professional football clubs in England [J]. British Journal of Sports Medicine (4):388-394.

[56]Dai S, Myer G D, Foss K D B, et al., 2016. Critical components of neuromuscular training to reduce ACL injury risk in female athletes: meta-regression analysis[J]. British Journal of Sports Medicine (20):1259.

[57]Dallinga J M, Benjaminse A, Lemmink K A P M, 2012. Which screening tools can predict injury to the lower extremities in team sports? [J]. Sports Medicine (9):791-815.

[58]Daly R M, Rich P A, Klein R, et al., 2010. Effects of high-impact exercise on ultrasonic and biochemical indices of skeletal status: a prospective

study in young male gymnasts[J]. Journal of Bone and Mineral Research (7):1222-1230.

[59]Dault M C, De H M, Geurts A C, et al. ,2004. Effects of visual center of pressure feedback on postural control in young and elderly healthy adults and in stroke patients[J]. Human Movement Science (3):221-236.

[60]Dauty M, Menu P, Fouasson-Chailloux A, et al. ,2014. Muscular isokinetic strength recovery after knee anterior cruciate ligament reconstruction revision: preliminary study[J]. Annals of Physical and Rehabilitation Medicine (1):55-65.

[61]Davis RB, Ounpuu S, Tyburski D, et al. ,1991. A gait analysis data collection and reduction technique[J]. Human Movement Science (5):575-587.

[62]De Luca C J, Erim Z,2002. Common drive in motor units of a synergistic muscle pair[J]. Journal of Neurophysiology (4):2200-2204.

[63]De Luca C J, Mambrito B,1987. Voluntary control of motor units in human antagonist muscles: coactivation and reciprocal activation[J]. Journal of Neurophysiology (3):525-542.

[64]Delahunt E,2007. Neuromuscular contributions to functional instability of the ankle joint[J]. Journal of Bodywork and Movement Therapies (3):203-213.

[65]Deshpande N, Connelly D M, Culham E G, et al. ,2003. Reliability and validity of ankle proprioceptive measures[J]. Archives of Physical Medicine and Rehabilitation (6):883-889.

[66]Devita P, Skelly W A,1992. Effect of landing stiffness on joint kinetics and energetics in the lower extremity[J]. Medicine and Science in Sports and Exercise (1):108-115.

[67]Dixon S J, Collop A C, Batt M E,2000. Surface effects on ground reaction forces and lower extremity kinematics in running[J]. Medicine and Science in Sports and Exercise (11):1919-1926.

[68]Docherty C L, Moore J H, Arnold B L,1998. Effects of strength training

on strength development and joint position sense in functionally unstable ankles[J]. Journal of Athletic Training (4):310-314.

[69]Douglas H, Richie J, DPM F,2001. Functional instability of the ankle and the role of neuromuscular control: a comprehensive review[J]. Journal of Foot and Ankle Surgery (4):240-251.

[70]Doxey, Gordon,1985. Management of metatarsalgia with foot orthotics [J]. Journal of Orthopaedic and Sports Physical Therapy (6):324-333.

[71]Driskell J E, Willis R P, Copper C,1992. Effect of overlearning on retention[J]. Journal of Applied Psychology (5):615-622.

[72]Dufek J S, Bates B T,1991. Biomechanical factors associated with injury during landing in jump sports[J]. Sports Medicine (5):326-337.

[73]Egger G,1990. Sports injuries in Australia: causes, costs and prevention: a report to the national better health program[M]. Sydney: Centre for Health Promotion and Research.

[74]Eichner, Randy E,1990. The epidemiology of running injuries[J]. Techniques in Orthopaedics (3):1-7.

[75]Eils E, Schröter R, Schröder M, et al. ,2010. Multistation proprioceptive exercise program prevents ankle injuries in basketball[J]. Medicine and Science in Sports and Exercise (11):2098-2105.

[76]Ellenbecker, Todd,2009. Effective functional progressions in sport rehabilitation[M]. Illinois: Human Kinetics.

[77]Emery C A, Roy T O, Whittaker J L, et al. ,2015. Neuromuscular training injury prevention strategies in youth sport: a systematic review and meta-analysis[J]. British Journal of Sports Medicine (13):865.

[78]Enoka R,2008. Neuromechanics of human movement[M]. Illinois: Human Kinetics.

[79]Epstein M, Herzog W,1999. Theoretical models of skeletal muscle[J]. Medicine and Science in Sports and Exercise (7):1084.

[80]Faries M D, Greenwood M,2007. Core training: stabilizing the confusion [J]. Strength and Conditioning Journal (2):10-25.

[81]Fatouros I G, Jamurtas A Z, Leontsini D, et al. ,2000. Evaluation of plyometric exercise training, weight training, and their combination on vertical jumping performance and leg strength[J]. Journal of Strength and Conditioning Research (4):470-476.

[82]Federolf P, Bakker E,2012. Muscle activation characteristics in cross-country skiers with a history of anterior compartment pain[J]. Sports Bio-mech (4):452-463.

[83]Ferber, Davis, Mcclay I, et al. ,2002. Kinetic variables in subjects with previous lower extremity stress fractures[J]. Medicine and Science in Sports and Exercise (5):S5.

[84]Filipa A, Byrnes R, Paterno MV. , et al. ,2010. Neuromuscular training improves performance on the star excursion balance test in young female athletes[J]. Journal of Orthopaedic and Sports Physical Therapy(9):551-558.

[85]Finnegan S, Bruce J, Skelton D A, et al. ,2017. Development and delivery of an exercise programme for falls prevention: the prevention of falls injury trial (PreFIT)[J]. Physiotherapy (1):72-79.

[86]Fischer, Donald V,2006. Neuromuscular training to prevent anterior cruciate ligament injury in the female athlete[J]. Strength and Conditioning Journal, (5):34-42.

[87]Flanagan E P, Harrison AJ,2007. Muscle dynamics differences between legs in healthy adults[J]. Journal of Strength and Conditioning Research-Irmischer (1), 67-72.

[88]Fleck S J, Falkel J E,1986. Value of resistance training for the reduction of sports injuries[J]. Sports Medicine (1):61-68.

[89]Ford K R, Myer G D, Hewett T E,2003. Valgus knee motion during landing in high school female and male basketball players[J]. Medicine and Science in Sports and Exercise (10):1745-1750.

[90]Ford K R, Myer G D, Toms H E, et al. ,2005. Gender differences in the kinematics of unanticipated cutting in young athletes[J]. Medicine and

Science in Sports and Exercise (1):124.

[91]Ford K R,Myer G D,Hewett T E,2003. Reliability of dynamic knee motion in female athletes[C]. American Society of Biomechanics 2003 Annual Meeting.

[92]Forestier N, Teasdale N, Nougier V, 2002. Alteration of the position sense at the ankle induced by muscular fatigue in humans[J]. Medicine and Science in Sports and Exercise (1):117-122.

[93]Fort-Vanmeerhaeghe, Romero-Rodriguez, et al. ,2016. Integrative neuromuscular training and injury prevention in youth athletes. part I: identifying risk factors[J]. Strength and Conditioning Journal (3):36-48.

[94]Fort-Vanmeerhaeghe, Romero-Rodriguez, Montalvo, et al. , 2016. Integrative neuromuscular training in youth athletes. part II: strategies to prevent injuries and improve performance[J]. Strength and Conditioning Journal (4):9-27.

[95]Fort-Vanmeerhaeghe, Romero-Rodriguez, 2013. Roldel sistema sensoriomotor en la estabilidad articular durante las actividades deportivas[J]. Apunts Medicina de l'Esport (178):69-76.

[96]Freeman M A,1965. Instability of the foot after injuries to the lateral ligament of the ankle[J]. Journal of Bone and Joint Surgery-british (4): 669-677.

[97]Gabbe B J, Bennell K L, Finch C F, et al. ,2010. Predictors of hamstring injury at the elite level of Australian football[J]. Scandinavian Journal of Medicine and Science in Sports (1):7-13.

[98]Gamble P, 2011. Training for sports speed and agility-an evidence-based approach[M]. London, New York: Routledge.

[99]Garling E H, Wolterbeek N, Velzeboer S, et al. ,2008. Co-contraction in RA patients with a mobile bearing total knee prosthesis during a step-up task[J]. Knee Surgery Sports Traumatology Arthroscopy (8):734-740.

[100]Garrett W E, 1999. Muscle strain injuries[J]. Journal of Science and Medicine in Sport (1):S2-S8.

[101]Gerlach K E, White S C, Burton H W, et al. ,2005. Kinetic changes with fatigue and relationship to injury in female runners[J]. Medicine and science in sports and exercise (4):657-663.

[102]Gollhofer A, Kyröläinen H,1991. Neuromuscular control of the human leg extensor muscles in jump exercises under various stretch-load conditions[J]. International Journal of Sports Medicine (1):34-40.

[103]Gottlieb G L, Agarwal G C, Jaeger R J, 1981. Response to sudden torques about ankle in man. part IV. a functional role of alphagamma linkage [J]. J Neurophysiol (1):179-190.

[104]Granata K P, Wilson S E, Padua D A,2002. Gender differences in active musculoskeletal stiffness. part I. quantification in controlled measurements of knee joint dynamics[J]. Journal of Electromyography and Kinesiology (2):119-126.

[105]Gribble P L, Mullin L I, Cothros N, et al. ,2003. Role of cocontraction in arm movement accuracy. [J]. Journal of Neurophysiology (5): 2396-2405.

[106]Grigg P,1994. Peripheral neural mechanisms in proprioception[J]. Journal of Sport Rehabilitation (3):2-17.

[107]Grood E S, Suntay W J,1983. A joint coordinate system for the clinical description of three-dimensional motions: application to the knee[J]. Journal of Biomechanical Engineering-Transactions of the Asme (2): 136-144.

[108]Gudas C J,1980. Patterns of lower-extremity injury in 224 runners[J]. Comprehensive Therapy (9):50.

[109]Günther M, Blickhan R, 2002. Joint stiffness of the ankle and the knee in running[J]. Journal of Biomechanics (11):1459-1474.

[110]Guskiewicz K, Lephart S, Burkholder R, 1993. The relationship between sprint speed and hip flexion/extension strength in collegiate athletes[J]. Isokinetics and Exercise Science (2):111-116.

[111]Hamner S R, Seth A, Delp S L,2010. Muscle contributions to propul-

sion and support during running[J]. Journal of Biomechanics (14):2709-2716.

[112] Handzel TM, 2003. Core training for improved performance [J]. NACA's Performance Training Journal(5):26-30.

[113]Hansen S, Hansen N L, Christensen L O D, et al. ,2002. Coupling of antagonistic ankle muscles during co-contraction in humans[J]. Experimental Brain Research (3):282-292.

[114]Hanson A M, Padua D A, Troy B J, et al. ,2008. Muscle activation during side-step cutting maneuvers in male and female soccer athletes [J]. Journal of Athletic Training (2):133-143.

[115]Herrington L, Hatcher J, Hatcher A, et al. ,2009. A comparison of star excursion balance test reach distances between ACL deficient patients and asymptomatic controls[J]. The Knee (2):149-152.

[116]Hertel J, Braham RA, Hale SA, et al. ,2006. Simplifying the star excursion balance test: analyses of subjects with and without chronic ankle instability[J]. The Journal of Orthopaedic and Sports Physical Therapy (3): 131-137.

[117]Hertel J, Miller S J, Denegar C R,2000. Intratester and intertester reliability during the star excursion balance tests[J]. Journal of Sport Rehabilitation (2):104-116.

[118]Herzog W, Longino D, Clark A,2003. The role of muscles in joint adaptation and degeneration [J]. Langenbeck'sArchives of Surgery (5): 305-315.

[119]Hewett T E, Ford K R, Myer G D,2006. Anterior cruciate ligament injuries in female athletes Part 2, a meta-analysis of neuromuscular interventions aimed at injury prevention[J]. Ameican Journal of Sport Medicine (3):490-498.

[120]Hewett T E, Lindenfeld T N, Riccobene J V, et al. ,1999. The effect of neuromuscular training on the incidence of knee injury in female athletes [J]. American Journal of Sports Medicine(6):699-706.

[121]Hewett T E, Myer G D, Ford K R, et al. ,2005. Biomechanical measures of neuromuscular control and valgus loading of the knee predict anterior cruciate ligament injury risk in female athletes a prospective study [J]. American Journal of Sports Medicine (4):492.

[122]Hewett T E, Myer G D, Ford K R,2004. Decrease in neuromuscular control about the knee with maturation in female athletes[J]. Journal of Bone and Joint Surgery American (8):1601-1608.

[123]Hewett T E, Myer G D,2011. The Mechanistic connection between the trunk, knee, and anterior cruciate ligament injury[J]. Exercise and Sport Sciences Reviews (4):161-166.

[124]Hewett T E,Stroupe A L,Nance T A,et al. ,1996. Plyometric training in female athletes decreased impact forces and in creased hamstring torques[J]. American Journal of Sports Medicine(6):765-773.

[125]Hoffren M, Ishikawa M, Komi P V,2007. Age-related neuromuscular function during drop jumps[J]. Journal of Applied Physiology (4):1276-1283.

[126]Holcomb W R, Rubley M D, Lee H J, et al. ,2007. Effect of hamstring-emphasized resistance training on hamstring: quadriceps strength ratios. [J]. Journal of Strength and Conditioning Research (1):41-47.

[127]Holmes A, Delahunt E,2009. Treatment of common deficits associated with chronic ankle instability[J]. Sports Medicine (3):207-224.

[128]Hreljac A, Marshall R N, Hume P A,2000. Evaluation of lower extremity overuse injury potential in runners[J]. Medicine and Science in Sports and Exercise (9):1635-41.

[129]Hreljac A,2004. Impact and overuse injuries in runners[J]. Medicine and Science in Sports and Exercise (5):845-849.

[130]Hreljac A,Ferber R,2006. A biomechanical perspective of predicting injury risk in running [J]. International Sportmed Journal (2):98-108.

[131]Hubbard T J, Hertel J,2006. Mechanical contributions to chronic lateral ankle instability[J]. Sports Medicine (3):263-277.

[132] Hug F, 2011. Can muscle coordination be precisely studied by surface electromyography? [J]. Journal of Electromyography and Kinesiology (1): 1-12.

[133] Iga J, George K, Lees A, et al., 2010. Cross-sectional investigation of indices of isokinetic leg strength in youth soccer players and untrained individuals[J]. Scandinavian Journal of Medicine and Science in Sports, (5): 714-719.

[134] Jacobsson J, Timpka T, Kowalski J, et al., 2012. Prevalence of musculoskeletal injuries in Swedish elite track and field athletes[J]. American Journal of Sports Medicine (1): 163-169.

[135] Joy E A, Taylor J R, Novak M A, et al., 2013. Factors influencing the implementation of anterior cruciate ligament injury prevention strategies by girls soccer coaches[J]. Journal of Strength and Conditioning Research (8): 2263.

[136] Kahle N L, Gribble P A, 2009. Core stability training in dynamic balance testing among young, healthy adults[J]. Athletic Training and Sports Health Care the Journal for the Prac (2): 65-73.

[137] Kellis E, Arabatzi F, Papadopoulos C, 2003. Muscle co-activation around the knee in drop jumping using the co-contraction index[J]. Journal of Electromyography and Kinesiology (3): 229-238.

[138] Kelso J A S, Tuller B, 1984. A dynamical basis for action systems[M]. New York: Plenum.

[139] Kernodle M W, Carlton L G, 1992. Information feedback and the learning of multiple-degree-of-freedom activities[J]. Journal of Motor Behavior (2): 187-195.

[140] Kim E, Choi H, Cha J H, et al., 2017. Effects of neuromuscular training on the rear-foot angle kinematics in elite women field hockey players with chronic ankle instability[J]. Journal of Sports Science and Medicine (1): 137-146.

[141] Kinzey S J, Armstrong C W, 1998. The reliability of the star-excursion

test in assessing dynamic balance[J]. Journal of Orthopaedic and Sports Physical Therapy (5):356-360.

[142]Klingman R E, Liaos S M, Hardin K M, 1997. The effect of subtalar joint posting on patellar glide position in subjects with excessive rearfoot pronation[J]. The Journal of Orthopaedic and Sports Physical Therapy (3):185-191.

[143]Knapik J, 1980. Isokinetic and isometric torque relationships in the human body[J]. Archives of Physical Medicine and Rehabilitation (2): 64-67.

[144]Knight A C, Holmes M E, Chander H, et al., 2016. Assessment of balance among adolescent track and field athletes[J]. Sports Biomech (2): 169-179.

[145]Konishi Y, Fukubayashi T, Takeshita D, 2010. Mechanism of quadriceps femoris muscle weakness in patients with anterior cruciate ligament reconstruction[J]. Scandinavian Journal of Medicine and Science in Sports (6):371-375.

[146]Konrad P, 2005. The ABC of EMG[M]. Scottsdale: Noraxon INC.

[147]Kraemer W J, Duncan N D, Volek J S, 1998. Resistance training and elite athletes: adaptations and program considerations[J]. Journal of Orthopaedic and Sports Physical Therapy (2):110-119.

[148]Kramer A, Ritzmann R, Gruber M, et al., 2012. Leg stiffness can be maintained during reactive hopping despite modified acceleration conditions[J]. Journal of Biomechanics (10):1816-1822.

[149]Kravitz L, Akalan C, Nowicki K, et al., 2003. Prediction of 1 repetition maximum in high-school power lifters[J]. Journal of Strength and Conditioning Research (1):167-172.

[150]Kristianslund E, Krosshaug T, Bogert A J V D, 2012. Effect of low pass filtering on joint moments from inverse dynamics: Implications for injury prevention[J]. Journal of Biomechanics (4):660-671.

[151]Kubo K, Morimoto M, Komuro T, et al., 2007. Effects of plyometric

and weight training on muscle-tendon complex and jump performance [J]. Medicine and Science in Sports and Exercise (10):1801-10.

[152]Kugler PN, Turvey MT, 1987. Information, natural law, and the self-assembly of rhythmic movement[M]. Hillsdale: Erlbaum.

[153]Kyröläinen, H, Komi P V, Belli A, 1999. Changes in muscle activity patterns and kinetics with increasing running speed [J]. Journal of Strength and Conditioning Research (4):400-406.

[154]Laskowski E R, Newcomer-Aney K, Smith J, 1997. Refining rehabilitation with proprioception training: expediting return to play. [J]. Physician and Sportsmedicine (10):89.

[155]Latash M L, Zatsiorsky V M, 1993. Joint stiffness: myth or reality? [J]. Human Movement Science (6):653-692.

[156]Lephart S M, Abt J P, Ferris C M, et al., 2005. Neuromuscular and biomechanical characteristic changes in high school athletes: a plyometric versus basic resistance program[J]. British Journal of Sports Medicine (12):932.

[157]Lephart S M, Fu F H, 2000. Proprioception and neuromuscular control in joint stability[M]. Champaign: Human Kinetics.

[158]Lephart S M, Henry T J, 1995. Functional rehabilitation for the upper and lower extremity[J]. Orthopedic Clinics of North America (3):579.

[159]Lephart S M, Henry T J, 2010. The physiological basis for open and closed kinetic chain rehabilitation for the upper extremity[J]. Journal of Sport Rehabilitation (1):71-87.

[160]Lephart S M, Pincivero D M, Giraldo J L, et al., 1997. The role of proprioception in the management and rehabilitation of athletic injuries[J]. American Journal of Sports Medicine (1):130-137.

[161]Lephart S M, Pincivero D M, Rozzi S L, 1998. Proprioception of the ankle and knee[J]. Sports Medicine (3):149-155.

[162]Lesinski M, Prieske O, Beurskens R, et al., 2017. Effects of drop height and surface instability on neuromuscular activation during drop

jumps[J]. Scandinavian Journal of Medicine and Science in Sports (10): 1090-1098.

[163]Lim B O, Lee Y S, Kim J G, et al. ,2009. Effects of sports injury prevention training on the biomechanical risk factors of anterior cruciate ligament injury in high school female basketball players[J]. American Journal of Sports Medicine (9):1728-1734.

[164]Lin C F, Chen C Y, Lin C W,2011. Dynamic ankle control in athletes with ankle instability during sports maneuvers[J]. The American Journal of Sports Medicine (9):2007-2015.

[165]Linas Rekus, Lina Simaškaite, Egidijus Šakalys,2016. features of sports performance related injuries of elite track and field athletes in lithuania [J]. Baltic Journal of Sport and Health Sciences (4):24-31.

[166]Linnamo V, Strojnik V, Komi P V,2006. Maximal force during eccentric and isometric actions at different elbow angles[J]. European Journal of Applied Physiology (6):672-678.

[167]Liu-Ambrose T, Taunton J E, Macintyre D, et al. ,2010. The effects of proprioceptive or strength training on the neuromuscular function of the ACL reconstructed knee: a randomized clinical trial[J]. Scandinavian Journal of Medicine and Science in Sports (2):115-123.

[168]Lloyd D G, Buchanan T S,2001. Strategies of muscular support of varus and valgus isometric loads at the human knee[J]. Journal of Biomechanics (10):1257-1267.

[169]Luca C J D, Foley P J, Erim Z,1996. Motor unit control properties in constant-force isometric contractions[J]. Journal of Neurophysiology (3):1503-1516.

[170]Lysholm J, Wiklander J,1987. Injuries in runners[J]. American Journal of Sports Medicine (2):168.

[171]Magnus R,1926. Cameron Prize Lectures on some results of studies in the physiology of posture[J]. The Lancet (2):531-536,585-588.

[172]Malliaropoulos N, Bikos G, Meke M, et al. ,2017. Mechanical low back

pain in elite track and field athletes: an observational cohort study[J]. Journal of Back and Musculoskeletal Rehabilitation (4):1-9.

[173]Mann R V,1981. A kinetic analysis of sprinting[J]. Medicine and Science in Sports and Exercise (5):325-328.

[174]Mann R, Sprague P,1980. A kinetic analysis of the ground leg during sprint running[J]. Research Quarterly for Exercise and Sport (2): 334-348.

[175]Mark V. Paterno, Greg D. Myer, Kevin R. Ford, et al. ,2004. Neuromuscular training improves single-limb stability in young female athletes [J]. The Journal Of Orthopaedic and Sports Physical Therapy (6): 305-316.

[176]Marti B, Vader J P, Minder C E, et al. , 1988. On the epidemiology of running injuries. the 1984 bern grand-prix study[J]. American Journal of Sports Medicine (3):285.

[177]Mcchesney J W, Woollacott M H,2000. The effect of age-related declines in proprioception and total knee replacement on postural control [J]. Journals of Gerontology (11):658-666.

[178]McGill S M, Childs A, Liebenson C,1999. Endurance times for low back stabilization exercises: clinical targets for testing and training from a normal database[J]. Archives of Physical Medicine and Rehabilitation (8):941-944.

[179]McGuine T A, Greene J J, Best T, et al. ,2000. Balance as a predictor of ankle injuries in high school basketball players[J]. Clinical Journal of Sport Medicine (4):239-244.

[180]McHugh M P, Connolly D A, Eston R G, et al. ,1999. The role of passive muscle stiffness in symptoms of exercise-induced muscle damage [J]. American Journal of Sports Medicine (5):594-599.

[181]McKean K A, Manson N A, Stanish W D,2006. Musculoskeletal injury in the master runners[J]. Clinical Journal of Sport Medicin (2): 149-154.

[182]McKenzie D C, Clement D B, Taunton J E,1985. Running shoes, orthotics, and injuries[J]. Sports Medicine (5):334-347.

[183]McLeod T C, Armstrong T, Miller M, et al. ,2009. Balance improvements in female high school basketball players after a 6-week neuromuscular-training program[J]. Journal of Sport Rehabilitation (4):465-481.

[184]Meeuwisse W H, 1994. Athletic injury etiology: distinguishing between interaction and confounding[J]. Clinical Journal of Sport Medicine (3) 171-175.

[185]Meierbachtol A, Rohman E, Paur E, et al. ,2017. Quantitative improvements in hop test scores after a 6-week neuromuscular training program [J]. Sports Health (1):22-29.

[186]Mendiguchia J, Martinezruiz E, Morin J B, et al. ,2016. Effects of hamstring-emphasized neuromuscular training on strength and sprinting mechanics in football players[J]. Scandinavian Journal of Medicine and Science in Sports (6):621-629.

[187]Michael Günther, Blickhan R,2002. Joint stiffness of the ankle and the knee in running[J]. Journal of Biomechanics (11):1459-1474.

[188]Miles M P, Ives J C, Vincent K R,1997. Neuromuscular control following maximal eccentric exercise[J]. European Journal of Applied Physiology and Occupational Physiology (4):368-374.

[189]Miller J,2001. Biomechanical analysis of the anterior balance reach test: doctoral dissertation[D]. The Pennsylvania State University.

[190]Morton R H,1985. Mathematical representation of the velocity curve of sprint running[J]. Canadian Journal of Applied Sport Sciences Journal (4):166-170.

[191]Myer G D, Brent J L, Ford K R, et al. ,2008. A pilot study to determine the effect of trunk and hip focused neuromuscular training on hip and knee isokinetic strength[J]. British Journal of Sports Medicine (7):614-619.

[192]Myer G D, Faigenbaum A D, Chu D A, et al. ,2011. Integrative training

for children and adolescents: techniques and practices for reducing sports-related injuries and enhancing athletic performance[J]. Physician and Sportsmedicin (1):74.

[193]Myer G D, Faigenbaum A D, Ford K R, et al. ,2011. When to initiate integrative neuromuscular training to reduce sports-related injuries and enhance health in youth? [J]. Current Sports Medicine Reports (3): 155-166.

[194]Myer G D, Ford K R, Barber-Foss K D, et al. ,2009. The relationship of hamstrings and quadriceps strength to anterior cruciate ligament injury in female athletes[J]. Clinical Journal of Sport Medicine (1):3-8.

[195]Myer G D, Ford K R, Brent J L, et al. ,2006. The effects of plyometric vs. dynamic stabilization and balance training on power, balance, and landing force in female athletes[J]. Journal of Strength and Conditioning Research (2):345-353.

[196]Myer G D, Ford K R, Brent J L, et al. ,2007. Differential neuromuscular training effects onACL injury risk factors in "high-risk" vs ""low-risk"athletes[J]. Bmc Musculoskeletal Disorders (1):39.

[197]Myer G D, Ford K R, Foss K D B, et al. ,2010. The incidence and potential pathomechanics of patellofemoral pain in female athletes[J]. Clinical Biomechanics (7):700-707.

[198]Myer G D, Ford K R, Mclean S G, et al. ,2006. The Effects of plyometric versus dynamic stabilization and balance training on lower extremity biomechanics[J]. American Journal of Sports Medicine (3):490-498.

[199]Myer G D, Ford K R, Palumbo J P, et al. ,2005. Neuromuscular training improves performance and lower-extremity biomechanics in female athletes[J]. Journal of Strength and Conditioning Research (1):51-60.

[200]Myer G D, Stroube B W, Dicesare C A, et al. ,2013. Augmented feedback supports skill transfer and reduces high-risk injury landing mechanics: a double-blind, randomized controlled laboratory study[J]. American Journal of Sports Medicine (3):669-677.

[201]Needle A R, Baumeister J, Kaminski T W, et al. ,2015. Neuromechanical coupling in the regulation of muscle tone and joint stiffness[J]. Scandinavian Journal of Medicine and Science in Sports (5):737-748.

[202]Nelson-Wong E, Mckay M, Nawaz H, et al. ,2012. Increased fall risk is associated with elevated co-contraction about the ankle during static balance challenges in older adults[J]. European Journal of Applied Physiology (4):1379-1389.

[203]Neptune R R, Wright I C, Aj V D B,1999. Muscle coordination and function during cutting movements[J]. Medicine and Science in Sports and Exercise (2):294-302.

[204]Nesser T W, Huxel K C, Tincher J L, et al. ,2008. The relationship between core stability and performance in division i football players[J]. Journal of Strength and Conditioning Research (6):1750-1754.

[205]Niemuth P E, Johnson R J, Myers M J, et al. ,2005. Hip muscle weakness and overuse injuries in recreational runners[J]. Clinical Journal of Sport Medicine (1):14-21.

[206]Nigg B M, Liu W,2013. The effect of muscle stiffness and damping on simulated impact force peaks during running[J]. Journal of Biomechanics (8):849.

[207]Nigg B M, Wakeling J M,2001. Impact forces and muscle tuning: a new paradigm[J]. Exercise and Sport Sciences Reviews (1):37-41.

[208]Nigg BM,1997. Impact forces in running[J]. Curr Opin Orthop (6):43-47.

[209]Nigg B M,2001. The Role of impact forces and foot pronation: a new paradigm[J]. Clinical Journal of Sport Medicine (1):2-9.

[210]Novacheck T F,1998. The biomechanics of running[J]. Gait and Posture (1):77-95.

[211]O'Driscoll J, Kerin F, Delahunt E,2011. Effect of a 6-week dynamic neuromuscular training programme on ankle joint function: A Case report[J]. Bmc Sports Science Medicine and Rehabilitation (1):13.

[212]Okada T, Huxel K C, Nesser T W,2011. Relationship between core stability, functional movement, and performance[J]. Journal of Strength and Conditioning Research (1):252-261.

[213]Olmsted L C, Carcia C R, Hertel J, et al. ,2003. Efficacy of the star excursion balance tests in detecting reach deficits in subjects with chronic ankle instability[J]. Journal of Athletic Training (4):501-506.

[214]Opar D A, Drezner J, Shield A, et al. ,2014. Acute hamstring strain injury in track-and-field athletes: a 3-year observational study at the Penn Relay Carnival[J]. Scandinavian Journal of Medicine and Science in Sports, (4):254-259.

[215]Opar D A, Williams M D, Timmins R G, et al. ,2015. Eccentric hamstring strength and hamstring injury risk in Australian footballers[J]. Medicine and Science in Sports and Exercise (4):857-865.

[216]Opar D, Drezner J, Shield A, et al. ,2015. Acute injuries in track and field athletes: a 3-year observational study at the Penn Relays Carnival with epidemiology and medical coverage implications[J]. American Journal of Sports Medicine (4):816-822.

[217]Orchard J, Marsden J, Lord S, et al. ,1997. Preseason hamstring muscle weakness associated with hamstring muscle injury in australian footballers[J]. American Journal of Sports Medicine (1):81-85.

[218]OsuR, GomiH,1999. Multijoint muscle regulation mechanisms examined by measured human arm stuffness and EMG signals[J]. Journal of Neurophysiology (4):1458-1468.

[219]Paavo V, Komi,Albert Gollhofer,1977. Stretch reflexes can have an important role in force enhancement during SSC exercise[J]. Journal of Applied Biomechanics (4):451-460.

[220]Padua D A, Distefano L J, Marshall S W, et al. ,2012. Retention of movement pattern changes after a lower extremity injury prevention program is affected by program duration[J]. American Journal of Sports Medicine, 40 (2):300-306.

[221]Padua D A, Marshall S W,2006. Evidence supporting ACL-Injury-Prevention exercise programs: a review of the literature[J]. Athletic Therapy Today (2):11-23.

[222]Padua, Darin A, Marshall, et al. ,2005. Predictors of knee valgus angle during a jump - landing task [J]. Medicine and Science in Sports and Exercise (5):S398.

[223]Palmieri R M, Ingersoll C D, Stone M B, et al. ,2002. Center-of-pressure parameters used in the assessment of postural Control[J]. Journal of Sport Rehabilitation (1):51-66.

[224]Partin N B, Stone J A, Ryan E J, et al. ,1994. Upper extremity proprioceptive training[J]. Journal of Athletic Training (1):15-18.

[225]Paterno M V, Schmitt L C, Ford K R, et al. , 2004. Biomechanical measures during landing and postural stability predict second anterior cruciate ligament injury after anterior cruciate ligament reconstruction and return to sport[J]. American Journal of Sports Medicine (10):1968-1978.

[226]Patrek M F, Kernozek T W, Willson J D, et al. ,2011. Hip-Abductor fatigue and single-leg landing mechanics in women athletes[J]. Journal of Athletic Training (1):31-42.

[227]Perry, Balko S,1998. Clinical implications of a dynamic systems theory [J]. Neurology Report (1):4-10.

[228]Peterson L, Junge A, Chomiak J, et al. ,2000. Incidence of football injuries and complaints in different age groups and skill-level groups[J]. American Journal of Sports Medicine (5):51.

[229]Pfile K R, Gribble P A, Buskirk G E, et al. ,2016. Sustained improvements in dynamic balance and landing mechanics after a 6-week neuromuscular training program in college women's basketball players[J]. Journal of Sport Rehabilitation (3):233-240.

[230]Phillip A. Gribble, Jay Hertel, 2003. Considerations for normalizing measures of the star excursion balance test[J]. Measurement in Physical

Education and Exercise Science (2):89-100.

[231]Pierpoint L A, Williams C M, Fields S K, et al. ,2016. Epidemiology of injuries in United States high school track and field: 2008-2009 Through 2013-2014[J]. American Journal of Sports Medicine (6):1463-1469.

[232]Plisky P J, Rauh M J, Kaminski T W, et al. ,2006. Star excursion balance test as a predictor of lower extremity injury in high school basketball players[J]. Journal of Orthopaedic and Sports Physical Therapy (12):911-919.

[233]Pollard C D, Sigward S M, Ota S, et al. ,2006. The influence of in-season injury prevention training on lower-extremity kinematics during landing in female soccer players[J]. Clinical Journal of Sport Medicine Official Journal of the Canadian Academy of Sport Medicine (3): 223-227.

[234]Pollock N, Dijkstra P, Calder J, et al. ,2016. Plantaris injuries in elite UK track and field athletes over a 4-year period: a retrospective cohort study[J]. Knee Surgery Sports Traumatology Arthroscopy (7): 2287-2292.

[235]Powell K E, Kohl H W, Caspersen C J, et al. ,1986. An epidemiological perspective on the causes of running injuries[J]. Physician and Sportsmedicine (6):100-114.

[236]Proctor A,1980. The medical responsibilities of the athletic trainer[J]. N C Med J (8):519-520.

[237]Proske U, Morgan D L, Brockett C L, et al. ,2010. Identifying athletes at risk of hamstring strains and how to protect them[J]. Clinical and Experimental Pharmacology and Physiology (8):546-550.

[238]Quatmanyates C C, Quatman C E, Meszaros A J, et al. ,2012. A systematic review of sensorimotor function during adolescence: a developmental stage of increased motor awkwardness? [J]. British Journal of Sports Medicine (9):649-655.

[239]Raffalt P C, Alkjær T, Simonsen E B,2016. Joint dynamics and intra-

subject variability during countermovement jumps in children and adults [J]. Journal of Biomechanics (13):2968-2974.

[240]Rasool J, George K, 2007. The impact of single-leg dynamic balance training on dynamic stability[J]. Physical Therapy in Sport (4): 177-184.

[241]Reed, Edward S, 1982. An outline of a theory of action systems[J]. Journal of Motor Behavior (2):98-134.

[242]Reiman M P, Loudon J K, Goode A P, 2013. Diagnostic accuracy of clinical tests for assessment of hamstring injury: a systematic review[J]. Journal of Orthopaedic and Sports Physical Therapy (4):222-231.

[243]Rekus L, SimaškaiteL, Šakalys E, 2016. Features of sports performance related injuries of elite track and field athletes in lithuania[J]. Baltic Journal of Sport and Health Sciences (4): 24-31.

[244]Riemann B L, Lephart S M, 2002. The Sensorimotor system, part i: the physiologic basis of functional joint stability[J]. Journal of Athletic Training (1):71-79.

[245]Riemann B L, Lephart S M, 2002. The Sensorimotor system, part ii: the role of proprioception in motor control and functional joint stability[J]. Journal of Athletic Training (1):80-84.

[246]Risberg M A, Holm I, Myklebust G, et al. ,2007. Neuromuscular training versus strength training during first 6 months after anterior cruciate ligament reconstruction: a randomized clinical trial. [J]. Physical Therapy (6):737-750.

[247]Robinson R H, Gribble P A, 2008. Support for a reduction in the number of trials needed for the star excursion balance Test[J]. Archives of Physical Medicine and Rehabilitation (2):364-370.

[248]Roewer B D, Ford K R, Myer G D, et al. ,2014. The 'impact' of force filtering cut-off frequency on the peak knee abduction moment during landing: artefact or 'artifiction'? [J]. British Journal of Sports Medicine (6):464-468.

[249]Rosenbaum D A,2010. Human motor control[M]. San Diego:Academic Press.

[250]Ruan M, Li L,2010. Approach run increases preactivation and eccentric phases muscle activity during drop jumps from different drop heights[J]. Journal of Electromyography and Kinesiology(5):932-938.

[251]Ryan M B, Maclean C L, Taunton J E,2006. A review of anthropometric, biomechanical, neuromuscular and training related factors associated with injury in runners[J]. International Sportmed Journal (2):120-137.

[252]Safran M R, Garrett W E, Seaber A V, et al. ,1988. The role of warm-up in muscular injury prevention[J]. American Journal of Sports Medicine (2):123-129.

[253]Santello M, Mcdonagh M J N, Challis J H,2001. Visual and non-visual control of landing movements in humans[J]. The Journal of Physiology (1):313-327.

[254]Santello M,2005. Review of motor control mechanisms underlying impact absorption from falls[J]. Gait and Posture (1):0-94.

[255]Scarneo S E, Root H J, Martinez J C, et al. ,2016. Landing technique improvements after an aquatic-based neuromuscular training program in physically active females[J]. Journal of Sport Rehabilitation (1):1-21.

[256]Schenau G J V I, Bobbert M F, Haan A D,1997. Author's response - mechanics and energetics of the stretch-shortening cycle: a stimulating discussion[J]. Journal of Applied Biomechanics (4):484-496.

[257]Schmidt R A,1988. Chapter 1 Motor and action perspectives on motor behaviour[J]. Advances in Psychology (50):3-44.

[258]Sherrington,C,1906. The integrative action of the nervous system[M]. New Haven:Yale University.

[259]Sherry M A, Best T M,2004. A comparison of 2 rehabilitation programs in the treatment of acute hamstring strains[J]. The Journal of Orthopaedic and Sports Physical Therapy (3):116-125.

[260]Silverman S, Tyson L A, Krampitz J,1992. Teacher feedback and a-

chievement in physical education: interaction with student practice[J]. Teaching and Teacher Education (4):333-344.

[261]Simola, Rauno á. P, Raeder C, Wiewelhove T, et al. ,2016. Muscle mechanical properties of strength and endurance athletes and changes after one week of intensive training[J]. Journal of Electromyography and Kinesiology (30):73-85.

[262]Skou S T, Wise B L, Lewis C E, et al. ,2016. Muscle strength, physical performance and physical activity as predictors of future knee replacement: A prospective cohort study. [J]. Osteoarthritis and Cartilage (8): 1350-1356.

[263]Sole G, Jonas Hamrén, Milosavljevic S, et al. ,2007. Test-retest reliability of isokinetic knee extension and flexion[J]. Arch Phys Med Rehabil (5):626-631.

[264]Stanish W D,1984. Overuse injuries in athletes: a perspective[J]. Medicine and Science in Sports and Exercise (1):1-7.

[265]Stauber W T, 1989. Eccentric action of muscles: physiology, injury, and adaptation[J]. Exercise and Sport Sciences Reviews (17):157-158.

[266]Stroube B W, Myer G D, Brent J L, et al. ,2013. Effects of task-specific augmented feedback on deficit modification during performance of the tuck-jump exercise[J]. Journal of Sport Rehabilitation (1):7-18.

[267]Sugimoto D, Myer G D, Bush H M, et al. ,2012. Compliance with neuromuscular training and anterior cruciate ligament injury risk reduction in female athletes: a meta-analysis[J]. Journal of Athletic Training (6): 714.

[268]Sugiura, Saito, Sakuraba, et al. ,2008. Strength deficits identified with concentric action of the hip extensors and eccentric action of the hamstrings predispose to hamstring injury in elite sprinters[J]. Journal of Orthopaedic and Sports Physical Therapy (8):457-464.

[269]Taube W, Leukel C, Gollhofer A,2012. How neurons make us jump: the neural control of stretch-shortening cycle movements[J]. Exercise

and Sport Sciences Reviews (2):106.

[270]Taunton J, Rollins M, Ryan M, 2005. An analysis of hip abduction weakness in patients with achilles tendinopathy[J]. Clinical Journal of Sport Medicine (5):396-397.

[271]Taunton J, Ryan M, Clement D, et al., 2002. A retrospective case-control analysis of 2002 running Injuries[J]. British Journal of Sports Medicine (2):95-101.

[272]Thomas S J, Swanik C B, Higginson J S, et al., 2013. Neuromuscular and stiffness adaptations in division I collegiate baseball players[J]. Journal of Electromyography and Kinesiology (1):102-109.

[273]Tibone J E, Antich T J, Fanton G S, et al., 1986. Functional analysis of anterior cruciate ligament instability[J]. American Journal of Sports Medicine (4):276-284.

[274]Timothy E, 1995. Plyometric training in female athletes[J]. American Journal of Sports Medicine (6):765-773.

[275]Tveit M, Rosengren B E, Nilsson J Å, et al., 2012. Former male elite athletes have a higher prevalence of osteoarthritis and arthroplasty in the hip and knee than expected[J]. American Journal of Sports Medicine (3):527-533.

[276]van Deursen R W, Simoneau G G, 1999. Foot and ankle sensory neuropathy, proprioception, and postural stability[J]. Journal of Orthopaedic and Sports Physical Therapy (12):718-726.

[277]van Mechelen W, Hlobil H, Kemper H C, 1992. Incidence, severity, aetiology and prevention of sports injuries. a review of concepts[J]. Sports Medicine (2):82-99.

[278]Vanmeerhaeghe A F, Rodriguez D R, 2013. Análisis de los factores de riesgo neuromusculares de las lesiones deportivas[J]. Apunts Medicina De Lesport, 48:109-120.

[279]Verrall G M, Slavotinek J P, Barnes P G, et al., 2003. Diagnostic and prognostic value of clinical findings in 83 athletes with posterior thigh in-

jury comparison of clinical findings with magnetic resonance imaging documentation of hamstring muscle strain [J]. American Journal of Sports Medicine (6):969-973.

[280]Verrall G, Slavotinek J, Barnes P, et al. ,2001. Clinical risk factors for hamstring muscle strain injury: a prospective study with correlation of injury by magnetic resonance imaging[J]. British Journal of Sports Medicine (6):435-439.

[281]Voight M L,Cook G,1996. Clinical application of closed kinetic chain exercise[J]. Journal of Sport Rehabilitatio (1): 25-44.

[282]Wakeling J M, Nigg B M, Rozitis A I,2002. Muscle activity damps the soft tissue resonance that occurs in response to pulsed and continuous vibrations[J]. Journal of Applied Physiology (3):1093-1103.

[283]Wakeling J M, Nigg B M,2001. Modification of soft tissue vibrations in the leg by muscular activity[J]. Journal of Applied Physiology (2):412-420.

[284]Wakeling J M, Tscharner V V,2004. Muscle activity in the leg is tuned in response to ground reaction forces [J]. Journal of Biomechanics, (10):1583-1588.

[285]Wakeling J M, Uehli K, Rozitis A I,2006. Muscle fibre recruitment can respond to the mechanics of the muscle contraction[J]. Journal of the Royal Society Interface (3):533-544.

[286]Wakeling J M,Nigg B M,2001. Soft -tissue vibrations in the quadriceps measured with skin mounted transducers[J]. Journal of Biomechanics (4):539-543.

[287]Walter, S. D,Hart,L. E,Mcintosh,J. M. andSutton,J. R,1989. The ontario cohort study of running-related injuries[J]. Archives of Internal Medicine (11):2561-2564.

[288]Wang L I, Peng H T,2013. Biomechanical comparisons of single- and double-legged drop jumps with changes in drop height[J]. International Journal of Sports Medicine (6):522-527.

[289]Waxman J P, Walsh M S, Smith S T, et al. ,2016. The effects of a 6-week neuromuscular training program on quadriceps and hamstring muscle activation during side-cutting in high school female athletes[J]. Athletic Training and Sports Health Care (4):164-176.

[290]Wen D Y, Puffer J C, Schmalzried T P,1997. Lower extremity alignment and risk of overuse injuries in runners[J]. Medicine and Science in Sports and Exercise (10):1291-1298.

[291]Wen D Y, Puffer J C, Schmalzried T P,1998. Injuries in runners: a prospective study of alignment[J]. Clinical Journal of Sport Medicine (3): 187-194.

[292]White S, Yates B,2005. The Incidence and risk factors in the development of medial tibial stress syndrome among naval recruits[J]. American Journal of Sports Medicine (3):463-464.

[293]Whiting WC,Zernicke RF,2008. Biomechanics of musculoskeletal injury [M]. Champaign: Human Kinetics.

[294]Wilk K E, Meister K, Andrews J R,2002. Current concepts in the rehabilitation of the overhead throwing athlete[J]. American Journal of Sports Medicine (1):136-151.

[295]Wilkerson GB,Nitz AJ,1994. Dynamic ankle stability: mechanical and neuromuscular interrelationships[J]. Journal of Sport Rehabilitation (3):43-57.

[296]Willems T M, De C D, Delbaere K, et al. ,2006. A prospective study of gait related risk factors for exercise-related lower leg pain[J]. Gait and Posture (1):91-98.

[297]Willson J D, Kernozek T W, Arndt R L, et al. ,2011. Gluteal muscle activation during running in females with and without patellofemoral pain syndrome[J]. Clinical Biomechanics (7):735-740.

[298]Winter DA, Hardback F,1987. Biomechanics and motor control of human movement[M]. New York:Publisher John Wiley and Sons Inc.

[299]Witvrouw E, Danneels L, Asselman P, et al. ,2003. Muscle flexibility

as a risk factor for developing muscle injuries in male professional soccer players a prospective study[J]. American Journal of Sports Medicine (1):41-46.

[300]Wood G A,1987. Biomechanical limitations to sprint running[J]. Medicine and Sports Sciences (8):2278-9480.

[301]Woods C, Hawkins R D, Maltby S, et al. ,2004. The football association medical research programme: an audit of injuries in professional football analysis of hamstring injuries[J]. British Journal of Sports Medicine (1):36-41.

[302]Woollacott M H, Shumwaycook A,1990. Changes in posture control across the life span-a systems approach. [J]. Physical Therapy (12): 799-807.

[303]Wright I C, Neptune R R, van den Bogert AJ, et al. ,2000. The influence of foot positioning on ankle sprains[J]. Journal of Biomechanics (5):513-519.

[304]Wright J, Wood B L,2009. Fatigue, H/Q ratios and muscle coactivation in recreational football players[J]. Isokinetics and Exercise Science (3): 161-167.

[305]Yeow C H, Lee P V S, Goh J C H,2010. Sagittal knee joint kinematics and energetics in response to different landing heights and techniques [J]. Knee, 17 (2):127-131.

[306]Yeung S S, Suen A M, Yeung E W,2009. A prospective cohort study of hamstring injuries in competitive sprinters: preseason muscle imbalance as a possible risk factor[J]. British Journal of Sports Medicine (8):589-594.

[307]Yu B, Lin C F, Garrett W E,2006. Lower extremity biomechanics during the landing of a stop-jump task[J]. Clinical Biomechanics (3): 297-305.

[308]Yu B, Queen R M, Abbey A N, et al. ,2008. Hamstring muscle kinematics and activation during overground sprinting[J]. Journal of Biomechanics (15):3121-3126.

[309]Zhang S N, Bates B T, Dufek J S,2000. Contributions of lower extremity joints to energy dissipation during landings[J]. Medicine and Science in Sports and Exercise (4):812-819.

【中文文献】

[1]《当代汉语词典》编委会,2001. 当代汉语词典[M]. 上海:上海辞书出版社.

[2]《现代管理词典》编委会,2009. 现代管理词典[M]. 武汉:武汉大学出版社.

[3]伦斯特伦,2006. 运动损伤预防与治疗的临床实践[M]. 王安利,译. 北京:人民体育出版社.

[4]Gamble P,2015. 集体性项目的体能训练:高水平竞技运动的专项身体准备:[M]. 潘迎旭,译. 北京:北京体育大学出版社.

[5]Jay R. Hoffman,2016. 体能训练设计指南[M]. 周志雄,译. 北京:北京体育大学出版社.

[6]Magill RA,2006. 运动技能学习与控制[M]. 张忠秋,金亚虹,殷恒婵,译. 北京:中国轻工业出版社.

[7]Payne G,2008. 人类动作发展概论[M]. 耿培新,梁国立,译. 北京:人民教育出版社.

[8]Shumway-Cook A, Woollacott MH,2009. 运动控制原理与实践[M]. 毕胜,燕铁斌,王宁华,译. 北京:人民卫生出版社.

[9]Verstegen M, William P,2015. 核心区训练:改善身体及生活的革命式训练方案[M]. 周龙峰译. 北京:北京体育大学出版社.

[10]曹峰锐,2017."腘绳肌离心收缩力矩/股四头肌向心收缩力矩"在预防腘绳肌运动性拉伤和膝关节前交叉韧带损伤方面的应用[J]. 中国体育科技(2):43-52.

[11]陈海霞,宁宁,2006. 人体平衡功能评定研究的最新进展[J]. 中华现代护理杂志(23):2173-2175.

[12]陈野,谭燕秋,姜迪,等,2007. 增强髋关节力量的重要性:优秀女子短跑运动员秦旺萍的训练启示[J]. 山东体育学院学报(2):92-94.

[13]戴兴鸿,詹建国,2018. 基于结构功能理论的短跑项目专项力量的构建及其

实证研究[J].西安体育学院学报(4):506-512.
[14]邓运龙,2007.运动训练设计思想中的方法论[J].武汉体育学院学报(5):83-88.
[15]邓运龙,2007.运动训练设计中“目标—模型”建构的基本内容与方法[J].武汉体育学院学报(1):85-88.
[16]董玉福,高炳乾,张文星,等,2006.大学生田径训练中运动损伤特点分析[J].中国学校卫生(9):822-822.
[17]杜力萍,2008.跳深时下肢关节的运动学特征研究[J].西安体育学院学报(3):60-63.
[18]傅维杰,刘宇,黄灵燕,2012.冲击力、软组织振动及其与运动损伤关系研究进展[J].中国运动医学杂志(7):642-647.
[19]傅维杰,刘宇,黄灵燕,等,2014.不同着地方式下鞋缓冲特性对下肢肌肉活化及共激活的影响[J].中国运动医学杂志(9):860-868.
[20]高晓嶙,徐辉,黄鹏,等,2018.我国橄榄球运动员下肢、躯干非接触性损伤风险评估的研究[J].中国体育科技(5);117-122.
[21]格雷·库克,2011.动作—功能动作训练体系[M].张英波,等译.北京:北京体育大学出版社.
[22]巩尊科,翟宏伟,陈伟,等,2010.本体感觉强化训练对膝骨性关节炎的影响[J].中国康复理论与实践(2):158-160.
[23]谷莉,周谋望,陈亚平,等,2007.前交叉韧带重建术后影响本体感觉恢复的因素[J].中国康复医学杂志(12):1095-1096.
[24]顾德明,2013.运动解剖学图谱[M].北京:人民体育出版社.
[25]郭秀花,罗艳霞,周诗国,等,2003.调查问卷表的可靠性分析方法及实例应用[J].中国卫生统计(4):233-234.
[26]国家体育总局,2001.2001～2010年体育改革与发展纲要[J].体育科学(3):1-6.
[27]国家体育总局干部训练中心,2008.高水平竞技运动损伤防治与康复研究[M].北京:北京体育大学出版社.
[28]国家体育总局干部培训中心,2016.2013年前沿运动训练理论与方法探析[M].北京:北京体育大学出版社.

[29]韩春远,王卫星,成波锦,等,2012.核心力量训练的基本问题:核心区与核心稳定性[J].天津体育学院学报(2):117-120.

[30]何建平,2002.田径运动中肌肉损伤原因的再认识[J].西安体育学院学报(1):60-61.

[31]何鹏飞,董范,姜自立,2017.整合性神经肌肉训练对提高女子运动员运动表现及预防运动损伤的影响[J].体育科学(2):66-75.

[32]胡好,张英波,王传平,2009.再论运动训练结构[J].北京体育大学学报(10):105-108.

[33]胡卫红,2012.基于移动计算的田径运动损伤风险预警系统的研究[J].中国体育科技(2):25-28.

[34]黄海燕,张林,2011.体育赛事综合影响事前评估指标体系研究[J].上海体育学院学报(1):1-5.

[35]贾蒙蒙,吴卫兵,伍勰,等,2018.FIFA11+练习对足球运动员膝关节生物力学特征和动态平衡能力的影响[J].中国体育科技(2):59-65

[36]贾为安,2015.不同运动项目对运动员膝踝关节本体感觉的影响[D].济南:山东体育学院.

[37]贾为安,毛德伟,孙威,等,2014.不同运动项目对运动员踝关节本体感觉的影响[C].全国运动生物力学学术交流大会.

[38]贾谊,薛瑞婷,魏亮,2017.人体快速起跳动作的下肢表面肌电信号特征研究[J].中国体育科技(2):64-70.

[39]江广和,2010.论“训练周期”理论在运动训练实践中指导地位的续存性:兼驳对“训练周期”理论的质疑[J].体育学刊(11):92-96.

[40]姜迪,袁鹏,郭文俊,2012.女子短跑运动员力量特征的等速测试研究[J].体育与科学(6):76-80.

[41]姜宏斌,2015.功能性训练概念辨析与理论架构的研究述评[J].体育学刊(4):125-131.

[42]姜自立,李庆,2018.李庆短跑训练理念研究[J].体育科学(2):55-90.

[43]矫玮,2003.运动损伤学双语教程[M].北京:北京体育大学出版社.

[44]金冬梅,燕铁斌,2002.Berg 平衡量表及其临床应用[J].中国康复理论与实践(3):155-157.

[45]鞠秀奎,2016.青少年男子体操运动员主要关节的等速肌力特征[J].中国组织工程研究(46):6922-6929.

[46]雷正方,张瑛秋,2018.整合性神经肌肉训练对听障乒乓球运动员下肢功能性不对称与平衡能力的影响[J].体育科学(11):28-38.

[47]李丹阳,胡法信,胡鑫,2011.功能性训练:释义与应用[J].山东体育学院学报(10):71-76.

[48]李老民,2008.田径运动教程[M].北京:北京体育大学出版社.

[49]李萍,朱学强,毕楠,2018.星形偏移平衡测试在评价女子排球运动员神经肌肉训练效果中的应用[J].天津体育学院学报(1):86-92.

[50]李世明,Bhatt T,2011.人体动态稳定性理论及防跌倒扰动性训练进展[J].体育科学(4):67-74.

[51]李铁军,张林鸿,2005.负重振动练习与超等长练习对下肢力量影响的比较研究[J].西安体育学院学报(5):61-63.

[52]刘成,司虎克,2008.我国竞技体育与高校竞技体育互动发展之关系[J].上海体育学院学报(2):39-43.

[53]刘崇,任立峰,史建伟,等,2009.人体平衡能力的评价系统[J].中国组织工程研究(2):363-367.

[54]刘汉良,尤春景,黄晓琳,等,2004.正常人动态平衡能力测试的信度及效度分析[J].中华物理医学与康复杂志(3):152-155.

[55]刘卉,霍科林,于冰,2011.运动员股后肌群拉伤危险因素研究进展[J].中国运动医学杂志(6):571-576.

[56]刘瑞东,陈小平,2016.功能性力量训练对肌肉募集特征和身体素质的影响[J].上海体育学院学报(5):73-79.

[57]刘阳,2007.人体平衡能力测试方法及平衡能力训练的研究进展[J].沈阳体育学院学(4):75-77.

[58]刘宇,魏勇,2008.运动科学领域的下肢刚度研究[J].上海体育学院学报(5):31-35.

[59]刘宇,2008.短跑腿后肌损伤动力学分析[C].全国运动生物力学学术交流大会.

[60]刘展,2016.人体动作模式和运动链的理念在运动损伤防护和康复中的应

用[J].成都体育学院学报(6):1-11.

[61]龙斌,李丹阳,2013.功能性训练的科学内涵[J].武汉体育学院学报(2):72-76.

[62]卢岩岩,许学猛,刘文刚,等,2018.膝骨关节炎患者本体感觉的影响因素分析[J].实用医学杂志(16):2726-2732.

[63]鲁智勇,2016.橄榄球运动员侧切跑膝关节生物力学特征及 ACL 损伤康复理论研究[D].北京:北京体育大学.

[64]陆柳,2012.国家女篮专项体能评价与诊断研究[D].苏州:苏州大学.

[65]罗晨,张梦雪,薛晨,等,2017.优秀沙排运动员薛晨肩关节脱臼的运动功能康复训练效果分析[J].北京体育大学学报(6):65-70.

[66]罗二凤,2018.快速伸缩复合训练对下肢关节、踝关节刚度的影响[J].内蒙古师范大学学报(自然科学汉文版)(4):356-359.

[67]罗炯,2005.超等长练习机制与跳深训练法研究述评[J].天津体育学院学报(2):21-23.

[68]罗炯,2010.斜坡超速跑训练对短跑运动技术影响的生物力学分析[J].北京体育大学学报(6):124-128.

[69]骆丽,孙武东,赵祥虎,等,2017.强化髋周肌群力量训练对功能性踝关节不稳的效果[J].中国康复理论与实践(10):1195-1199.

[70]马春林,2007.负重振动练习与超等长练习对篮球运动员下肢力量影响的对比研究[J].天津体育学院学报(1):83-85.

[71]马校军,2010.动态平衡训练对下肢本体感觉功能和踝关节内翻肌肉潜伏期的影响[D].北京:北京体育大学.

[72]茅鹏,程志理,2018.论苏炳添的单步技术[J].体育与科学(4):15-17.

[73]孟献峰,张振峰,岳新坡,2003.短跑中腘绳肌致伤的内在因素及预防探析[J].中国运动医学杂志(6):627-629.

[74]缪鸿石,2000.康复医学理论与实践[M].上海:上海科学技术出版社.

[75]平杰,顾红,柏慧敏,等,2001.普通高校"体教结合"提高大学生运动员质量的对策研究[J].上海体育学院学报(3):27-30.

[76]曲绵域,于长隆,2003.实用运动医学[M].北京:北京大学医学出版社.

[77]屈萍,2011.核心稳定性力量训练[M].武汉:中国地质大学出版社.

[78]石岩,霍炫伊,2017.体育运动风险研究的知识图谱分析[J].体育科学(2):76-86.

[79]水祎舟,2016.足球运动专项体能训练设计理论与实证[D].北京:北京体育大学.

[80]宋佩成,范年春,杨易军,2012.跳深练习中弹性能量利用的实验研究[J].上海体育学院学报(2):34-36.

[81]孙南,熊西北,张英波,2011.现代田径训练高级教程[M].北京:北京体育大学出版社.

[82]孙威,宋祺鹏,张翠,等,2014.踝关节本体感觉测试仪的信度研究[C].全国运动生物力学学术交流大会.

[83]孙政,2009.山东省6所高校大学生田径运动员运动损伤调查[J].济宁医学院学报(3):211-213.

[84]覃朝玲,唐东辉,2010.体育统计学EXCEL与SPSS数据处理案例[M].重庆:西南师范大学出版社.

[85]田佳,2008.运动创伤的病因与原理[M].北京:北京体育大学出版社.

[86]田麦久,2012.运动训练学[M].北京:人民体育出版社.

[87]田石榴,2009.负重超等长力量训练的神经肌肉适应机制研究[D].上海:上海体育学院.

[88]田彤,2008.跳深练习对发展运动员快速力量的实证研究[J].北京体育大学学报(2):269-270.

[89]田野,2003.运动生理学高级教程[M].北京:高等教育出版社.

[90]王安利,2013.运动损伤预防的功能训练[M].北京:北京体育大学出版社.

[91]王德洪,隗金水,2007."差值的方差分析"与协方差分析的比较研究[J].天津体育学院学报(5):426-429.

[92]王海涛,赵焕彬,王志丽,等,2005.肢体等速肌力与女子短跑成绩的灰色关联分析[J].中国组织工程研究(9):109-111.

[93]王乐军,陈景源,马爱迪,等,2017.羽毛球专项运动对踝关节肌肉共收缩活动的影响研究[J].中国体育科技(4):58-64.

[94]王瑞元,2012.运动生理学[M].北京:人民体育出版社.

[95]王瑞元,苏全生,2012.运动生理学[M].北京:人民体育出版社.

[96]王雄，沈兆喆，2014. 身体功能训练动作手册[M]. 北京：人民教育出版社.

[97]王秀汝，赵文汝，刘金敬，等，2004. 肌电生物反馈治疗中枢神经系统损伤所致腕、踝关节异常运动模式的临床研究[J]. 中国康复医学杂志(2)：108-110.

[98]王玉龙，2000. 康复评定[M]. 北京：人民卫生出版社.

[99]卫亚，2017. 运动损伤生物力学研究[J]. 医用生物力学(4)：299-306.

[100]魏书涛，2011. 短跑过程中下肢动作控制和股后肌群损伤机制的生物力学研究[D]. 上海：上海体育学院.

[101]吴鉴鑫，黄超文，1995. 运动生理学[M]. 桂林：广西师范大学出版社.

[102]吴磊，2008. 中美高校竞技体育人才培养模式的比较研究[J]. 南京体育学院学报(社会科学版)(6)：111-114.

[103]夏晴，王立新，范利华，2011. 肢体肌肉功能评定研究进展[J]. 法医学杂志(4)：290-294.

[104]向洪，1992. 四项基本原则大辞典[M]. 成都：电子科技大学出版社.

[105]解浩东，罗炯，2018. 着地动作中人体下肢的刚度作用[J]. 中国组织工程研(8)：1306-1312.

[106]解勇，2004. 青少年短跑运动员膝踝部损伤与安全防范对策[J]. 成都体育学院学报(2)：73-75.

[107]邢禾，何广学，刘剑君，2006. 德尔菲法筛选结核病防治知识调查指标的研究与预试验评价[J]. 中国健康教育(2)：91-95.

[108]徐金成，矫玮，高颀，2015. FIFA11+综合热身练习在足球运动中的应用：系统综述[J]. 中国体育科技(2)：22-35.

[109]徐萌，郎健，2015. 快速伸缩复合训练对 U17 足球运动员灵敏素质的影响[J]. 沈阳体育学院学报(5)：104-111.

[110]薛宇，2013. 武术现代化发展理论与评价[D]. 北京：北京体育大学.

[111]闫琪，2013. 优秀女子曲棍球运动员功能性体能训练方法体系的构建与实证研究[D]. 石家庄：河北师范大学.

[112]杨宝雷，王丽水，周荣，2012. 安徽省大学生高水平田径运动员运动损伤分析[J]. 池州学院学报(6)：97-99.

[113]杨宏兴，高华平，2014. 田径运动员职业性损伤调查[J]. 中国公共卫生

(12):1618-1619.

[114]杨桦,2006.竞技体育与奥运备战重要问题的研究[M].北京:北京体育大学出版社.

[115]杨宋华,2018.基于大数据网络的运动损伤评估模型研究[J].现代电子技术(6):154-157.

[116]杨晓兰,2001.踝关节力量在短跑着地缓冲中的重要作用及力量的训练[J].成都大学学报(自然科学版)(3):57-59.

[117]杨新生,2003.大学生业余田径训练中运动损伤情况的调查分析[J].武汉体育学院学报(6):50-52.

[118]姚磊,2007.我国优秀田径运动员的运动损伤流行病学调查与分析[J].北京体育大学学报(3):363-366.

[119]扆铮,尹军,2013.对“功能动作训练”之“功能动作筛查”的审视与思考[J].山东体育学院学报(3):62-70.

[120]游永豪,祁国鹰,温爱玲,2010.体育科学实验研究中有“前测数据”的重复测量设计的统计分析方法的探讨[J].体育科学(2):92-96.

[121]于佳彬,2016.短跑加速阶段与最大速度阶段生物力学特征研究[D].上海:上海体育学院.

[122]俞泳,何红晨,何成奇,2010.等速肌力测试和训练技术在我国康复医学领域应用现状[J].华西医学(12):2300-2302.

[123]袁鹏,许贻林,王丹,等,2018.不同助跑速度条件下45°急停变向动作的膝和踝关节肌肉激活特征分析[J].体育科学(8):49-58.

[124]袁琼嘉,谭进,2015.体育动作解剖学分析与肌肉训练[M].北京:人民体育出版社.

[125]袁艳,2013.负重振动力量训练的神经肌肉适应特征及其机制研究[D].上海:上海体育学院.

[126]袁艳,苏彦炬,吴贻刚,2016.负重振动训练对下肢快速力量的影响及其神经适应的特征[J].北京体育大学学报(11):62-67.

[127]占飞,陈世益,2000.功能性关节不稳与本体感觉重建[J].中国运动医学杂志(1):25-30.

[128]张力为,2002.体育科学研究方法[M].北京:高等教育出版社.

[129]张梅,何叶,2015.青少年男子田径运动员成熟度对运动损伤率影响的研究[J].科技通报(1):78-81.

[130]张美珍,2009.在跑台上和地面上跑时生物力学参数的差异分析[D].北京:北京体育大学.

[131]张敏,2013.田径运动员运动损伤情况分析[J].现代预防医学(21):4077-4078.

[132]张强,胡婧,伍勰,2014.不同分级神经肌肉疲劳对冲击性落地动作下肢生物力学的非线性影响[J].中国运动医学杂志(12):1153-1160.

[133]张秋霞,2010.功能性不稳踝关节神经肌肉控制研究[D].苏州:苏州大学.

[134]张秋霞,张林,王国祥,2011.局部肌肉疲劳对踝关节本体感觉的影响[J].体育科学(3):68-73

[135]张燊,傅维杰,刘宇,2016.不同着地冲击模式的下肢生物力学研究[J].体育科学(1):59-66.

[136]张希妮,傅维杰,夏锐,等,2017.不同疲劳诱导方案对落地时下肢关节力学、刚度和能量吸收的影响[J].体育科学(11):48-55.

[137]张晓辉,廖八根,陈速,等,2014.神经肌肉训练对运动员前交叉韧带重建术后康复的影响[J].中国运动医学杂志(8):772-776.

[138]张晓辉,刘书芳,廖八根,2014.不同训练方法对运动员功能性踝关节不稳康复的影响[J].中国运动医学杂志(6):514-518.

[139]张秀云,2008.拉伸练习对提高我国优秀赛艇运动员柔韧素质和专项运动成绩的研究[J].北京体育大学学报(7):908-912.

[140]张英波,2003.动作学习与控制[M].北京:北京体育大学出版社.

[141]张原,2008.400m跑下肢肌电活动规律探讨[J].武汉体育学院学报(6):84-87.

[142]赵响,詹建国,许滨,2017.整合性神经肌肉训练预防青少年女性运动性膝关节损伤[J].中国组织工程研究(32):5108-5114.

[143]郑彩壮,2002.跳深练习对增加运动员腿部爆发力作用的研究[J].体育与科学(5):41-43.

[144]郑亮亮,钟亚平,2013.田径运动损伤病因预警动态链模型建立的初步研究[J].山东体育学院学报(2):64-71.

[145]郑荣强,王予彬,2010.肌肉疲劳对膝关节本体感觉的影响[J].中国组织工程研究(28):5251-5253.

[146]郑秀媛,2002.现代运动生物力学[M].北京:国防工业出版社.

[147]钟运健,2016.骨骼肌损伤风险的运动学研究[M].上海:上海交通大学出版社.

[148]周冬,刘建国,赵德勋,等,2014.中国竞技后备人才多元化培养模式与运行机制分析[J].河北师范大学学报(自然科学版)(4):413-417.

[149]周里,2016.运动人体科学理论与实践[M].西安:陕西师范大学出版社.

[150]周彤,章碧玉,何梦梦,2018.我国女子短跑后备人才下肢反应力量的研究[J].体育科学(5):50-55.

[151]周志鹏,2016.神经肌肉功能与前交叉韧带损伤生物力学危险因素的相关性研究[D].北京:北京体育大学.

[152]周志鹏,2018.神经肌肉功能与前交叉韧带损伤生物力学危险因素的相关性研究[D].北京:北京体育大学.

[153]周志鹏,钟亚平,2010.田径高水平运动员运动损伤风险因素的评估与对策分析[J].中国体育科技(5):3-7.

[154]朱政,陈佩杰,黄强民,2007.体育训练中的神经运动控制[J].上海体育学院学报(1):58-61.

附　　录

附录 A　专家访谈提纲

尊敬的专家：

您好！

我是北京体育大学田径教研室 2016 级博士生，需要对大学生短跑运动员运动损伤预防训练方案构建的理论设计和实践方法进行调查。您是此方面专家，您的意见将对本研究的撰写具有十分重要的价值。希望您能在百忙之中抽出时间给予帮助，您的回答只用于本研究的数据统计。对您真诚的帮助表示深深的谢意！

博士生：李　萍

北京体育大学田径教研室

1. 您认为大学生短跑运动员易发生的运动损伤有哪些？主要的风险因素有哪些？其中哪些因素您认为是可以通过训练改变的？

2.您认为以提高神经肌肉功能及其控制能力为主要目的损伤预防训练方案在大学生短跑项目中有应用意义吗？您有什么建议？

3.您认为运动损伤预防训练方案的理论构建应包括哪几方面内容？

4.您认为运动损伤预防训练方案的构成要素应包括哪几方面内容？

5.您认为大学生短跑运动员运动损伤训练方案的练习内容应包括哪些方面？

6.您认为应如何安排损伤预防训练方案（如次数、频率、时间等）？采用的训练方法、手段和负荷有何特点？

7.您认为运动损伤预防训练方案的效果评价主要包括哪几方面的内容？

附录B 调查问卷专家效度评价表

尊敬的专家：

您好！

我是北京体育大学田径教研室2016级博士生，需要对大学生短跑运动员损伤预防训练方案的内容构建进行调查。本研究设计了大学生短跑运动员运动损伤预防训练方案练习内容的专家调查问卷，您是此方面专家，请您评价问卷的条目是否能有效反映出调查的内容。希望您能在百忙之中抽出时间给予帮助，您的回答只用于本研究的数据统计。对您真诚的帮助表示深深的谢意！

博士生：李 萍

指导老师：张英波教授

1.您的个人基本情况：

年龄__________ 工作单位__________ 工作年限__________

专业(项)________ 职称__________ 学历__________

2.您对本问卷针对大学生短跑运动员运动损伤训练方案中练习内容的设计评价是：

(1)非常赞同 (2)比较赞同 (3)基本赞同 (4)不太赞同 (5)不赞同

3.您对本问卷结构设计的总体评价是：

(1)非常赞同 (2)比较赞同 (3)基本赞同 (4)不太赞同 (5)不赞同

4.您对本问卷的量度设计的总体评价是：

(1)非常完善 (2)比较完善 (3)基本完善 (4)不太完善 (5)不完善

5.您认为本问卷中哪些内容需要增加或删减？

再次诚挚地感谢您花费宝贵的时间填写此问卷！

附录C 专家调查问卷(第一轮)

尊敬的专家:

您好!

我是北京体育大学田径教研室2016级博士生,需要对大学生短跑运动员损伤预防训练方案的内容构建进行调查。损伤预防训练方案除了必要的热身和拉伸外,主要是包括一般的功能性动作训练和特定的力量、平衡稳定、灵敏和快速伸缩复合训练等,其目的在于通过提高运动员的神经肌肉控制能力以更好地预防运动损伤和提升运动表现。您是此方面专家,您的意见将对本研究的撰写具有十分重要的价值。希望您在百忙之中抽出时间给予帮助,您的回答只用于本研究的数据统计。对您真诚的帮助表示深深的谢意!

博士生:李　萍

指导导师:张英波　教授

★您的个人基本情况:

年龄__________ 工作单位__________ 工作年限__________

专业(项)________ 职称____________ 学历____________

一、请您在认为合理的分值上打"√"。

1. 您认为在下表所列的损伤预防训练方案各组成部分的训练动作中,对短跑运动员来说重要程度如何?

组成部分	序号	练习动作进阶	重要程度(1—5表示重要程度由低到高)				
			不重要⟸⟹非常重要				
快速伸缩复合训练	1	横向跳跃进阶	1	2	3	4	5
	2	纵向跳跃进阶	1	2	3	4	5
	3	团身跳跃进阶	1	2	3	4	5
	4	弓箭步跳进阶	1	2	3	4	5
	5	旋转跳跃进阶	1	2	3	4	5

续表

组成部分	序号	练习动作进阶	重要程度(1—5 表示重要程度由低到高)				
			不重要⟸⟹非常重要				
下肢力量训练	6	提踵进阶	1	2	3	4	5
	7	双腿蹲进阶	1	2	3	4	5
	8	单腿蹲动作进阶	1	2	3	4	5
	9	分腿蹲进阶	1	2	3	4	5
	10	髋主导的硬拉进阶	1	2	3	4	5
	11	膝主导的仰卧弯腿进阶	1	2	3	4	5
平衡稳定训练	12	躯干侧链动作进阶	1	2	3	4	5
	13	躯干前链动作进阶	1	2	3	4	5
	14	躯干后链动作进阶	1	2	3	4	5
	15	直立跪姿动作进阶	1	2	3	4	5
	16	平衡垫站立进阶	1	2	3	4	5
速度灵敏训练	17	起跑反应进阶	1	2	3	4	5
	18	阻力跑进阶	1	2	3	4	5
	19	绳梯进阶	1	2	3	4	5
	20	跳绳进阶	1	2	3	4	5
	21	圆点训练进阶(如 8 字形训练)	1	2	3	4	5
	22	锥桶训练进阶(如 T 形跑)	1	2	3	4	5

二、除以上练习动作外,还有哪些您认为比较重要或是需要修改的地方?请您补充在下面的空白处。

再次诚挚地感谢您花费宝贵的时间填写此问卷!

附录D 专家调查问卷(第二轮)

尊敬的专家:

您好!

我是北京体育大学田径教研室2016级博士生,需要对大学生短跑运动员损伤预防训练方案的构建进行调查。损伤预防训练方案除了必要的热身和拉伸外,主要是包括一般的功能性动作训练和特定的力量、平衡稳定、灵敏和快速伸缩复合训练等,其目的在于通过提高运动员的神经肌肉控制能力以更好地预防运动损伤和提升运动表现。您是此方面专家,您的意见将对本研究的撰写具有十分重要的价值。希望您在百忙之中抽出时间给予帮助,您的回答只用于本研究的数据统计。对您真诚的帮助表示深深的谢意!

博士生:李　萍

指导导师:张英波　教授

★您的个人基本情况:

年龄____________ 工作单位____________ 工作年限____________

专业(项)____________ 职称____________ 学历____________

一、请您在认为合理的重要程度上打"√"。

2.您认为在下表所列的损伤预防训练方案各组成部分的训练动作中,对短跑运动员来说重要程度如何?

组成部分	序号	练习动作进阶	重要程度(1—5表示重要程度由低到高)				
			不重要⟸⟹非常重要				
快速伸缩复合训练	1	横向跳跃进阶	1	2	3	4	5
	2	纵向跳跃进阶	1	2	3	4	5
	3	弓箭步跳进阶	1	2	3	4	5
	4	旋转跳跃进阶	1	2	3	4	5

续表

组成部分	序号	练习动作进阶	重要程度(1—5 表示重要程度由低到高)				
			不重要⟸⟹非常重要				
下肢力量训练	5	双腿蹲进阶	1	2	3	4	5
	6	单腿蹲动作进阶	1	2	3	4	5
	7	分腿蹲进阶	1	2	3	4	5
	8	髋主导的硬拉进阶	1	2	3	4	5
	9	膝主导的仰卧弯腿进阶	1	2	3	4	5
平衡稳定训练	10	躯干侧链动作进阶	1	2	3	4	5
	11	躯干前链动作进阶	1	2	3	4	5
	12	躯干后链动作进阶	1	2	3	4	5
	13	直立跪姿动作进阶	1	2	3	4	5
	14	平衡垫站立进阶	1	2	3	4	5
速度灵敏训练	15	起跑反应进阶	1	2	3	4	5
	16	阻力跑进阶	1	2	3	4	5
	17	绳梯进阶	1	2	3	4	5
	18	跳绳进阶	1	2	3	4	5
	19	锥桶训练进阶(如 T 形跑)	1	2	3	4	5

二、除以上练习动作外,还有哪些您认为比较重要或是需要修改的地方?请您补充在下面的空白处。

再次诚挚地感谢您花费宝贵的时间填写此问卷!

附录E 知情同意书

请您认真阅读以下内容,如果您同意参与本次实验,请在下方签字。

1. 课题名称:

大学生短跑运动员运动损伤预防训练方案的构成要素特征及实证研究。

2. 研究目的:

在深入探讨短跑运动员高发损伤的显著风险因素及损伤特征的基础上通过文献资料法、专家访谈法和问卷调查法设计降低短跑运动员损伤风险的训练方案,并进行为期8周的实验干预,应用三维动作捕捉、肌电测试系统、测力台、等速肌力测试、本体感觉测试、星形偏移平衡测试和核心稳定性分析相关指标干预前后的变化并评价其应用效果,为制定和完善短跑运动员损伤预防策略及相应的评价方法提供借鉴和参考。

3. 实验和测试地点:

山东体育学院和山东体育科学研究中心。

4. 实验和测试流程:

①前测:前测包括星形偏移平衡测试、核心稳定性测试、等速肌力测试、本体感觉测试、生物力学测试和肌电测试;等速肌力测试需要穿着宽松短裤,生物力学测试和肌电测试需要穿着紧身短裤和紧身上衣,所有仪器的测试均不会对身体造成不良影响。

②实验干预8周,实验组进行8周的损伤预防训练方案,对照组按照日常训练安排。

③后测:重复前测内容。

其他声明:

①本次实验采取自愿参加的原则,您可以在参加实验的任何时间内以任何理由终止此次实验,但如果没有特殊原因,请尽量完成实验。

②测试可能会引起不同程度的延迟性肌肉酸痛和运动损伤的风险,因此测试之前确保您的身体状况良好,并听从研究员的安排做好充分的热身和拉伸

活动。

③实验干预过程中，严格遵守研究者的相关要求，如因未听从研究人员要求而发生意外事件，后果自负。

④您的个人信息和测试数据仅供研究人员和您本人查阅，研究结果撰写和究结果发表时不会披露任何您的个人资料。

⑤测试和实验干预结束后，您将获得一定的物质奖励和补助。

请确定对上述条款内容完全知悉并自愿参与测试，如无疑义，请签字确认。

姓名：

日期：

附录F 大学生短跑运动员运动损伤预防训练方案及部分练习照片

第一阶段损伤预防训练安排(第1—2周)

练习模块	练习动作	组数	距离/时间/次数	次间歇	组间歇
速度灵敏性训练	站立听信号启动30m	1～2组	1～2次	50～70s	1～2min
	上坡跑30m	1～2组	1～2次	50～70s	1～2min
	快速绳梯跑30m	2～3组	1～2次	40～60s	1～2min
	快速跳绳	2～3组	30s		40～60s
	三锥桶直线变向跑	2～3组	1～2次	40～60s	1～2min
快速伸缩复合训练	左右障碍跳(小栏架高15cm)	2～3组	15～20s		1～2min
	前后障碍跳(小栏架高15cm)	2～3组	15～20s		1～2min
	旋转90°障碍跳(小栏架15cm)	2～3组	8～10次		1～2min
	弓箭步跳	2～3	15～20s		1～2min
下肢力量训练	捧杯式深蹲(药球2kg)	2～3组	8～10次		30～50s
	单腿深蹲	2～3组	8～10次		1～2min
	弓箭步行走	2～3组	8～12步		30～50s
	药球罗马尼亚硬拉(药球2kg)	2～3组	8～10次		30～50s
	BOSU(平)双腿支撑动态臀桥	2～3组	8～10次		30～50s
平衡稳定性训练	侧卷腹	2～3组	8～15次		20～30s
	仰卧两头起	2～3组	8～15次		20～30s
	俯卧挺身转体	2～3组	8～15次		20～30s
	BOSU(圆)双膝支撑	2～3组	20～40s		40～60s
	平衡垫单脚站立	2～3组	20～40s		40～60s

第二阶段损伤预防训练安排(第3—5周)

练习模块	练习动作	组数	距离/时间/次数	强度	间歇
速度灵敏性训练	背向站立听信号启动(30m)	1～2	1～2次	50～70s	1～2min
	负重跑30m(10%体重)	1～2	1～2次	50～70s	1～3min
	高抬腿快速绳梯跑20m	2～3组	1～2次	40～60s	1～2min
	快速十字跳绳(前后左右)	2～3组	30s		40～60s
	三锥桶90°急转变向跑	2～3组	1～3次	40～60s	1～2min
快速伸缩复合训练	左右障碍跳(小栏架23cm)	2～3组	15～20s		1～2min
	前后障碍跳(小栏架23cm)	2～3组	15～20s		1～2min
	旋转90°障碍跳(小栏架23cm)	2～3组	8～10次		1～2min
	弓箭步跳(自由体重)	2～3组	15～20s		1～2min
下肢力量训练	弹力带深蹲($40^F/30^M$磅)	2～3组	8～10次		30～60s
	哑铃单腿深蹲($7.5^F/5^M$kg)	2～3组	8～10次		1～3min
	弓箭步负重走(10%BW)	2～3组	8～12步		30～60s
	哑铃罗马尼亚硬拉($15^F/10^M$kg)	2～3组	8～10次		30～60s
	BOSU(平)单腿动态臀桥	2～3组	8～10次		30～60s
平衡稳定性训练	BOSU(圆)侧卷腹接球	2～3组	8～12次		20～40s
	BOSU(圆)两头起	2～3组	8～12次		20～40s
	瑞士球背起	2～3组	8～12次		20～40s
	BOSU(圆)单膝支撑	2～3组	20～30s		30～60s
	平衡垫单脚站立接球	2～3组	20～40s		30～60s

注：弹力带1磅≈0.45kg；F：男运动员；M：女运动员。

第三阶段损伤预防训练安排(第5—8周)

练习模块	练习动作	组数	距离/时间/次数	次间歇	组间歇
速度灵敏性训练	坐立听信号启动(30m)	1～2组	1～2次	50s～70s	1～2min
	负重跑30m(20%体重)	1～2组	1～2次	50s～70s	1～3min
	高抬腿侧向绳梯跑20m	2～3组	1～2次	40s～60s	1～2min
	高抬腿跳绳(前后)	2～3组	30s		40s～60s
	四锥桶T形跑	2～3组	1～2次	40s～60s	1～3min
快速伸缩复合训练	左右障碍跳单脚跳(小栏架15cm)	1～2组	15s～20s		1～2min
	双脚连续跳箱(跳箱30cm,保持1～2s)	2～3组	8～10次		1～3min
	旋转90°交换障碍跳(小栏架15cm)	2～3组	8～10次		1～2min
	弓箭步负重跳(5kg)	2～3组	15s～20s		1～3min
下肢力量训练	BOSU(平)弹力带深蹲($30^{F}/20^{M}$磅)	2～3组	8～10次		30s～60s
	哑铃正向蹬箱($15^{F}/10^{M}$kg)	2～3组	8～10次		1～3min
	弓箭步行走转体(15%BW)	2～3组	8～10步		30s～60s
	哑铃单腿罗马尼亚硬拉($7.5^{F}/5^{M}$kg)	2～3组	8～10次		30s～60s
	瑞士球腿弯举	2～3组	8～10次		30s～60s
平衡稳定性训练	瑞士球侧卷腹	2～3组	8～10次		20s～40s
	BOSU(圆)两头起转体	2～3组	8～10次		20s～40s
	瑞士球持球背起(2kg)	2～3组	8～10次		20s～40s
	BOSU(圆)单膝接球(2kg)	2～3组	20～30s		30s～60s
	平衡垫单脚跳(2kg)	2～3组	20～40s		30s～60s

注:弹力带1磅≈0.45kg;F:男运动员;M:女运动员

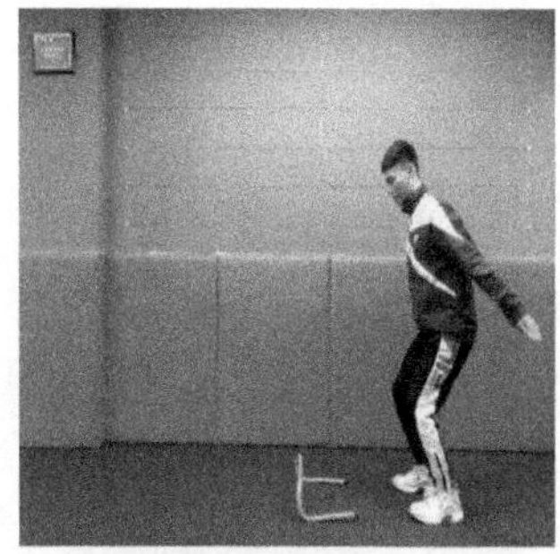
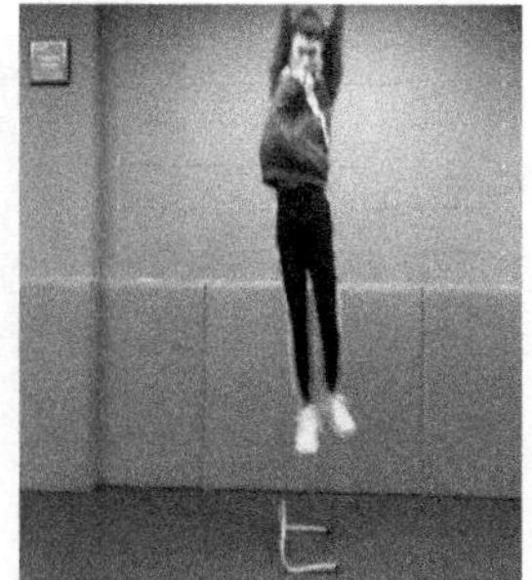
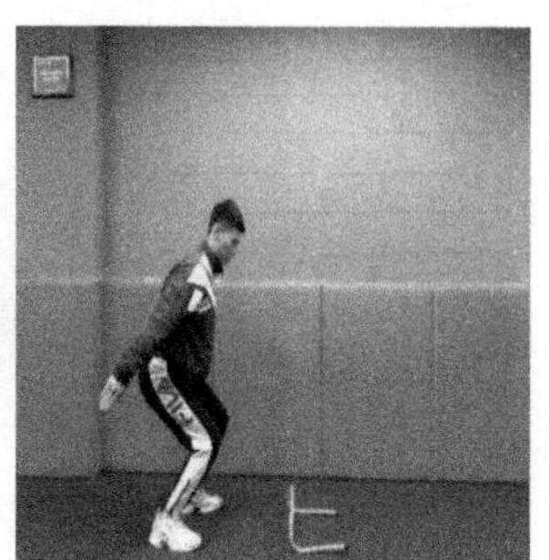

旋转跳跃动作

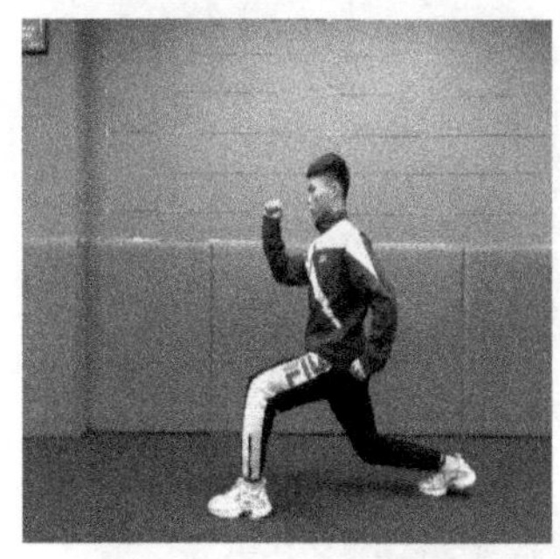
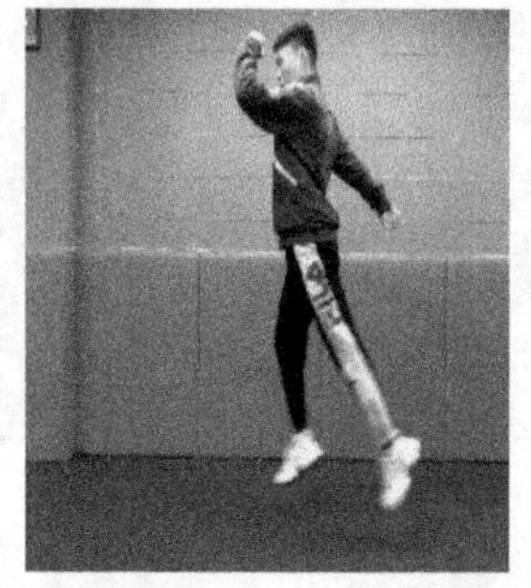
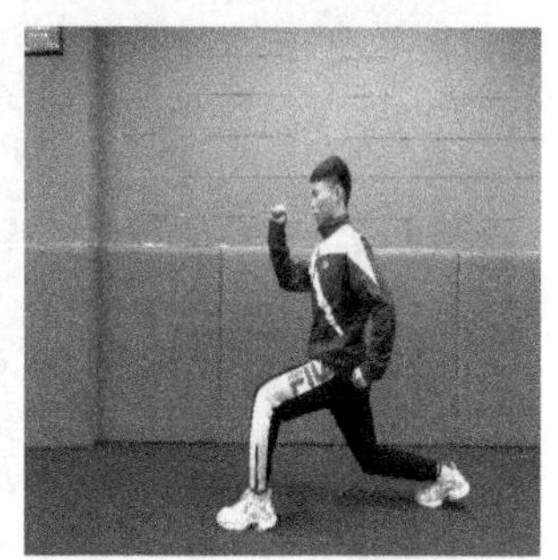

弓箭步跳跃动作

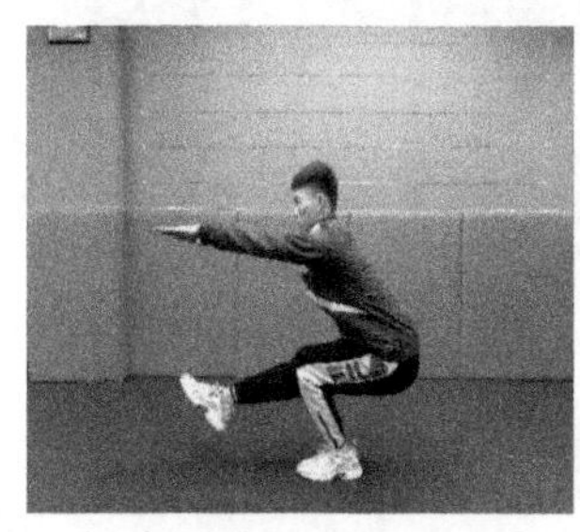

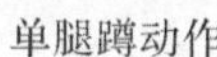

单腿蹲动作

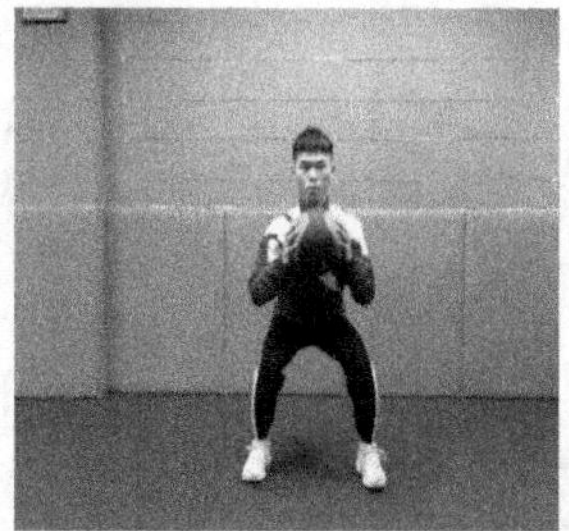

捧杯式深蹲

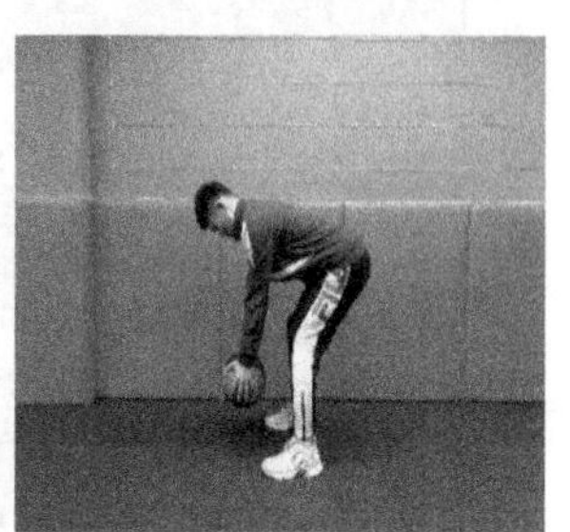

髋主导硬拉动作

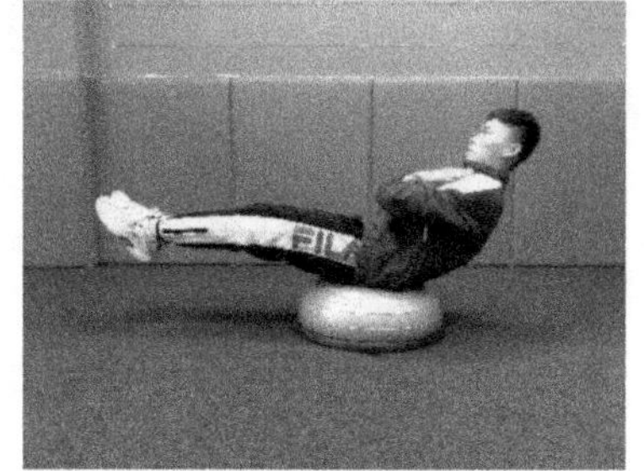

躯干前链练习动作(1)

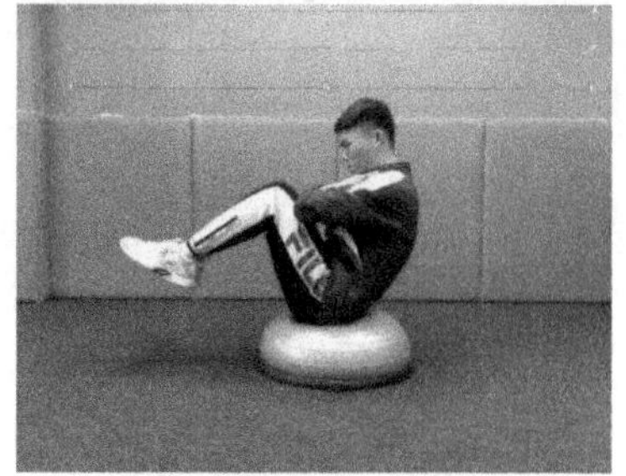

躯干前链练习动作(2)

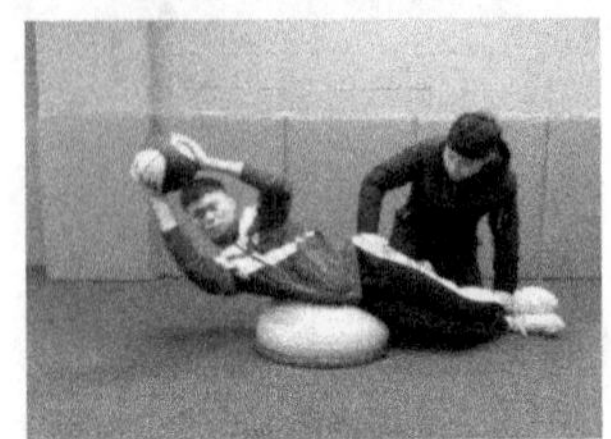
躯干侧链动作

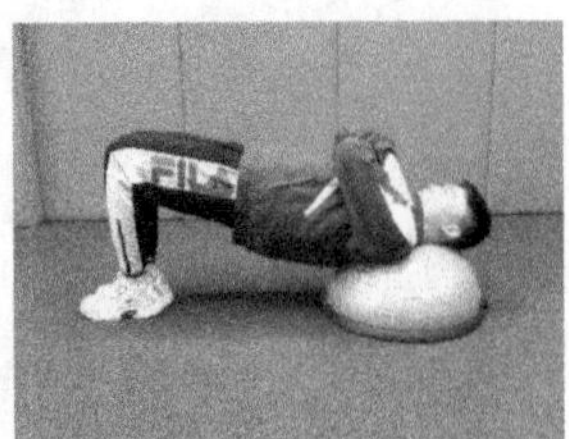
臀桥练习动作

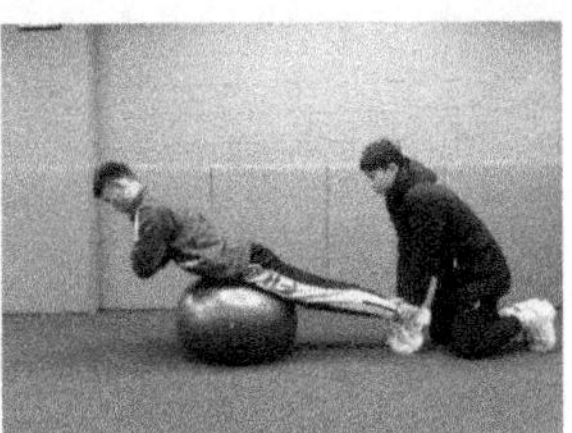
躯干后链动作

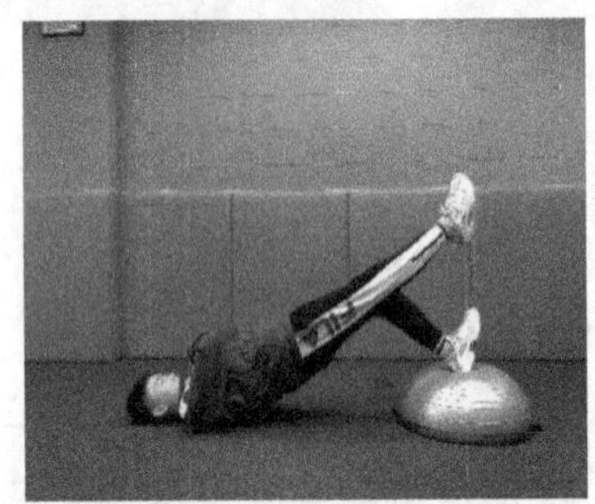
膝主导仰卧弯腿动作

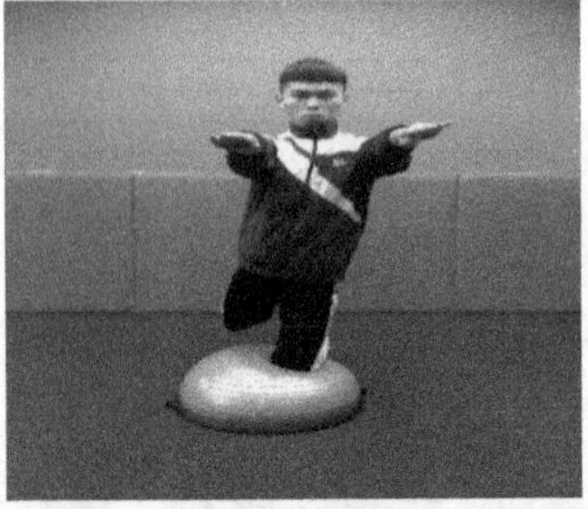
直立跪姿动作

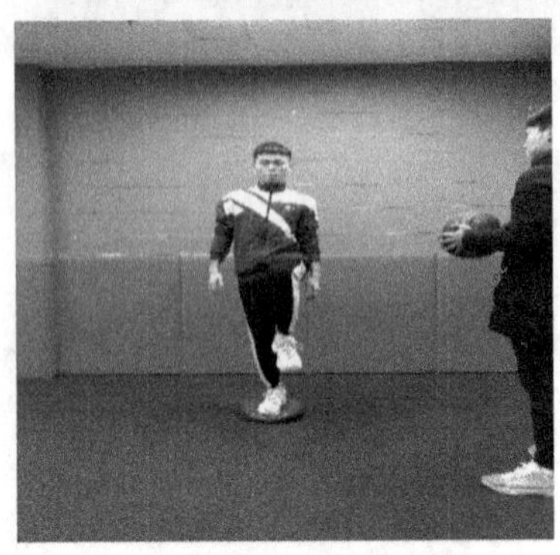
平衡垫站立动作(1)

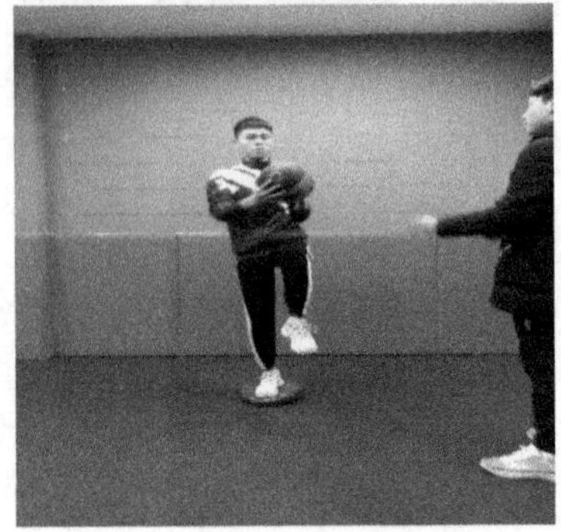
平衡垫站立动作(2)

附录G 大学生短跑运动员训练计划(8周)

训练时间:5月初—6月下旬			
训练任务:以专项速度、力量为主			
时间	负荷	训练强度	训练内容
第一周	中	90%	1.速度训练:总量500～600m 2.速度耐力训练:总量800～1000m(80～120m的变速、反复和间歇跑等) 3.力量训练:①50%的负荷挺举、抓举、半蹲、卧推等;②轻负荷的跳跃练习
第二周	大	80%	1.速度训练:总量500～600m 2.速度耐力训练:总量1000～1200m(100～150m的变速跑、反复和间歇跑等) 3.力量训练:①60%的负荷挺举、抓举、半蹲、卧推等;②轻负荷的各种跳跃练习
第三周	小	90%	1.速度训练:总量300～400m 2.速度耐力训练:总量500～600m(100～150m的变速跑、反复跑和间歇等) 3.力量训练:轻负荷的跳跃练习
第四周	小	90%	1.速度训练:总量400～500m 2.速度耐力训练:总量1000～1200m(200～300m的计时跑、反复跑等) 3.力量训练:①90%的负荷挺举、抓举、半蹲、卧推等;②各种跳跃练习
第五周	小	100%	1.速度训练:总量300～400m 2.速度耐力训练:总量600m(100～120m的反复跑、间歇跑) 3.力量训练:①95%的负荷挺举、抓举、深蹲、半蹲、卧推等;②各种跳跃练习
第六周	中	80%	1.速度训练:总量300～400m 2.速度耐力训练:总量600m(80～120m的反复跑、间歇跑) 3.一般耐力训练:总量2500m左右 4.力量训练:50%的负荷挺举、抓举、深蹲、半蹲、卧推等
第七周	中	90%	1.速度训练:总量500～600m 2.速度耐力训练:总量1000～1200m(短距离组合跑) 3.力量训练:①95%的负荷挺举、抓举、深蹲、半蹲、卧推等;②各种跳跃练习
第八周	中	80%	1.速度训练:总量300～400m 2.速度耐力训练:总量800～1000m(100～150m的反复跑、间歇跑) 3.力量训练:负轻重量的蛙跳、多级跳、跨跳、台阶跳等

附录H　实验组和对照组训练安排

周一训练课安排(以第一阶段第一周为例)

<table>
<tr><th>时间</th><th>实验组</th><th>对照组</th></tr>
<tr><td>基本部分
(40min左右)</td><td>1. 慢跑5min
2. 拉伸练习 (8～10min)
①小腿后侧动态拉伸:10次×2组
②跪姿屈髋肌群拉伸:30s×2组
③股后肌群静态拉伸:30s×2组
④大腿内侧静态拉伸:30s×2组
⑤弓箭步转体:10次×2组
3. 运动损伤预防训练方案(25～27min)
①速度灵敏练习(2个动作)
站立听信号启动30m　2组×2次
上坡跑30m　2组×2次
(次间歇50s～70s,组间歇1～2min)
②快速伸缩复合练习 (3个动作)
左右障碍跳　2组×15～20s
前后障碍跳　2组×15～20s
旋转障碍跳　2组× 8～10次(组间歇1～2min)
动作要求:落地时呈稳定的运动姿站立,保持身体平衡</td><td>1. 慢跑5min
2. 拉伸练习(8～10min)
①小腿后侧动态拉伸:10次×2组
②跪姿屈髋肌群拉伸:30s×2组
③股后肌群静态拉伸:30s×2组
④大腿内侧静态拉伸:30s×2组
⑤弓箭步转体:10次×2组
3. 小游戏:起跑追拍游戏10min
4. 专门性准备活动(15～17min)
①行进间正、侧踢腿
②行进间里合腿
③行进间外摆腿
④高抬腿跑
⑤后踢跑
⑥行进间交换跳(各20m×2组)</td></tr>
<tr><td>基本部分
(65min左右)</td><td colspan="2">1. 速度训练　2. 速度耐力训练</td></tr>
<tr><td>结束部分
(15min左右)</td><td colspan="2">恢复再生
1. 泡沫轴及扳机点
①足底网球按压(各30s)
②小腿前侧、后侧(各20s)
③大腿前侧(30s)
④左右侧髂胫束(各20s)
⑤左右侧大腿侧(各20s)
⑥左右侧梨状肌放松(各30s)
⑦上背部30s
2. 拉伸放松(以静态拉伸为主)
(运动员可根据自己情况适当选择拉伸部位和时间)
动作要求:保持正常的呼吸频率,不要憋气</td></tr>
</table>

注:运动姿是指身体俯身呈半蹲姿势,双脚平行站立,略比肩宽,背部平直,腹部收紧,屁股指向后下方;膝盖不要超过脚尖,大腿与躯干约呈90°。

周三训练课安排(以第一阶段第一周为例)

	实验组	对照组
基本部分 (40min 左右)	1.慢跑 5min 2.拉伸练习 (8～10min) ①小腿后侧动态拉伸:10 次×2 组 ②跪姿屈髋肌群拉伸:30s×2 组 ③股后肌群静态拉伸:30s×2 组 ④大腿内侧静态拉伸:30s×2 组 ⑤弓箭步转体:10 次×2 组 3.运动损伤预防训练方案(25～27min) ①平衡与稳定练习(3 个动作) 仰卧两头起 2 组×8～15 次 仰卧挺伸转体 2 组×8～15 次 Bosu 双膝支撑 2 组×20s～40s (组间歇 20s～30s;20s～30s;40s～60s) 动作要求:保持躯干稳定,激活躯干肌群。 ②快速伸缩复合练习 (3 个动作) 前后障碍跳 2 组×15～20s 旋转障碍跳 2 组×15～20s 弓箭步跳 2 组× 15～20s (组间歇 1～2min) 动作要求:落地时呈稳定的运动姿站立,保持身体平衡	1.慢跑 5min 2.拉伸练习(8～10min) ①小腿后侧动态拉伸:10 次×2 组 ②跪姿屈髋肌群拉伸:30s×2 组 ③股后肌群静态拉伸:30s×2 组 ④大腿内侧静态拉伸:30s×2 组 ⑤弓箭步转体:10 次×2 组 3.小游戏:双人蛙跳游戏 10min 4.专门性准备活动(15～17min) ①行进间前后交叉步 ②行进间交换腿跳 ③小弹跳走 ④高抬大腿走 ⑤弓步大跨步走 ⑥侧交叉腿跑 (各 20 米×2 组)
基本部分 (65min 左右)	力量训练(①50%负荷的杠铃快速挺举、抓举、卧推、深蹲等 ②轻负荷的跨跳、蛙跳、单足跳等)	
结束部分 (15min 左右)	恢复再生 1.泡沫轴及扳机点 ①足底网球按压(各 30s) ②小腿前侧、后侧(各 20s) ③大腿前侧(30s) ④左右侧髂胫束(各 20s) ⑤左右侧大腿侧(各 20s) ⑥左右侧梨状肌放松(各 30s) ⑦上背部 30s ⑧上肢按摩棒放松(各 20s) 2.拉伸放松(以静态拉伸为主) (运动员可根据自己情况适当选择拉伸部位和时间) 动作要求:保持正常的呼吸频率,不要憋气	

周五训练课安排(以第一阶段第一周为例)

	实验组	对照组
基本部分 (40min 左右)	1. 慢跑 5min 2. 拉伸练习 (8～10min) ①小腿后侧动态拉伸:10 次×2 组 ②跪姿屈髋肌群拉伸:30s×2 组 ③股后肌群静态拉伸:30s×2 组 ④大腿内侧静态拉伸:30s×2 组 ⑤弓箭步转体:10 次×2 组 3. 运动损伤预防训练方案(25～27min) ①速度灵敏练习(3 个动作) 快速绳梯跑 30m 2 组×2 次 快速跳绳 2 组×30s 三锥桶直线变向跑 2 组×1 次 (次间歇和组间歇详见附录 F) 动作要点:保持身体姿势的情况下以最快的速度完成练习。 ②下肢力量练习 (3 个动作) 捧杯式深蹲 2 组×8～10 次 弓箭步行走 2 组×8～10 次 罗马尼亚硬拉 2 组× 8～10 次 (组间歇 30s～50s) 动作要求:保持身体重心,膝关节不要超过脚尖或内扣等	1. 慢跑 5min 2. 拉伸练习(8～10min) ①小腿后侧动态拉伸:10 次×2 组 ②跪姿屈髋肌群拉伸:30s ×2 组 ③股后肌群静态拉伸:30s ×2 组 ④大腿内侧静态拉伸:30s ×2 组 ⑤弓箭步转体:10 次×2 组 3. 小游戏:转身起跑游戏 10min 4. 专门性准备活动(15～17min) ①行进间交换腿跳 ②后踢腿接途中跑 ③车轮跑接途中跑 ④高抬腿接途中跑 ⑤侧交叉腿跑 ⑥后蹬跑 (各 20 米×2 组)
基本部分 (65min 左右)	1. 速度训练 2. 速度耐力训练	
结束部分 (15min 左右)	恢复再生 1. 泡沫轴及扳机点 ①足底网球按压(各 30s) ②小腿前侧、后侧(各 20s) ③大腿前侧(30s) ④左右侧髂胫束(各 20s) ⑤左右侧大腿侧(各 20s) ⑥左右侧梨状肌放松(各 30s) ⑦上背部 30s 2. 拉伸放松(以静态拉伸为主) (运动员可根据自己情况适当选择拉伸部位和时间) 动作要求:保持正常的呼吸频率,不要憋气